U0188456

脊柱注射技术

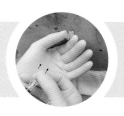

Spinal Injection Techniques
2nd Edition

主编

Theodoros Theodoridis | Juergen Kraemer[†]

主译

吴晓东 | 陈 宇 | 金 翔

主审

袁 文 | 陈华江 | 王新伟

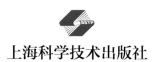

上海科学技术出版社

图书在版编目（CIP）数据

脊柱注射技术 / （德）塞奥佐罗斯·塞奥多里迪斯，
（德）于尔根·克莱默里主编 ; 吴晓东，陈宇，金翔主译
. -- 上海 : 上海科学技术出版社，2024.1
书名原文: Spinal Injection Techniques, 2nd Edition
ISBN 978-7-5478-6069-4

Ⅰ. ①脊… Ⅱ. ①塞… ②于… ③吴… ④陈… ⑤金
… Ⅲ. ①脊柱病－注射－疗法 Ⅳ. ①R681.5

中国国家版本馆CIP数据核字(2023)第144889号

上海市版权局著作权合同登记号　图字: 09-2020-619 号

脊柱注射技术

主编　Theodoros Theodoridis　　Juergen Kraemer[†]

主译　吴晓东　陈　宇　金　翔

主审　袁　文　陈华江　王新伟

上海世纪出版（集团）有限公司　出版、发行
上 海 科 学 技 术 出 版 社
（上海市闵行区号景路 159 弄 A 座 9F–10F）
邮政编码 201101　www.sstp.cn
山东韵杰文化科技有限公司印刷
开本 787×1092　1/16　印张 20
字数: 450 千字
2024 年 1 月第 1 版　2024 年 1 月第 1 次印刷
ISBN 978-7-5478-6069-4/R·2701
定价: 198.00 元

内容提要

  本书是一部国际经典的关于脊柱源性疼痛基础理论、临床诊断、注射治疗的专著。全书分总论和各论两部分进行叙述，总论包括脊柱及其周围疼痛的来源、基本机制、诊断和各种脊柱疼痛治疗的方法；各论包括颈椎、胸椎和腰椎疼痛的注射治疗步骤，联合治疗的方法及并发症的防治等。同时，本书提炼了诊治过程中的关键点和注意事项，帮助读者学习其中的重点和要点。

  本书内容深入浅出，结合大量精美的解剖图、模式图和临床病例图，指导性及可操作性强，值得脊柱外科和疼痛科临床医生参考阅读。

译者名单

主　译
吴晓东　陈　宇　金　翔

主　审
袁　文　陈华江　王新伟

副主译
黄宇峰　孟庆兵　王建喜　臧法智

译　者
（按姓氏笔画排序）

王　晨	王　辉	王云浩	王占超	王建喜	石长贵	田　野	朱越峰
刘　刚	刘　洋	刘丽丽	刘卓超	祁　敏	孙　斌	李星宇	李峰日
杨　晨	杨光煦	步子恒	吴卉乔	吴晓东	余文超	沈晓龙	张　科
张　颖	张一宁	陆嘉佳	陈　宇	陈　巍	陈恺哲	林秋水	金　翔
周　晖	周宏玉	郑建成	郑根江	郑超君	孟庆兵	胡　博	胡津铨
顾一飞	徐　辰	徐　增	高晓翔	黄宇峰	曹　鹏	梁　磊	董敏杰
谢　玮	臧法智	裴铁铮	魏磊鑫				

翻译秘书
徐　增　林秋水　王占超　沈晓龙

编者名单

主　编

Theodoros Theodoridis, MD
Head Physician Spine Therapy
Department of Minimally Invasive and
Surgical Spine Treatment
Orthopedic Private Clinic Dr. Theodoridis
Chairman
 Institute of Spine Research
Bochum, Germany

Juergen Kraemer[†], MD
Formerly Professor Emeritus
Orthopedic University Clinic
St. Josef Hospital
Formerly Chairman
Institute for Spine Research
Bochum, Germany

编　者

Lluís Aguilar i Fernàndez, PhD
Centro Médico Teknon
Barcelona, Spain

Stefan Heidersdorf, MD
Private Practice for Orthopedics
Hattingen, Germany

Alexandros P. Anastasiadis, MD
Helios St. Johannes Hospital
Duisburg, Germany

Robert Krämer, MD
Centro Médico Teknon
Barcelona, Spain

Fritjof Bock, MD
Private Practice for Orthopedics
Ravensburg, Germany

Priska Laubenthal, MD
EVK Hospital Group Herne—Castrop-Rauxel
Pain Ambulance
Castrop-Rauxel, Germany

Constantinos Georgallas, MD
Orthopedic Private Practice
Dr. Theodoridis Viktoria Clinic
Bochum, Germany

Ilias Nastos, MD
Private Practice for Neurology
Bochum, Germany

Jana Ginglseder
Ruhr University
Bochum, Germany

Marc Rodriguez-Niedenführ, PhD
Complutense University of Madrid
Madrid, Spain

Cordelia Schott, MD
Private Practice for Orthopedics
Essen, Germany

Clemens J. H. Sirtl, MD
St.-Franziskus-Hospital
Anesthesiology, Emergency Medicine
Winterberg, Germany

Susanne Stehr-Zirngibl, MD
St. Johannes-Hospital
Pain Medicine Clinic
Hagen, Germany

Wolfram Teske, MD
St. Josefs-Hospital
Orthopedic Clinic
Hagen, Germany

Ulrike Theodoridis, MD
EvK Hattingen
Hospital for Neurology
Hattingen, Germany

中文版序

近年来，随着脊柱源性疼痛的发生率越来越高，临床医生对疼痛治疗的关注度逐年提高，疼痛医学的发展也向着多学科交叉、联合方向发展，从基础研究到药物治疗，从物理治疗、运动疗法到疼痛注射治疗，不断深入。对于外科医生来说，在了解手术适应证、提高手术技能的同时，也需要去关注脊柱疼痛的来源、疼痛的发生机制、发展过程、治疗原理和相关技术。充分了解这些知识对于脊柱源性疼痛的治疗、手术后顽固性疼痛的防治均有重要的意义。

本书图文并茂，是一本有关脊柱疼痛治疗理论和方法的优秀专业书，书中针对脊柱疼痛注射技术进行了详细阐述，汇集了大量丰富、生动的解剖示意图和临床照片，直观地展示了不同部位的脊柱注射方法，有助于读者深入理解脊柱周围疼痛的起源、治疗目的和操作方法。这使读者能够牢固掌握疼痛注射治疗的解剖定位、局部解剖要点以及技术可能存在的风险。另外，本书还涵盖了镇痛药物治疗、疼痛物理治疗、疼痛运动康复、心理治疗和中医治疗的相关理论和方法，对于疼痛的电刺激治疗、红外线治疗、针灸治疗的基本原理也有相关阐述。这有利于医生拓宽视野，选择更合适的治疗方法。无论如何，脊柱疾病的保守治疗仍是骨科和创伤外科不可或缺的组成部分，在脊柱疼痛的药物治疗和手术治疗之间起到很好的桥梁作用。

这本书是德国骨科和创伤外科学会疼痛治疗分会的重要推荐书目，我也将本书推荐给所有关注脊柱疼痛治疗的同道作为参考。

吴晓东教授，于2007年毕业于复旦大学上海医学院，2012年博士毕业于第二军医大学（现海军军医大学），曾先后前往重庆新桥医院、美国Virginia医院等学习脊柱微创治疗和疼痛治疗技术。他是上海市最早开展椎间孔镜手术的专家之一。此次由吴晓东教授主持了本书的翻译工作，希望大家在研读的同时，也为该书翻译的不足之处进行批评指正！

袁 文

中文版前言

脊柱源性疼痛的发病率很高，譬如我们每个人在生命的某个阶段都经历过腰腿痛或颈肩痛。在通过对病因的准确判断，并了解疼痛治疗的循证医学证据后，医生才可能制订出合适、有效的治疗方案，而非完全循规蹈矩地遵循阶梯治疗或是直接建议手术治疗。脊柱疼痛的干预，是一项以脊柱的解剖学、疼痛的病理生理学、镇痛的药理学、疼痛治疗的物理学为基础，并基于临床循证医学证据的综合性治疗技术。

本书的前半部分重点介绍了疼痛的性质、发生基础、解剖学来源、物理化学生物治疗手段、药理机制和循证医学证据。读者可通过以上内容的学习，并通过治疗过程中不断累积经验及与循证医学证据的比对，加深对疼痛治疗基础知识的认识。

本书的后半部分介绍了关于脊柱疼痛的多种综合性的治疗方法，尤其侧重于脊柱疼痛的注射治疗技术，通过对大量生动的模式图、解剖图、医学影像和人体体表解剖标志物的比对，使读者更加直观地理解脊柱注射的各种穿刺技巧。对大量注射距离和角度的精确测量，也体现出脊柱注射治疗的三维解剖和风险所在。

本书是由海军军医大学第二附属医院（上海长征医院）联合上海多家医院医生共同翻译的一本脊柱疼痛治疗专著，感谢每一位参与本书翻译工作的脊柱外科医生、麻醉科医生和疼痛科医生。希望本书能为国内广大专注于脊柱疼痛治疗的医生提供有力的帮助！

吴晓东

英文版序一

　　为颈椎、胸椎和腰椎疼痛患者选择一个合适的治疗方案是当今医生面临的一个长期挑战。尽管我们的医疗制度尚不完善，医疗环境也有待改进，如资金缺乏、理念问题、治疗策略不统一、不同学派间的争论问题及冗多的治疗指南等，但无论如何，脊柱疾病的保守治疗仍是骨科和创伤外科不可或缺的组成部分，将继续在未来起到核心作用。骨科和创伤外科跨学科学会/国际肌肉骨骼疼痛学会（IGOST/IMPS）从成立的第一天开始就在注射课程中传达了这一信息。基于IGOST的工作，作为德国骨科及骨科医师协会（DGOOC）疼痛疗法的成员和德国骨科与创伤协会（DGOU）的推荐书目，本书旨在改进"背痛疗法"的安全性和可靠性。

　　关于"背痛疗法"的策略众说纷纭。大量的专业协会都涉足了这一领域。各种治疗方法和指南都在发展，有些甚至是矛盾的，这就增加了患者和医生之间对治疗结果判断的不确定性，随之而来的是法律法规对所谓的"治疗自由"的限制，换言之，就是限制了医生对他们认为最合适方法的治疗自由，要求严格遵循循证医学的规范标准。如常用的皮质类固醇不被批准作为治疗脊柱相关疾病的药物，这常是学派间争论的主题，也逐渐出现了以下讨论：影像学检查是否必要？患者的哪些费用是必须由保险方支付的？谁可以将哪个患者推荐给哪个医生？在这场辩论的背景下，疼痛管理已经取得进展，并将持续下去。同时，由于对治疗者简单的培训做不到更详细地区分，所以90%的背痛为"非特异性"，我们要抵制这一趋势。我们还需要避免出于例行公事或纯粹出于经济原因而过度使用检查和放射影像学方法，这样会影响脊柱科医生提供治疗和做决策的自由。我们的目标是提供跨学科的治疗方法及有针对性的、有竞争力的早期治疗管理，以防止腰背痛发展成为慢性疼痛。

　　尽管有人认为脊柱注射治疗的证据不足，但这也不会改变脊柱注射疗法是最常见和最有效的治疗形式之事实，并且脊柱注射治疗在腰背痛患者的日常治疗中起着关键性的作用。任何使用注射疗法在短时间内成功缓解患者疼痛的治疗师，都知道这种治疗方法的重要性和有效性。在许多情况下，这里提出的技术对于进行鉴别诊断和（或）治疗方案的规划，包括手术选择，都是必不可少的。通常，使用这些技术甚至可以完全避免进行手术治疗。

在跟随 Juergen Kraemer 教授工作期间，我有幸在日常工作中观察、学习、执行和教授本书中所介绍的技术，对治疗成功的案例随访了很多年，并发表了相关报道。15年来，我一直积极参与 IGOST 的注射操作课程。在我的日常实践中，这里所介绍的注射技术占了我工作的大部分。此书是基于我的导师 Juergen Kraemer 教授一生大部分工作的总结，是他关于脊柱保守治疗观点的延续。在这第二版中，作者对这一"遗产"进行了精心的更新和拓展。

本书介绍的治疗方法被认为是骨科和创伤外科中关于脊柱注射治疗的金标准，并且对 IGOST 的课程进行了详细的补充。这本书关于解剖标志的描述及其定位说明，对进行保守疗法的脊柱治疗师和外科医生都非常有用。因此，该书在 IGOST 的帮助下完成，加入了推荐参考书的书目。

我希望这本书能继续取得成功并获得应有的认可。另外，我希望您作为读者，在学习本书时能获得有益的见解，在实践中学到知识的同时获得极大的快乐和成功。

Dr. Cordelia Schott

President of the Interdisciplinary Society
for Orthopaedic, Trauma Surgery and General
Pain Therapy/International Musculoskeletal
Pain Society (IGOST/IMPS)
Head of the German Society for Orthopedics
and Trauma Surgery (DGOOC) "Pain" Section
Head of the German Society for Orthopedic
and Trauma (DGOU) "Pain" Section
Vice President of the German Society for Back
Pain Therapy (DGRS)

英文版序二

　　在诊断和治疗脊柱疾病并提示进一步的诊断信息（如影像学）时，询问病史和体格检查是关键，这对于制订治疗方案也同样重要。对于一个或多个节段的椎体退行性疾病，需要对所有临床结果进行系统分析以判断引起疼痛的因素。在许多情况下，还需要额外的系统性脊柱注射以诊断出疼痛的来源。当试图将医学观念强加于循证医学时，就会出现障碍和绕弯路，尤其对于脊柱疾病。相反，"个体化医疗"是一个流行词。这表明"治疗自由"是一项宝贵的财富，不能被有局限的指南或经济因素的限制所破坏。另一方面，医生必须在确定治疗方案之前建立明确的诊断。事实上，在背痛的病例中并非如此，因为在综合诊断为"非特异性背部疼痛"的病例中，当进行深入的临床诊断、手术治疗以及影像学诊断，并根据需要补充实验室检查时，可以将椎间盘源性腰痛与小关节综合征确切地区分开来。此外，肌筋膜功能障碍也可以通过检查确诊，它是常见的原发性或继发性的疼痛来源，还可由力线失衡所引起的肌肉疲劳所导致（通常是矢状面不平衡）。在进行腰背部疼痛的鉴别诊断时，通过诊断性封闭，可以较为容易地鉴别出单纯因神经根受压或椎管狭窄所引起的腰痛。在大多数情况下，脊柱疾病的诊断和治疗方法包括不同的脊柱注射技术。疼痛治疗的针对性越强，成功的机会就越大，并且预防疼痛转变为慢性疾病的机会也就越大。

　　对于所有类型的脊柱疼痛，必须牢记解剖结构、疼痛产生和传导的生理机制与神经生理机制、疼痛处理的神经心理学方面，以及患者可能存在的通过评残获益的想法。此第二版的 *Spinal Injection Techniques* 提供了全面的解剖、生理和药理学基础知识，以及关于不同技术的详细解析，并附有大量插图，这些丰富的图片加强了读者对三维解剖结构的理解。

　　这本书阐释了脊柱注射治疗典型的适应证、患者的体位以及所有的治疗措施，也包括可能出现的并发症的预防。书中大量使用的骨骼模型和解剖标本的示意图与插图描绘了不同脊柱部位所使用的不同注射技术。本书初版由 Juergen Kraemer 主编，此次由 Theodoros Theodoridis 主持修订第 2 版。强烈建议将其作为所有骨科医师和创伤外科医师治疗各种脊柱疾病时的参考书目，也建议将其作为跨多学科的DGOOC和DGOU下属的IGOST举办的疼痛注射治疗培训班的重要参考书目，并且，本书也推荐给所有使用注射技术治疗腰背痛的同道参考使用。

衷心感谢作者在撰写此书时深入细致的工作。在德语系国家，这是该地区的标准参考书，理应得到广泛的推广。

Professor Rüdiger Krauspe

DGOOC President 2015

Head of the Department of Orthopedics

Düsseldorf University Hospital

英文版序三

脊柱疾病的保守治疗非常重要，在卫生政策领域应给予更多关注。脊柱注射疗法和介入疗法是保守治疗与手术治疗之间的纽带。当涉及脊柱退行性疾病时，注射疗法通常比手术治疗更有效。在许多情况下，这些注射技术也作为鉴别诊断和制订手术方案的重要参考。

注射疗法的基础就是所使用的药物。自1905年Hoechst引入局部麻醉药普鲁卡因（奴佛卡因，novocaine）之后，局部麻醉才在常规临床工作中得以确立，这被认为是注射疗法的曙光。这一时期，骶管麻醉也开始应用于临床。在此背景下，作为最早脊柱旁注射技术之一的交感神经阻滞技术的发明也是值得关注的。

虽然目前有人认为脊椎注射疗法的证据不足，但应该注意到，这种治疗脊柱疼痛综合征的方式是最常见的治疗方法之一，因此意义非凡。任何通过成功地进行小关节注射、浸润或正确地进行腰椎神经镇痛来减轻患者痛苦的脊柱治疗师都知道这项技术的重要性。

这是本书的第二版，内容经过全面修订和扩增后，对读者获取有关脊柱注射疗法的知识信息有明显的帮助。本书结构合理，分为两部分。第一部分向读者介绍了疼痛产生的病理生理学基础，读者将了解常见的诊断干预措施和非手术性疼痛治疗方法。第二部分除讲解脊柱注射技术外，还介绍常用止痛药的作用模式。

本书结合解剖标志，向读者详细介绍了常见的注射技术，包括颈椎、胸椎和腰椎解剖结构及注射治疗，以及一般和特殊并发症。诊断性的影像学检查贯穿全书，以增强对解剖结构相互关系的解释。

即使不使用影像学技术，书中丰富的插图也为读者提供了解剖结构定位的参考，并提供了涉及脊柱注射的多种治疗选择。本书的作者绘图时不仅借鉴了自身的丰富经验，而且还借鉴了IGOST的经验。

本书为第二版，可作为提供保守治疗的脊柱治疗师的标准参考书。当然，它对于实施脊柱外科手术的医生也同样有用。其对解剖标志的描述和定位的指导为医生提供了有价值的诊断依据。

我要感谢本书的作者为第1版和本次修订版本所做的工作。我谨代表德国脊柱学会（DWG），希望本书的读者都能从中获益，并在日常实践中成功实施本书所介绍的技术。

Professor Michael Rauschmann

President of the German Spine Society (DWG) 2015

and

Head of Spine Unit

Orthopaedic University Hospital Friedrichsheim

Frankfurt am Main

英文版前言

自第一版 *Spinal Injection Techniques* 出版以来，已经过去了11年。

我非常高兴，我们已经超越了最初的目标，创作了一本可以用于指导我们日常临床工作中治疗腰背痛患者的书。

在各种会议和讨论中，脊柱注射治疗是非常重要的讨论内容，尤其是对脊柱退行性疾病的治疗。这本书像"食谱"一样，逐步介绍了颈椎到骶骨的注射技术，非常实用。

但是，这也使得编写修订版更具挑战性，尤其是我尊敬的合著者和导师Juergen Kraemer教授已过世（1939年3月5日—2011年10月7日）。

本书中用于讲授技术的基本框架保持不变，但是，所有章节均有修订。本书提供了进行临床检查的方法和技巧，并描述和评估了与规划和实施注射治疗相关的风险、错误和并发症。

这本书的"亮点"是全新的图解部分，展示了超过500幅新的在骨骼模型、解剖标本和患者身上进行注射技术的照片，对解剖结构的描述也比以前的版本更详细，并展示了特殊的解剖学知识，从触诊到穿刺治疗一步步地进行介绍。

我要感谢Rainer Jagusch出色的拍摄技术以及他在摄影过程中的耐心。

我还要感谢Thieme Verlag的团队，尤其是Silvia Haller，让我对书进行个性化设计。

特别感谢西班牙马德里大学的解剖学系，José Ramón Sañudo Tejero教授和Marc Rodriguez-Niedenführ博士提供了许多解剖学标本，从而可以描绘特殊注射技术的许多细节。

感谢所有编者对本书新版所做的所有贡献。

我也感谢作序的专家：IGOST主席Cordelia Schott博士、2015年DGOOC主席Rüdiger Krauspe教授以及DWG 2015年主席Michael Rauschmann教授。

最后，我要感谢愿意为编写这本书做出贡献的患者。

所有脊柱治疗师的目标应该是用最少的药物和其他辅助手段帮助他们的患者

度过疼痛的高峰。我们应尽其所能，避免因药物、辐射或情绪压力而给患者造成负担。

在这种情况下，我想提及的是，Juergen Kraemer教授总是强调脊柱疾病的自限性。

我想鼓励所有的脊柱治疗师通过保守治疗方法和外科干预措施，在不使用X线等影像学辅助的前提下，全面探索各种脊柱注射技术的边界。

祝大家事业有成！

Theodoros Theodoridis

Bochum, Spring 2019

目　录

第一部分
总　论
General Section

1 基本原则
Basic Principles

1.1 骨科疼痛管理

　　骨科学是涉及肌肉骨骼系统运动医学的一个重要分支。

　　简言之，骨科学是诊治骨骼、韧带、肌肉和关节等运动系统疾病和损伤的一个学科。2010年6月25日德国医学协会编辑出版的 *Specimen Advanced Training Ordinance For Orthopedic And Trauma Surgery Specialists* 的描述更为精确：

　　"骨创伤科主要研究骨骼肌肉系统损伤的预防、识别、治疗（外科治疗和保守治疗）、后续护理和康复训练，以及先天性或获得性的病变和畸形、年龄相关性功能障碍疾病的诊治。"

　　"脊柱和关节穿刺注射技术"是骨科领域公认的重要的诊断和治疗方法。

　　骨科学范围包括脊柱及四肢畸形到炎症性骨关节疾病、儿童骨科、肌肉骨骼肿瘤、康复医学和矫形外科，此外，还包括骨骼肌肉组织磨损和撕裂导致的损伤及相关疼痛诊治。

　　骨科保守治疗的基本组成部分不仅包括疼痛的治疗，还包括功能障碍导致的骨骼肌肉功能形态变化的康复治疗，常见的方法有绷带包扎、理疗、电疗、手法治疗、药物治疗、局部药物注射、功能恢复训练和器械矫形（Orthopädie Memorandum 1998）。

　　国际疼痛研究协会（International Association for the Study of Pain，IASP）对疼痛的定义更为宽泛："疼痛是与实质性或潜在性组织损伤有关的一种不愉快感觉或精神体验。"（IASP 1986）该定义通过将疼痛与躯体损害联系起

　　疼痛是一种不愉快的感觉和情感体验（Schmidt and Thews 1997）。

来，进而将疼痛与其他不愉快的感觉区分开来。与此同时，该定义认为即使在没有组织损伤的情况下也可能会产生疼痛感，这对于描述慢性疼痛尤其重要。

　　基于 Merskey 和 Bogduk 的定义（1994），骨骼肌肉系统中可能具有预警功能的感觉障碍包括：

- 感觉迟钝（hypoesthesia）：表现为触觉减退
- 麻木（anesthesia）：感觉丧失
- 痛性感觉缺失（anesthesia dolorosa）：麻木区域的疼痛
- 感觉异常（paresthesia）：一种自发或促发的感觉异常，类似蚂蚁搔爬的感觉、针或针尖的刺痛感或皮毛感
- 感觉迟钝（dysesthesia）：与感觉异常相反，是异常自发或激惹状态下的感觉，可感到明显不适
- 感觉过敏（hyperesthesia）：对触摸刺激的敏感性增加
- 痛觉过敏（hyperalgesia）：对疼痛的敏感性增加
- 痛觉超敏（allodynia）：通常不会诱发疼痛的刺激却导致疼痛

　　无论疼痛与否，很多感觉障碍发生在肌肉骨骼系统，比如：手术切口相关的神经根综合征或周围神经损伤。此外，原发病灶或神经系统功能障碍也可引起神经性疼痛。局部麻木和感觉障碍通常是神经压迫解除后的残留症状，它们可以起到报警的作用，如马尾综合征术后

产生鞍区麻木。

急性和慢性疼痛不能仅仅根据疼痛的持续时间来区分，因为骨骼肌肉系统的急性疼痛往往出现在一些急性损伤事件之后，例如：关节囊拉伤、肌肉撕裂或椎间盘脱出。

注

急性疼痛的突然开始，是一种机体的警告，可诱发身体立即出现某种反应。在大多数病例中，这种诱发反应与机体采取保护性姿势以缓解疼痛有关，肌肉张力的提高可对抗引起疼痛的病因。

骨骼肌肉系统的慢性疼痛或疼痛慢性化是指持续或间歇性疼痛持续时间超过3个月。最常见的原因是复发的脊柱症状，可伴或不伴四肢放射痛。从急性到慢性疼痛的进展是逐渐发生的，被称为疼痛慢性化。

注

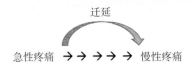

急性疼痛 → → → → 慢性疼痛

在肌肉骨骼系统中，疼痛的慢性化被定义为急性疼痛向慢性疼痛的过渡，疼痛持续超过3个月，并失去了它的预警功能。患者开始表现出继发性的心理症状，同时对于疼痛信号的感知和处理也发生变化，疼痛刺激强度（如组织损伤）与疼痛反应之间的关系消失了。

疼痛慢性化的程度取决于以下几点：

- 疼痛的持续时间
- 疼痛分布位置
- 药物反应
- 医患关系
- 心理和行为的改变

1986年，Gerbershagen提出的慢性疼痛评分为疼痛分类提供了一个非常有价值的参考（Gerbershagen 1986）。1992年，Von Korff提出的慢性疼痛分级量表（Graded Chronic Pain

示例

腰痛患者在疼痛慢性化的过程中，腰痛已经持续了几个月，同时腿部放射痛的范围和程度不断变化。患者要求更强的药物来缓解症状，可是依旧无效，患者最终需要不断更换医生。

Scale，GCPS）将疼痛分为10分，0分表示无痛，10分表示剧痛，记录过去3~6个月内的疼痛评分。它同时也以10分法来记录疼痛对日常生活、休闲和工作的影响程度，并记录疼痛的实际天数以量化疼痛程度（Von Korff et al 1992）。

注

当患者感知到的疼痛在很大程度上独立于引起疼痛的原因而成为一种独立的疾病状态时，我们就称其为慢性疼痛综合征。

对疼痛伴随而来的症状，如肌肉紧张加剧、姿势异常和心理反应的应对，变得更加重要。即使疼痛的原因不再存在，这些症状本身也可能成为一种疾病。

慢性疼痛对患者的影响是显著的。2006年，Tang和Crane证明慢性疼痛患者的自杀风险是慢性肺气肿、心力衰竭或抑郁症患者的2倍多。

从卫生经济学的角度来说，研究慢性疼痛是非常重要的。根据2003年Eriksen等人的一项研究发现，在发达国家，患者就诊原因的20%是疼痛，销售的药物10%涉及止痛药，而且每年治疗疼痛的费用高达1万亿美元。

很多研究者将慢性疼痛综合征也称为疼痛病，强调疼痛本身已经成为一种疾病（比如Adler et al 1989；Eggle and Hoffmann，1993）。这种解释给患者一种误导，即他们对疼痛无能为力，是因为他们生病了。这种理念对慢性疼痛综合征的治疗危害极大。与之相反，医生教育患者如何积极的管理疼痛才是正确的。

1

由椎间盘脱垂或椎管侧方根管狭窄引起的神经根慢性刺激是慢性疼痛综合征的一个典型例子。即使疼痛的原因已经消除（如，通过手术），但疼痛症状可能仍然存在，因为神经系统已经学会感知疼痛。（详见"从急性疼痛向慢性疼痛转化：伤害性感受器的敏化"章节）

骨科医生使用多种方法治疗疼痛。除了在一般疼痛治疗中使用普通镇痛药外，其他方法还包括：物理治疗、理疗、电疗、手法治疗、局部药物注射、功能恢复训练和器械矫形、手术等。

骨科治疗创伤导致的疼痛通常采用直接或间接的手段去除病因，旨在防止疼痛的慢性化。从急性疼痛到慢性疼痛，再到慢性疼痛综合征的级联反应，应该从一开始就停止。当干预失败或时机过晚时，治疗必须越来越多地考虑心理因素。在治疗慢性疼痛、慢性疼痛综合征和躯体化精神紊乱方面，心身医学、心理学和骨科具有同等的重要性。单纯的心理障碍主要需要心理医生的介入，但骨科医生必须排除原发性器质性病变，如有需要，应密切注意继发性功能障碍。总而言之，慢性疼痛具有严重的社会经济影响，对骨科医生的职能提出了挑战（在残障病例中）。

1.2 流行病学

疼痛是最常见的首发疾病。成年人第一个需要干预的疾病通常是涉及肌肉骨骼系统的，包括椎间盘突出、坐骨神经痛和与创伤相关后遗症，特别是涉及膝关节和足，以及早期骨关节炎（Orthopädie Memorandum 1998）。

在德国，每年发生的体育事故造成大量人员受伤，约130万起需要医疗救治（Gläser and Henke 2014），其中，脊柱和膝关节损伤是最常见的。首次出现这些疾病患者的平均年

龄为22.8岁（Ludwig et al 1998）。如果疼痛没有被及时有效地干预，急性期疼痛常常发展成慢性疼痛。

医院和养老基金的经营者的统计数据显示，骨科相关疾病尤其是脊柱和关节疾病、运动损伤、骨关节炎和风湿病的患病率不断增加造成了巨大的经济影响（Orthopädie Memorandum 1998）。

疼痛和退变的肌肉骨骼疾病是发病很广泛的疾病。

骨科疾病的高发病率在患者的工作缺勤率上也有所体现。2008年，在德国1/4的病假原因是肌肉骨骼疾病，以及呼吸系统疾病和伤害/中毒，其中"腰背痛"（ICD 10 M.54）占比最高（SuGA 2008）。因肌肉骨骼系统疾病导致缺勤天数最多的患者，平均年龄为41岁。

根据德国联邦统计局出版的 *Statistical Yearbook* 的数据显示，骨科疾病是发放残疾补助和提前退休的最常见原因。2004年，罗伯特·科赫研究所（Robert Koch Institute）代表德国政府进行了一项电话健康调查，结果显示，12个月内，男性和女性的背痛患病率都超过了60%，其中女性的背痛频率高于男性。1998年在德国进行的一次大规模健康调查显示，30岁以下的男性每年背痛的发病率为55.4%，而30岁以下的女性背痛的发病率为61.3%。这与老年患者的发病率极其相似，只有轻微的偏差（图1.1）。

在慢性疼痛中，脊柱和关节退变是最常见的病因，而且随着年龄增长占比还在不断增加。因为年龄的增加，人体的肌肉骨骼器官功能会逐渐下降。疼痛限制了他们日常活动，最终导致他们需要轮椅甚至卧床不起。骨骼肌肉疼痛是患者活动受限及医疗干预的共同原因（Orthopädie Memorandum 1998）。

慢性肌肉骨骼系统疼痛在德国被认为是头号需要护理和长期护理保障的残疾与疾病。

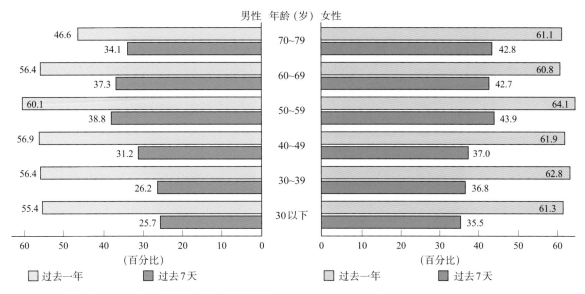

图1.1 根据年龄分组，统计背痛发病率 [经许可转自 German National Health Interview and Examination Survey（第7章，图6，背痛的发病率，2002年特刊）]

慢性疼痛的发病率。当患有肌肉骨骼疾病的患者第一次寻求医疗救助时，暂时无法工作或要求提前退休时，慢性疼痛往往是第一诱因，其次则是功能损害、畸形甚至功能丧失。当涉及脊柱时，患者主要问题往往是腰背痛而不是活动不灵活。当一个患者存在髋关节骨关节炎时，患者就医的原因往往是疼痛，而不是行动不便。

在我们的调查中，75.8%的骨科患者表示，他们咨询医生主要是由于疼痛。在其他专家诊所对患者进行的一项类似调查显示，患者中原发疼痛患者的比例要小得多（Kramer 1996）。

疼痛门诊中，主诉以疼痛为主的患者比例也是相似的（Hildebrandt 1993；图1.2）。

脊柱是最常见的累及部位。脊柱原因导致的疼痛症状几乎在每个人的一生中都会出现。

在青壮年时，往往表现为急性下腰痛和（或）肩膀、颈部疼痛，一般只持续几天。在大多数情况下，患者不会立即咨询医生或专家。

约1/3的患者会出现需要医疗干预的慢性复发性疼痛（Kramer 1997）。

只有0.25%的患者由于神经根受到压迫

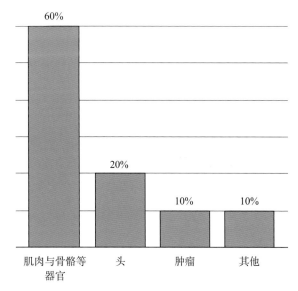

图1.2 门诊患者就诊原因分布表（经Hildebrandt 1993许可）

引起腰腿痛最终需要手术治疗（Frymoyer 1992）。

德国法定保险公司报销的治疗费用统计数据中，脊柱疾病占有很高比例，这一点在文献中也有所报道（Berger-Schmitt等，1996；Raspe 1993）。2006年，治疗"腰背痛"（ICD-10 M45-M54）的费用是83亿欧元，近年来还

1

在持续增长（Statistisches Bundesamt 2008）。

对全科医生和骨科医生门诊及骨科私人诊所进行的统计调查显示，脊柱疼痛综合征是患者主要的就诊原因（Kramer 1997）。根据研究结果，每10个接受全科医生治疗的患者中就有1人提出要治疗脊柱相关疼痛综合征；在骨科门诊诊所，这个比例是1：3；而在骨科私人诊所，每2个患者中就有1个出现脊柱相关疼痛综合征。在骨科门诊中，主诉与脊柱相关疼痛患者占37.8%，居于主导地位。图1.3显示患者就诊疾病部位分布情况。

脊柱各个节段导致的疼痛综合征发生率是不一样的。腰椎占61.94%，是最常见的；其次是颈椎，占36.1%；胸椎是最罕见的，只占1.96%，主要表现为肋间神经痛（图1.4）。脊柱相关疾病的发生率男性（47.2%）和女性（52.8%）几乎一样。女性患颈椎综合征的比例（60.6%）比男性更高，而男性患腰椎综合征的比例（51.3%）较女性略高。与女性相比，男性患严重腰椎综合征并伴有神经根损伤、需要接受住院治疗的比例，较女性更高。

从年龄上看，68%的患者年龄为30~60岁，发病率在40~50岁的患者中达到顶峰。脊椎相关疾病发生的频率和强度从50岁开始增加（Kramer 1997）。

四肢关节的退变性疾病引起的慢性疼痛往往在50~60岁开始，之后逐渐增加。

1.3 伤害性感受与慢性疼痛

运动系统产生疼痛的进程需要经历几个阶段：从疼痛感受器的兴奋，疼痛冲动的传导，

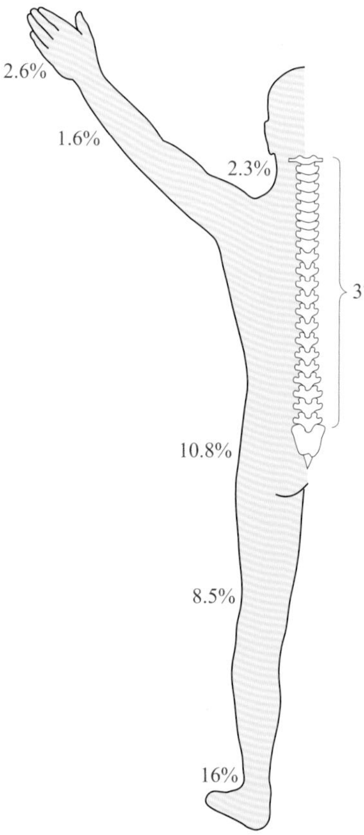

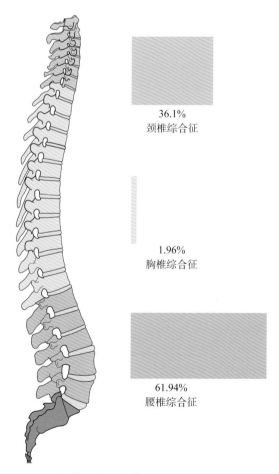

图1.3 骨科门诊患者疾病部位分布表（经Krämer 1997许可）

图1.4 门诊就诊患者各节段脊柱导致的慢性疼痛的发生率（经Krämer 1997许可）

到疼痛的感知和肌肉自主反应。而在骨骼肌肉系统的疼痛顺序是具有特异性的。骨骼肌肉系统的疼痛来自波及骨、肌肉、肌腱、关节囊等的机械、温度、化学刺激。大脑感知有害刺激引起的疼痛觉。在脊髓水平，疼痛刺激是分散的，例如：肌肉和自主神经系统（autonomic nervous system，ANS）。

骨骼肌感受器的生理基于广泛并独立的周围神经系统，它们感知周围骨骼肌疼痛。当一个足够引发疼痛的刺激对并未受到损伤的伤害感受器（痛觉过敏或疼痛慢性化为损伤后的伤害感受器的特点）产生作用，将激活肌肉骨骼伤害感受系统（图1.5）。

伤害性刺激、伤害感受器和传入神经纤维，联合形成痛觉生成复合体。疼痛信号从脊髓传输到脑干再到相应的丘脑核团。连接丘脑和皮质之间的神经结构在神经感知中起到至关

重要的作用。期间，自主神经系统的中枢也会有作用。大脑皮质通过边缘系统（与情感有关）把传入信号传到脊髓前角，继而使得骨骼肌肉系统产生对疼痛的运动反射。在中枢神经中，大量的传递调节因子和其相应的感受器参与疼痛感受过程（Schmitd and Thews 1997）。

在肌肉骨骼疾病中，最开始损伤发生在周围组织，而这正是骨科疼痛治疗的开端。

1.3.1 疼痛传导的阶段

伤害性刺激（图1.5中的1）包含一些对组织有损伤或有潜在性威胁的事件或物质。它们兴奋骨骼、肌肉、肌腱、关节囊中的感受器。机械、化学、温度等外源性刺激首先作用于骨骼肌肉系统，导致肌肉反应成为疼痛恶性循环的一部分，并在持续的心理压力（内源性疼痛）下发挥作用，其直接触发机制尚不清

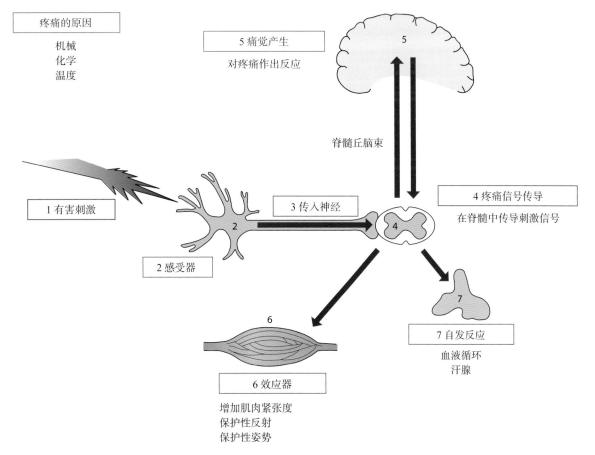

图1.5 骨骼、肌肉、肌腱、关节痛觉处理过程。例如，从传入神经到脊髓的传导

1

楚。然而，产生疼痛感的过程是相同的。

伤害感受器（图1.5中的2）通常为无髓鞘神经纤维，但也有薄髓鞘的Aδ纤维（伤害感受器），当疼痛刺激作用于躯体时被激活。当出现引发组织损伤的刺激时，可超过伤害感受器的兴奋阈值。骨骼肌肉系统对于疼痛刺激的感知能力主要取决于伤害感受器的密集度与阈值。伤害感受器的反应（脉冲频率）通常与疼痛刺激量成正相关，当达到组织受损的程度时，便不再增加（Messlinger 1997）。

注

肌肉、骨膜、肌腱和关节囊包含对机械、化学和热刺激作出反应的多模态痛觉感受器。

组织学上，肌肉骨骼伤害感受器主要由游离神经末梢构成。它们存在于结缔组织间隙内的小血管和淋巴管以及神经本身上，即所谓的神经内膜（Mense 1977）。

由于这些伤害感受器易受损伤、超负荷受力和过早磨损，骨科相关疾病的疼痛通常由这些伤害感受器引发。

传入神经纤维（图1.5中的3）：疼痛信号通过传入神经纤维从感受器传输到脊髓节段。与脊髓背侧柱传入纤维不同，外周的疼痛传入神经轴突通常为薄的有髓鞘的Aδ纤维或者无髓鞘的C纤维。而内脏传入纤维大多数为无髓鞘纤维。

注

由于骨膜、韧带和关节囊中痛觉感受器的密度很高，来自肌肉骨骼系统的痛觉在本体感觉系统中占绝大部分。

疼痛信号的传递

脊髓（图1.5中的4）：突触连接着疼痛传入纤维（Aδ和C）与后角神经元。当冲动发生在脊柱的转换节点时，会导致兴奋性神经递质的释放，比如L-谷氨酸和P物质。L-谷氨酸在中枢神经系统内作为一种重要的神经递质（Zieglgänsberger and Tölle 1993），与其他神经肽类物质（如P物质）一起，把兴奋性信号从纤细的伤害感受性纤维传递到神经元胞体，与此同时把信息传给脊髓。在脊髓中疼痛信号通过以下途径传播：

- 通过脊髓丘脑束到大脑特异性感觉区域（边缘系统和丘脑）
- 传输到与运动和自主神经反射弧相连接的节段神经元

脊髓伤害感受器神经元，即所谓的多重感受神经元，接收来自一个或多个器官（例如：肌肉、皮肤、内脏）的多种传入纤维汇聚的信号。这种汇聚的排列方式是牵扯痛的一个重要前提（Schmidt and Thews 1997）。脊髓后角的中间神经元调节这些多重感受神经元的活动。而这些中间神经的活动可以减弱疼痛信号的传输（门控理论；Melzack and Wall 1965）。

疼痛信号的感知

皮质（图1.5中的5）：疼痛冲动通过上行通路传输到皮质。中枢神经系统负责整合疼痛信息并对此做出反应。部分痛觉可能传输到中枢神经系统的个别结构中（Zieglgänsberger and Tölle 1993）。

疼痛的信息被整合到脑干的呼吸循环中枢进行调节。而脑干中存在着下行抑制系统。在脊髓中，这些系统对于疼痛的内源性管理可以起到部分作用。在中枢神经系统中，抑制系统是持续兴奋的，用以调节灵敏度和反应敏捷度。一系列的疼痛治疗方法可以用于加强下行和节段性抑制系统的作用（Zieglgänsberger and Tölle 1993）。内源性疼痛抑制可以通过如下几种方法活化：电刺激（经皮神经电刺激）、吗啡、传入性刺激（针灸）、心理影响（压力）、活动（体育或锻炼）（Dietrich 2003）。

注

骨科疼痛治疗的一个特殊方式是通过运动来减少疼痛。

肢体反应

肌肉（图1.5中的6）：疼痛刺激促发了动作反射，而这种动作反射是一种姿势性反应及保护性反射。而这些动作反射最开始出现肌张力升高。一些反射起自脊髓水平，而另一些则通过脊髓上反射弧中介（Schmidt and Thews 1997）。

躯体姿势的改变，伴随着一些肌肉张力升高，而另一些肌群放松，这些表现是机体保护性机制在肌肉骨骼系统中的表现。这一机制旨在防止疼痛激活伤害感受器。当涉及骨科的疼痛治疗时，在急性疼痛的早期阶段，不需要去纠正适应性或保护性的肌张力改变，除非疼痛刺激传入信号已被阻断或伤害感受器的刺激已得到控制。

自主反射

自主神经系统（图1.5中的7）：针对作用在骨、肌肉、肌腱、关节的疼痛刺激，自主神经反应与脊髓反射弧相关。疼痛刺激以不同方式影响自主神经系统，主要取决于它们初始作用部位。在肌肉骨骼系统中，作用效果主要表现为通过肌肉收缩引起的血流反射性的增减：生理性的肌肉泵受累及。根据自主神经受累及的节段，相应区域皮肤的温度和湿度会发生改变（通过对汗腺的影响），并会发生感觉障碍。

1.3.2 从急性疼痛演变到慢性疼痛：感受器的敏感化

当足够强度的伤害性刺激发生时，伤害感受器会将相应的信号传入大脑皮质负责疼痛管理的相应区域，进而对疼痛信号进行管理及做出相应的疼痛反应。从疼痛的传输到疼痛的感知，这一过程在不同的水平都可能被内源或外源性因素打断。外源性刺激和内源性炎症介质，如缓激肽、组胺、前列腺素和白细胞介素都具有很强激活疼痛感受器的作用，而且，频繁地作用，会使得痛觉感受器的刺激阈值降低，变得更加敏感。

疼痛的适应性不会发生在肌肉骨骼系统中，而这意味着患者不可能适应肩、膝、背部的疼痛。相反，疼痛阈值的测量表明：持续

的刺激会导致感受器的敏感化（Schmidt and Thews 1997）。感受器的敏感化可以发生在炎症过程当中，由一系列病因导致，例如外伤、活动期的关节炎、感染或风湿性关节炎。同时，巨噬细胞在炎症过程中也会活化（通过淋巴因子），作为细胞反应的一部分，由T淋巴细胞释放抗原刺激。巨噬细胞生成前列腺素、白三烯和细胞因子，炎症反应通过这些炎症因子扩散到其他细胞（内皮细胞、成纤维细胞；Zimmermann 1991）。通常两种炎症介质的联合，会加强炎症反应，例如前列腺素E2和缓激肽（Mense 1981）。

> **注**
>
> *因为刺激阈值的降低，肌肉骨骼系统中致敏的痛觉神经元即使对最小的外部影响（如正常的关节运动、温暖、寒冷、温度变化）也会产生反应。*

只有当炎症出现时，某些伤害感受器才会激活（Schmidt and Thews 1997）。这些机械感受器，即所谓的静默或者休眠的伤害感受器，只有在某些敏感条件（例如炎症）下，才会初次被机械传入信号激活（Messlinger 1997）。

受到刺激的伤害感受器会释放出神经肽类物质，包括：P物质、降钙素生成肽、一氧化氮、前列腺素和其他血管活性物质（Zimmermann 1991）。如果敏化的感受器处理疼痛信号，会导致恶性循环。长期致敏的感受器会对肌张力产生持久的改变，作为反射性保护姿势的一部分，而肌紧张反过来作为内源性刺激作用于致敏感受器。即使当外源性刺激消失时，这种恶性循环仍然存在（图1.6）。

骨科对于疼痛治疗和疼痛恶性循环治疗的方法首先是要处理致敏的感受器（2）及传入神经纤维（3），继而处理疼痛的传输（4）。然后，它的首要目的是通过减少肌张力影响运动反射。在疼痛过程的起始，也就是在恶性循环和慢性化开始之前，即对疼痛刺激本身和痛觉感受器进行主要干预是有意义的。

1

疼痛恶性循环

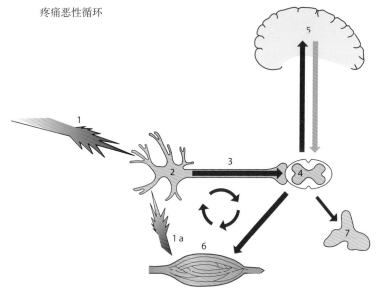

图1.6 疼痛恶性循环。激活的痛觉感受器（2）通过脊髓反射弧（3、4）来引起永久性肌肉收缩（6）。肌肉痉挛是危险刺激对痛觉感受器（1a）（2）的反馈。这种恶性循环可独立运行，不受额外有害刺激影响，不被更高级别脑区（5）或ANS（7）参与

疼痛慢性化是通过基因活化的形式。神经细胞对于一个重复多次的相同刺激的反应更加高效，这种能力近日被视为记忆形成的重要因素，例如当动作在反复练习后会变得更加精准有效。在神经药理学及分子生物技术领域中对脊髓神经细胞反应已得到一些研究结果，特别是神经细胞是如何"记忆"疼痛刺激和相应地做出过度反应，以及通过药物的使用来预防这一过程（例如Zieglgänsberger and Tölle 1993，Even 1995，Hunt et al 1995，Tölle et al 1995）。

某些特定基因的活化对于疼痛慢性化十分重要。这会导致新的受体及离子通道的合成，以及刺激或抑制个别神经递质的产生。分子生物学研究（例如Even 1995，Tölle et al 1995）证实：所谓的原癌基因（即刻早期基因，immediate early genes，IEGs）的表达是通过疼痛刺激增加神经元兴奋性激活的。

疼痛记忆的形成最初起始于神经细胞对于反复重复的神经刺激的学习。同样强度甚至是稍弱的重复刺激会引起后角神经元的持续增强放电。而中枢神经系统中的疼痛细胞则会表现出更高频次的放电。肌肉骨骼系统中一些特殊的损伤（例如，张力、压力、伤害感受器和神经病变）作为刺激，也可以改变神经元的表型。

骨科疼痛治疗的目标是减轻这些类型的损伤，并进行病因治疗，比如调整姿势以减轻疼痛，阻断外周伤害感受器和疼痛信号的传导。这至少可以在某些病例中，从形态学、神经生理学或遗传学水平上阻止或逆转复杂的疾病发展进程。

注

当疼痛尚未成为慢性疼痛时，慢性化过程可以通过局部麻醉药和减少疼痛的康复训练来预防和逆转。

自发激活的脊髓和小脑神经元产生的内源性阿片类物质可以降低即刻早期基因的表达，并且抑制神经细胞对疼痛刺激的活化。这恰恰可以阻止疼痛的慢性化。

神经痛

当定位诊断神经根受刺激症状或周围神经受压迫症状时，要记住一个要点，即受损的神经根和周围神经会自发放电。而当神经未受损伤时，不会出现自发放电。

神经可成为疼痛的来源，而此过程中初始的痛觉感受器并不起作用。神经纤维通常只负责传递疼痛感觉，并发出疼痛冲动。与伤害性疼痛相反，由伤害性感受纤维（而非伤害感受

示例

通过 Kuslich 和 Ulstrom 在局麻下行椎间盘手术时，展示了神经痛的存在。当他们触及受到椎间盘滑脱影响的神经根时，患者所感受到的疼痛与触及脊椎的小关节囊（其伤害感受器高度集中）和后纵韧带时的疼痛程度相同。相比之下，临近水平未受压的神经根对于镊子的触碰并不是十分敏感，类似于黄韧带、硬脑膜、硬膜外脂肪组织这些感受器分布密度较低的组织一样。

器）在病理生理条件下产生的冲动引发的疼痛被称为神经痛（Schmidt and Thews 1997）或神经病理性疼痛（表 1.1）。在肌肉骨骼系统中，神经痛与伤害性疼痛有着本质区别。起源于神经纤维的冲动会投射到该神经相应的支配区域，该冲动通常发自这个区域中的伤害感受器。对于神经痛来说，最初损伤的部位通常与痛觉的感知区域并不完全相同。这也是为什么腰神经根综合征中，腿部的疼痛甚至会通过神经根的腹侧支被感知到（详见第 9 章）。

在骨骼肌肉系统中，从疼痛产生到疼痛的传导，这样的转化过程是一个缓慢的过程。

注

神经成为电信号的来源。中枢神经系统逐渐学会感知疼痛。

一个单一的、短时间的压迫不会产生持久

的后果，但是重复的、长时间的损伤会导致永久性疼痛，神经痛就是由长期刺激导致的。因此，疼痛不是一个静态的、反复出现的一成不变的状态，而是一个与受损神经结构变化有关的错综复杂的、动态的变化过程。

脊髓神经根与注射针的短暂刺激或是原先未损伤的神经根的介入刺激都不会产生长期的效应，而重复的、长期刺激会导致神经痛。神经痛就是从长期刺激发展而来的（图 1.7）。

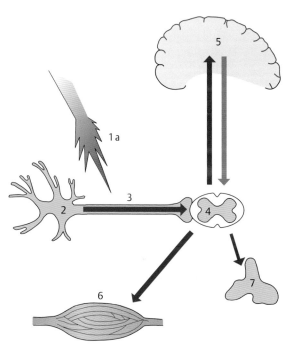

图 1.7　神经痛。疼痛刺激（la）直接作用于神经（3）。神经成为疼痛的来源，而没有痛觉感受器（2）的作用。疼痛信号（4）、痛觉感受器（5）、效应器（6）和自主神经（7）的传递反应与痛觉性疼痛的反应相同：神经成为痛觉感受器

表 1.1　伤害性疼痛与神经性疼痛的区别

伤害性疼痛	神经性疼痛
1. 疼痛特点明确	1. 疼痛特点还在发展
2. 局部疼痛	2. 放射性疼痛
3. 损伤部位和疼痛区域一致	3. 损伤部位和疼痛区域不同
4. 治疗：疼痛部位的局部麻醉	4. 治疗：远离疼痛部位的局部麻醉

1

1.3.3 继发性疼痛

在骨科疼痛治疗中，应特别注意由原发疾病或在某些情况下由治疗本身引起的继发性疼痛现象。例如从半坐卧位或蜷曲的姿势起身时，会引起髌骨问题；插入性肌腱疾病可能由非常规性物理疗法引发。继发性疼痛特别好发于反射性肌张力增加和采取适应性或保护性的姿势时。疼痛会随着负重情况而变化，若非对称负荷作用在一条腿上时，会导致骨盆的倾斜，从而引发腰骶关节疼痛和（或）腰椎关节突关节囊的慢性疼痛。继发性疼痛也可以发展成慢性，即使在原发性疼痛消失之后，继发性疼痛本身也会成为一种疼痛。

1.3.4 混合疼痛综合征

一般而言，在骨骼肌肉系统中，慢性疼痛综合征通常为一种伤害性疼痛与神经痛的混合性疼痛。神经根性-假性神经根性颈椎/腰椎综合征就是这样一种典型混合疼痛综合征。除了皮区的神经痛沿着神经根分布区域放射至四肢，在脊柱的病变节段同时伴有局部疼痛。这种疼痛来自关节突关节囊、后方纤维环和后纵韧带上的伤害感受器。除此之外，继发性疼痛是肌张力增加和姿势不良的结果，有时也发生在肌肉骨骼系统的

其他部分。腰神经根病综合征骶尾部的疼痛就是这样一种继发性疼痛（图1.8）。

当治疗腰神经根病综合征时，成功治疗的一个重要前提条件就是充分分析个体疼痛的组成部分。

（1）神经根病综合征的临床神经学评估。

（2）体格检查评估骶髂关节和关节突关节。

（3）姿势与负荷分析。

（4）情绪评估。

因此，骨科疼痛治疗方法也有不同的方面，如下。

（1）神经根压迫的局部治疗，可采用体位改变以缓解神经压迫，使用辅助支具、局部注射和一般对症治疗来缓解压迫。

（2）向无痛方向牵引。

（3）为了缓解疼痛，可抬高脚跟、调整姿势、调整行为、训练习惯（类似重返课堂的基本功训练）。

（4）放松练习——处理疼痛的方法主要是激活中枢疼痛抑制系统，并减少中枢神经的运动兴奋性。

1.3.5 慢性疼痛综合征

疼痛障碍是一种独立的功能失调，当最初

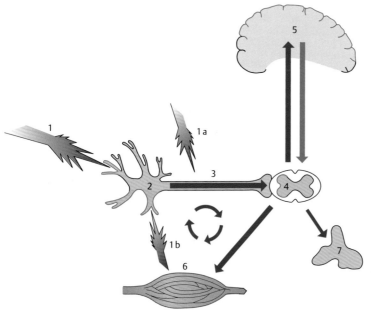

图1.8 混合痛：痛觉感受器痛（1和2）、神经痛（1a和3）和继发性疼痛（1b和6）

的疼痛源消失后，疼痛障碍仍会继续发展。慢性疼痛综合征是疼痛慢性化的一种极端方式 (图1.9)。肌肉骨骼系统中不同区域的感受器会同时受到影响。大量的神经反射回路形成，并且相关的症状优先表现出来。当最原始的疼痛开始失去重要地位时，疼痛的感知、处理、反应以及传播会形成自身的循环。

除了疼痛刺激/伤害感受器/传入纤维的正常处理过程，疼痛感知、运动及自主神经反射的信号传输，同样也存在一个从大脑 (图1.10中的5) 直接到伤害感受器 (2) 或是传入神经纤维 (1c) 的传导通路。这意味着疼痛的恶性循环可以被神经中枢的控制区域激活。当传入神经纤维受到刺激，疼痛信号会分布于脊髓的相应节段，引发运动反应，导致感受器及神经病理性改变后的传入神经纤维受刺激。

学习演化在神经细胞发展为慢性疼痛综合征的过程中具有重要意义。当一个不断重复的疼痛刺激作用于神经细胞时，它的放电更加频繁，并最终开始自发性放电 (Zieglgänsberger 1986)。在神经细胞内，这一过程被激活，使得细胞会从短暂的突触激活状态 (例如，一次疼痛刺激) 转变成长时程的适应性改变，参与形成神经细胞的"疼痛记忆"。当神经细胞被一些神经递质如L-谷氨酸或P物质激活时，钙离子将从细胞质流入细胞内或从细胞内钙库中流出。

当持久或经常性疼痛反复发作时，神经细胞的反应性会改变。更多的不同类型蛋白质和肽类 (例如受体和离子通道) 的重建正是神经细胞反应性改变的结果 (图1.11)。当细胞不再受到持续的刺激时，细胞需要一段时间去遗忘这种变化的产生 (Zieglgänsberger 1986)。

图1.9　疼痛范围从急性到亚急性再到慢性。慢性疼痛综合征是一种极端的慢性疼痛

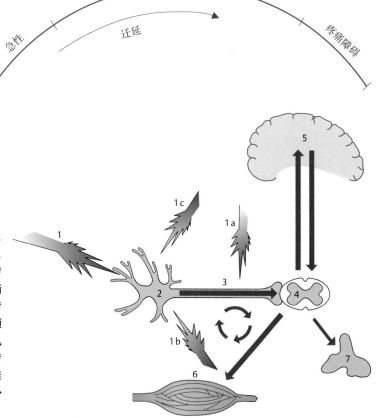

图1.10　肌肉骨骼系统慢性疼痛症状。骨骼肌肉系统中疼痛循环是独立的。例如，当信号从痛觉感受器 (2) 或传入纤维 (3) 通过脊髓 (4) 传入大脑时，它们随即会被作为内源性刺激传回痛觉感受器或传入神经，通过脊髓反射弧形成进一步循环。信号传入肌肉，肌肉收缩并且作为内源性刺激传递回痛觉感受器及传入神经。为了维持这一循环，外周痛觉刺激必须以外源性刺激形成激活

1

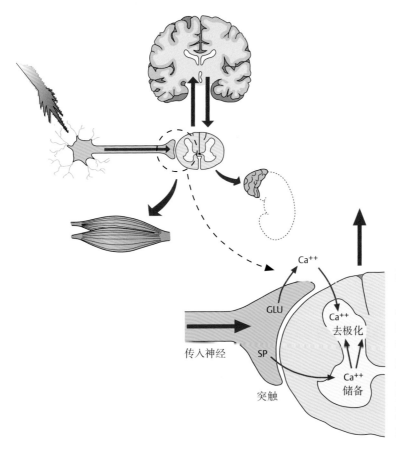

图1.11   疼痛加工神经细胞的学习过程 (Zieglgänsbeiger and Tölle 1993)。痛觉脉冲通过传入纤维传递到脊髓的突触。在此，L-谷氨酸 (GLU) 和P物质 (SP) 被释放出来。L-谷氨酸促进钙离子 (Ca^{2+}) 流入神经细胞。P物质释放细胞内储备的钙。神经细胞中钙离子数量越多，神经细胞的兴奋性就越强，从而增加了神经细胞向大脑的传递。当疼痛刺激出现时，这种情况发生得越频繁，神经细胞释放的速度就越快

（图中标注：GLU、Ca^{++}、Ca^{++} 去极化、Ca^{++} 储备、传入神经、SP、突触）

肌肉骨骼系统中的疼痛障碍通常需要一个伤害性刺激来维持疼痛的恶性循环。尽管外源性的伤害性刺激强度可能很小（图1.10中1和1a），但是它仍可在敏感系统中引发整体的反应。骨科疼痛的治疗，可通过下列手段，阻断引发疼痛的恶性循环：

- 使用适当的药物、心理疼痛治疗和物理方法使得独立的疼痛周期被阻断
- 无论有多微小，尽力去除外源性疼痛刺激及外周的伤害性刺激
- 治疗措施包括：局部麻醉
- 局部抗炎治疗

注

当患者表现为肌肉骨骼系统的慢性疼痛综合征时，来自周围的痛觉传入应该得到相应的治疗。

- 基于病因的骨性疼痛治疗

慢性肩、颈、背或关节疼痛表现为慢性疼痛综合征，通常与某一个有机体结构有关，但是疼痛的程度是不成比例的。当最初的症状减低到最小时（由于自发性缓解或药物治疗），这时应当重点关注肌肉张力增加、关节错位和姿势改变等继发性疾病。

慢性疼痛综合征在肌肉骨骼系统中发展的前提，是伤害感受器和（或）传入纤维（图1.10，3）的慢性反复刺激。在中枢神经系统中，加强的疼痛感知、疼痛处理、疼痛表达会强化骨骼肌肉系统中的慢性疼痛，这时内源性抑制系统会大量关闭。这表明当外周出现一个微小的刺激，不管是生理性的还是病理性的，在感知过程或处理过程中都会被放大，结果出现一种过度表达的疼痛。这种病理过程的发展，需要某些特定的倾向，换言之，即某种习惯、神经结构和代谢状态，参与了肌肉骨骼慢

性疼痛综合征的发展过程。然而，最终，还是需要一个外周的持续性伤害输入，以维持神经系统的神经环路。

骨骼肌肉系统中慢性疼痛综合征发生的前提条件：

- 伤害感受器和/或传入纤维的慢性反复刺激
- 增加的疼痛感知
- 疼痛处理
- 疼痛表达
- 某些倾向
- 进一步的外周伤害性输入

进一步的原因，例如：躯体化倾向、抑郁、对于工作的不满和社会经济背景可以促进慢性疼痛综合征的维持或进展（Linton 2001；Pincus et al 2002；Ellert et al 2006）。这些情况下，通常需要多种模式治疗方法。

慢性疼痛综合征发生的前提是可活动的颈椎、腰椎节段。慢性反复的刺激发生在关节突关节囊的感受器和脊髓神经的传入神经。刺激会表现出不同强度并持续很长一段时间。当疼痛所需的前提条件出现时，疼痛的意识、疼痛的处理、疼痛的表达就会增强。在正常运动时，进一步的外周疼痛输入组成了重复的，有时甚至是极其微小的伤害感受器和传入神经的刺激。

疼痛治疗包括完全阻断外周伤害感受器，例如：通过反复应用局部麻醉。

注

在肌肉骨骼系统的慢性疼痛综合征案例中，治疗方案在于减少外源性疼痛的输入，甚至是消除它。

在治疗肌肉骨骼系统的疼痛障碍时，心理治疗应贯穿始末，这十分重要。

（徐增　郑根江 译，吴晓东　李星宇　袁文 审校）

2 诊断
Diagnostics

2

2.1 病史

众所周知，精确的病史在骨科疼痛的诊断中很重要，源于骨骼肌肉系统的急性疼痛主要有以下特点：

- 疼痛具有体位相关性：即疼痛随姿势或位置的变化而增加或减少
- 疼痛具有负荷相关性：即当对受影响的身体部位施加压力时，例如行走、站立、抬起或搬运时，疼痛通常会增加
- 疼痛具有局限性：即患者能够描述疼痛的来源和扩散的区域

肩部、膝前部、颈部和腰骶部是常见的疼痛部位，每个部位有各自特有的临床症状，需要个体化治疗。笼统的诊断为膝关节疼痛、肩关节疼痛、背部疼痛只能进行一般的疼痛治疗，无法进行精准治疗。

在诊断骨科疼痛时，如果患者无法主动提供疼痛相关信息，医生应该问一些具体的问题，这四个"-ions"能够有效帮助医生获得所需疼痛相关的信息。

> **注**
>
> 四个"-ions"是指位置location，持续时间duration，疼痛的诱因provocation，对疼痛的描述description。

位置：当疼痛发生时，具体的疼痛部位在哪？最好能够让患者自己用手指指出他们疼痛的部位或放射至哪里。注意：弥漫性的、袖套样的、抽筋样的非特异性疼痛不是肌肉骨骼系统疾病的特有表现。

持续时间：疼痛持续多久了？几天，几周，还是几年？它是怎么开始的？以前是怎么

治疗的？

疼痛的诱因：疼痛在什么情况下出现？应询问患者姿势和负重的影响，以及疼痛在白天还是晚上出现的，主要是坐着、站着，还是走路时出现等。特殊的临床体征需要进行特殊的问诊，如肩部外展受限，或者下蹲时半月板后角损伤等。

询问患者通过什么方式来减轻疼痛？热敷、冷敷、屈曲、伸直、坐下还是走路等？以及当疼痛发生时，患者有什么反应？

> **示例**
>
> 背痛和坐骨神经痛的患者更喜欢四处走动。
>
> 腰椎管狭窄的患者站起来或坐下时会伸展身体。
>
> 颈椎病引起颈部症状的患者更喜欢洗个热水澡。

疼痛的描述：主要是对疼痛的性质和程度进行询问。疼痛的程度可以用视觉模拟量表（VAS）进行评估，它的范围从无痛（=0）到最严重的疼痛（=10）（见第4章，多模式药物同时治疗；图4.20）。

建议患者使用语言描述疼痛的性质，肌肉骨骼系统疼痛描述较接近的词语是：电击样痛、烧灼样痛等。

患有常见急性骨科疾病的患者，一般状况通常良好。除了局部问题，如下腰椎区域，在他们还没有吃太多药的前提下，他们通常身体和心理都是健康的。恶心、呕吐、体重减轻、食欲不振或全身虚弱等症状不是肌肉骨骼系统紊乱或损伤的特征。如果患者在主观评估中报告了这种特点的症状，应当予以鉴别诊断，例

如，外周动脉疾病，就应该触诊足部脉搏。

对于慢性疼痛患者，应当询问疼痛是从什么时候、如何开始的。许多患者可以明确说明疼痛开始的确切日期和时间。当疼痛错过了最佳治疗机会，并且已经持续了数周或几个月，疼痛的特征可能会改变。局部疼痛可能会变得弥漫；疼痛的强度不再依赖于体位，而是成为永久性的固定痛点；患者越来越多地遭受睡眠不足、药物中毒和心理社会压力的困扰。由于这些原因，必须查明以前所有治疗的细节，包括咨询了哪位医生，以及为什么停止治疗。为了合适地治疗患者，必须确定他们以前和现在疼痛的所有细节。在处理骨骼肌肉系统疼痛时，需像内科问诊那样详细。

2.2 临床检查

> **注**
>
> 骨骼肌肉系统的临床检查着眼于全身骨骼肌肉系统的检查，包括神经系统检查和特殊的手法检查。

即使疼痛只局限于特定部位，也是需要进行全身检查的。

> **示例**
>
> 难治性下腰痛有可能起源于第1跖趾关节。进行全身检查时可发现跛趾僵硬，这种关节僵硬引起的运动障碍会影响步态模式，并被认为是导致疼痛的原因。因此，它是要处理的主要区域。

骨科的全身检查主要包括：视诊、触诊和对运动系统的检查。

视诊：骨骼肌肉系统疼痛会引起特征性的姿势和行为改变。髋部和膝部疼痛的患者行走时会出现一瘸一拐的现象，而患有骶髂关节（sacroiliac joint，SIJ）疼痛或坐骨神经痛的患者往往具有典型的不对称步态。医生要重点观察患者在检查室里走来走去、穿衣和脱衣，以及爬上检查床的情况。

骨科疼痛的检查程序：
- 全身骨骼系统检查
- 神经系统检查
- 手法检查

触诊：在触诊过程中可对典型的压痛点进行评估。然而这些压痛点不总是与疼痛的来源相对应，最好让患者指出疼痛的主要部位，例如特定的棘突。如果医生认为对诊断有帮助，在检查后立即用笔进行标记，并行局部痛点封闭。当试验性治疗能够使患者从疼痛中解脱出来，那么针对本次疼痛治疗的方法就找到了。

> **示例**
>
> 部分颈椎病患者会出现局限性肩胛骨内侧缘压痛。

> **示例**
>
> Baastrup病（腰椎棘突撞击病）会出现下腰椎棘突之间有压痛点。

运动系统的检查：骨骼肌肉系统的评估中常用中位—零点法测量活动范围，脊柱节段性或者关节慢性疼痛常会导致永久性姿势改变，关节囊和肌肉挛缩，进而引起活动范围的受限。为了更为客观地记录疼痛的情况，这些变化需要被量化精确。脊柱特殊的手法检查常用来诊断单个节段的活动受限或完全活动障碍。在下颈椎和胸腰椎上，使用棘突相对于上下节段的棘突活动度检查该节段的活动度，六个运动方向都要检查（后伸、前屈、左右屈曲、左右旋转）。一般要求患者坐下进行检查（Bischoff 1997），以保证骨盆不旋转（图2.1，图2.2）。

通过评估"超车"现象（Vorlauf），可以让医生快速确定腰椎区域的节段性功能紊乱。当患者站立时，医生将他或她的双侧拇指放在某个椎体水平两侧，中线旁开大约1 cm的位

2

置。检查者用力按压拇指紧贴椎旁肌，这可使
当患者缓慢向前弯曲时，拇指会跟随肌肉向上
移动，而非皮肤。根据Bischoff（1997）的方
法，这种Vorlauf现象是由于健侧的相对活动

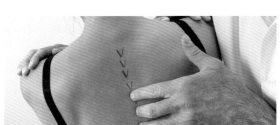
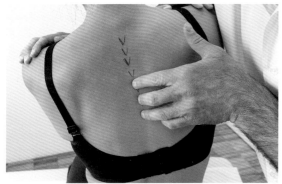

图2.1 侧屈向左时胸椎节段活动度的评估

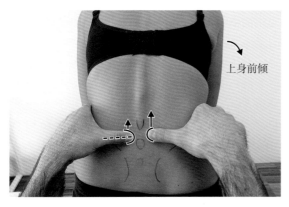

图2.2 向右旋转时腰椎节段活动度的评估

图2.4 评估腰椎的Vorlauf现象（右侧L4的Vorlaf现
象为阳性）

性更好，使健侧拇指向上移动更多造成的。然
而，应排除位于检查区头端的脊柱关节的活动
受限或障碍（图2.3，图2.4）。

Vorlauf现象也可以用来检查骶髂关节
（SIJ）的活动度。SIJs的其他测试包括脊柱测
试和腿长差异测试（图2.5~图2.8）。

帕特里克试验或费伯试验（Patrick's test
or FABER test）是另一种可以检查出骶髂关
节紊乱的功能测试。患者取仰卧位，一条腿
弯曲，脚踝放在对侧膝盖上，形成数字4的形
状［这是德语中"Vierertest"（四点试验）和
"Viererzeichen"（四星座）的来源，即Maigne
测试（四字试验）］。当医生将屈曲的膝关节向
下推时，腰椎前凸并扭转。如果关节囊受到刺
激，脊椎关节触发疼痛或疼痛加剧（图2.9）。

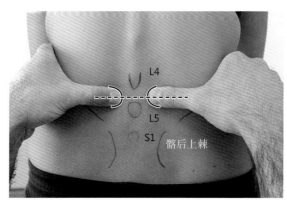

图2.3 评估腰椎Vorlauf现象时的手部位置

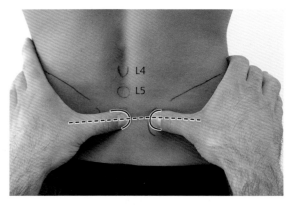

图2.5 脊柱测试。起始体位：患者站在检查者面前。
检查者将左手拇指放在S1棘突上，右手拇指放在髂后
上棘下缘，以评估右侧

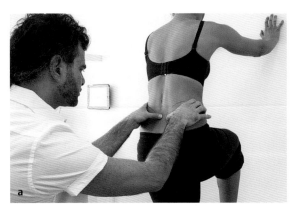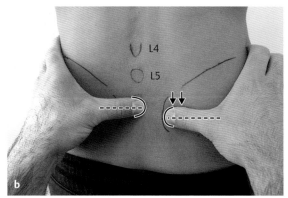

图 2.6 脊柱试验。方法：患者以直角抬起单膝（a）。正常情况下，被评估侧的髂后棘会下降（b）。在病变的情况下，抬起腿时骨盆保持不变

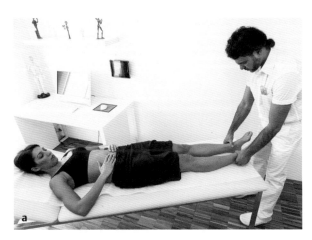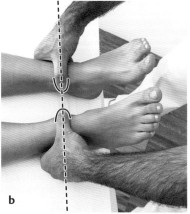

图 2.7 当测试可变腿长不一致时，患者仰卧在检查台（a）上。检查者用两个拇指在同一水平上抓住患者的脚踝（b）

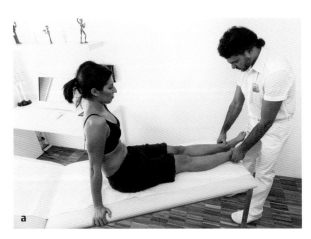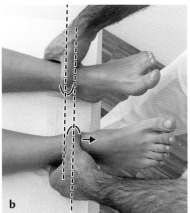

图 2.8 让患者坐起来，同时保持双腿伸展（a）。如果在这个运动过程中，一条腿的伸展比起始位置低很多，这意味着骨盆扭转或 SIJ 融合（b），取决于"腿长差异"的程度。根据 Bischoff（1997）的说法，腿长相差超过 2 cm 是骨盆扭转的征兆

2

如果检查者用另一只手将患者的骨盆固定在检查台上，可以进一步确定病理变化（图2.10）。

除了活动范围外，检查过程中疼痛的位置（内收肌、粗隆、髋关节、骶髂关节）和运动结束时的感觉，同样有助于判断疼痛的位置和性质（Bischoff 1997）。

在颈椎病患者检查过程中常显示颈椎活动度受限，通常只有特定的节段会受到影响。

寰椎横突的运动范围可作为评价头颅关节（C0-C1）的指标。检查时需要侧向弯曲测试和旋转测试（图2.11，图2.12）。颈椎的基本检查还包括颈部后伸试验（Glisson试验/颈部后伸试验）和压颈试验。

整个脊柱节段的评估是使用中位零点法进行的。

为了诊断和监测慢性脊柱疼痛疾病的进展，在疼痛治疗过程中检查和记录脊柱的活动范围是极其重要的。这一点尤其适用于个体疼痛治疗措施的评估。运动的评估可以让医生了解患者哪些运动方向是无痛的，哪些方向会引起脊柱节段性疼痛，有助于帮助医生确定治疗疼痛的方案。例如在治疗活动受限时，疼痛疗法应始终在无痛的活动范围内进行治疗（Dietrich 2003）。

特殊的体格检查主要用于功能性脊椎疾病

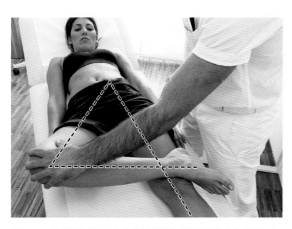

图2.9　帕特里克测试或费伯测试（梅涅测试中的图4）

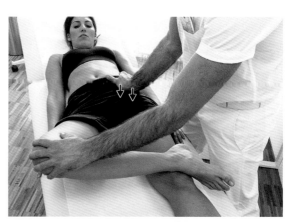

图2.10　帕特里克试验期间骨盆的附加固定

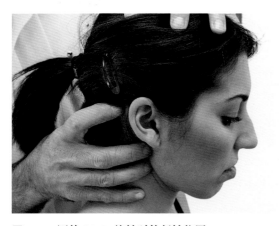

图2.11　评估C0-C1旋转时的起始位置

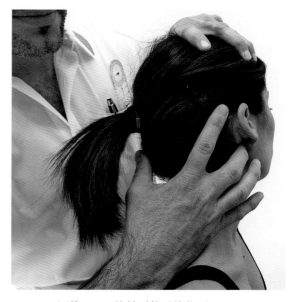

图2.12　评估C0-C1旋转时的最终位置

示例

　　慢性复发性颈椎病：在体检评估中，通常发现颈椎向某一方向侧屈和旋转的疼痛较少，这可以作为Glisson脊柱后凸牵引和运动疗法的起始体位。

的精确诊断。在诊断疼痛时，最重要的是要确定疼痛产生的初始动作，是在运动开始、运动过程中还是运动结束时出现的。运动开始时出现疼痛，表明存在炎症变化或慢性退行性疼痛综合征。运动结束时出现的疼痛意味着存在机械性障碍（例如在退行性变化的第一阶段）。

　　在评估活动度时，每个单独的关节和脊柱节段应始终使用相同的起始位置，以确保疼痛标准的一致性。

2.3 神经-骨科检查

注

　　神经学检查是脊椎疼痛诊断的重要组成部分。

　　在视诊、触诊和运动检查后是神经反射检查，包括对肌肉的力量（图2.13，图2.14）、感觉（图2.15）和协调性检查。

　　神经系统和肌肉骨骼系统必须一起评估，因为它们之间最为接近且相互影响。例如，对下肢关节进行视诊、触诊和检查，特别是髋关节的活动性（图2.16），还有直腿抬高试验（Lasègue征），这是一种坐骨神经张力试验（图2.17）。这项测试通常是在患者取仰卧位，检查人员抬起膝关节伸直的下肢或在髋关节屈曲时，逐渐伸直患者的膝关节。如果在测试过程中背部和坐骨神经区域出现疼痛，则Lasègue征呈阳性。然后可以测试髌腱、跟腱和胫骨后肌腱反射（图2.18）。

　　由于即使是轻微的反射差异也是有显著意义的，测试必须非常精确，且患者必须尽可能

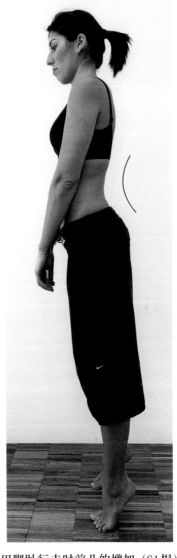

图2.13　用脚趾行走时前凸的增加（S1根）：当用脚趾行走时，可能引发椎管狭窄加重

处于无痛的体位。例如，髌腱反射减弱或消失是第4腰神经根受压的表现。

　　当检查运动功能时，椎间盘疾病的重点是检查肌肉，如果患者用脚趾和脚后跟站立和行走，在检查开始时就可以看到某些迹象。运动障碍有时非常微妙，以至于患者没有注意到。运动减弱通常与施加在神经根上的压力成正比。在单节段性腰神经根病变患者中，即使在大部分根性受压迫的情况下，大肌肉的肌力仍可能只受到轻微的干扰。例如，股四头肌由

L3、L4和L5神经根支配，而蹈长伸肌仅由L5神经根支配。因此，除了膝关节屈肌和伸肌之外，还必须测试整个脚的足底屈肌和足背伸肌群的整体力量，以及单独测试蹈趾的整体力量（Krämer et al 2014）。

颈椎疾病中，下颈椎神经根受压时症状最为明显。颈椎节段性综合征是通过受影响的脊神经根来识别的。图2.1的检查中还可具体描述受影响节段，例如，C6综合征，一般

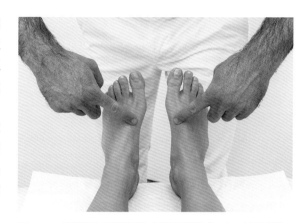

图2.15　双侧足内侧边缘感觉障碍检查（L5神经根）

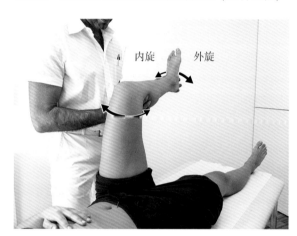

图2.16　患者仰卧状态下髋关节活动度（内旋和外旋）的评估

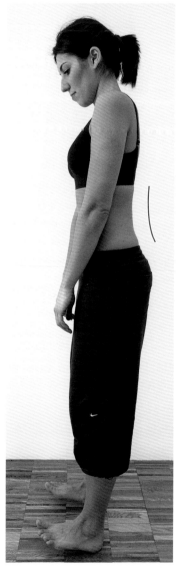

图2.14　后跟行走时腰椎前凸变平（L5神经根）：后跟行走时腰椎前凸减轻，椎管变窄和（或）脊椎小关节炎引起的症状减轻

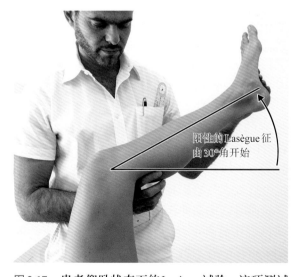

图2.17　患者仰卧状态下的Lasègue试验。这项测试可以通过抬起患者伸直的下肢或在屈曲髋关节时，伸展膝关节来进行

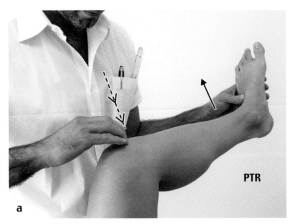
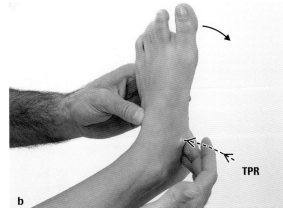
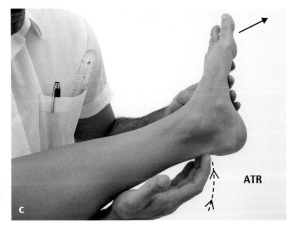

图2.18 在这个初始位置，也可以评估下肢的反射状态。ATR为跟腱（踝关节抽搐）反射（S1），PTR为髌腱（膝跳）反射（L4），TPR为胫骨后肌反射（L5）

表2.1 神经型颈椎病（颈神经根综合征）的节段划分、皮节划分、相关肌肉反射

神经根	椎间盘	反映皮节	相关肌肉	反射减弱/消失
C5	C4-C5	上臂近端（伸肌侧）	三角肌	二头肌反射
C6	C5-C6	拇指/食指（桡侧）	肱桡肌 肱二头肌	桡骨膜反射（RPR） 肱二头肌反射（BTR）
C7	C6-C7	食指（尺侧）、中指、环指（桡侧）	三头肌 胸大肌	三头肌反射（TTR）
C8	C7-T1	环指（尺侧）、小指	小鱼际肌 骨间肌	Trömner反射*

*：手指轻度屈曲，弹中指或食指的掌侧，引起四指和拇指的屈曲运动，称为Trömner反射，见于椎体束病变。

是由C5-C6椎间盘退变压迫所致，在C7综合征则是由C6-C7椎间盘退变压迫所致。另外，C8神经根通过C7-T1椎间孔出椎管。运动方面的受限常见的有上臂外展（C5/三角肌）、前臂屈曲（C6/肱桡肌和肱二头肌）、前臂伸展（C7/肱三头肌）和手指伸展（C8/骨间肌/小鱼际肌），肱二头肌肌腱反射（C5、C6）、桡骨骨膜反射（C6）、肱三头肌肌腱反射（C7）和Trömner反射（C8）可减弱或消失。

对于神经根或周围神经压迫综合征，神经损伤的程度是通过详细评估运动功能（肌力）、敏感性和反射活动来确定的。根据神经受压的时间和程度，可能会出现感觉障碍、反射消失和运动障碍的症状（图2.19，图2.20）。

2

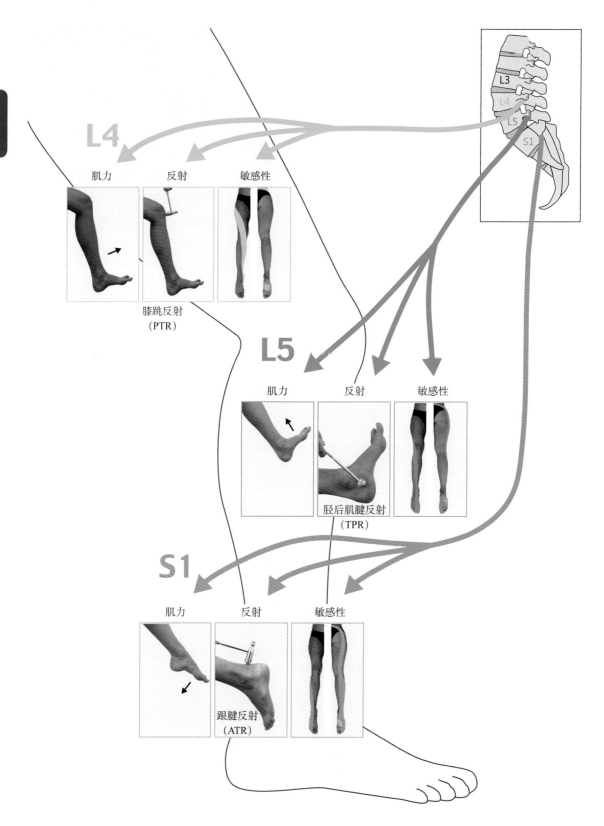

图 **2.19**　**最常见的腰神经根压迫综合征特征概述**

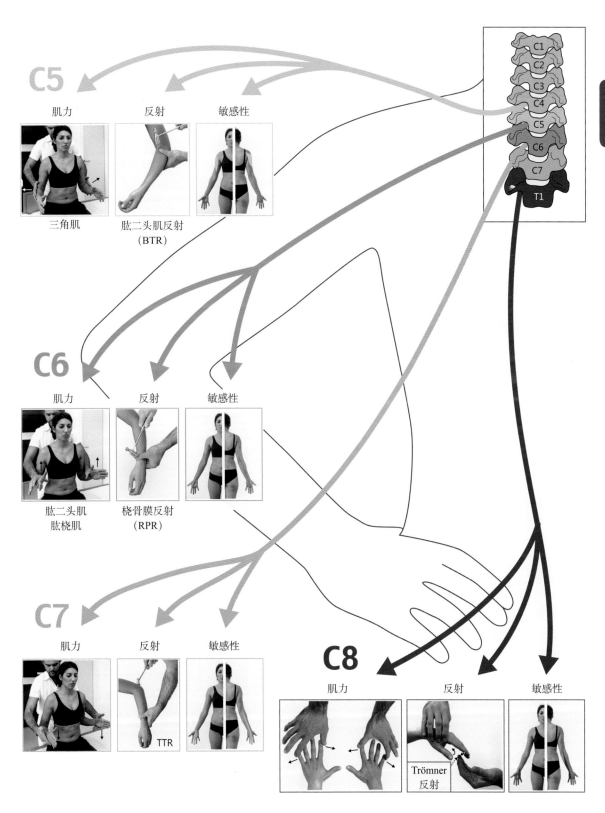

C5

肌力　　　反射　　　敏感性

三角肌　　　肱二头肌反射
　　　　　　　（BTR）

C6

肌力　　　反射　　　敏感性

肱二头肌　　桡骨膜反射
肱桡肌　　　（RPR）

C7

肌力　　　反射　　　敏感性

TTR

C8

肌力　　　反射　　　敏感性

Trömner
反射

图2.20　最常见的颈神经根压迫综合征的特征概述

2

手术治疗的适应证主要取决于神经功能缺损，而不是活动受限。

在治疗脊柱疾病的患者时，一旦采集了准确的患者病史，并进行了临床、体格检查和神经功能评估后，对病变节段的定位诊断在很大程度上已经得出结论。实验室检查和影像学检查有助于确诊并排除其他疾病。

所有的检查都用于确立疼痛治疗的方案。

2.4 实验室检查

最重要的血清学检查是白细胞（leukocytes）和C反应蛋白（C-reative protein，CRP）。CRP反应迅速，因此特别适用于早期炎症的识别。当出现炎症性骨病时，监测一段时间内的CRP值特别有价值。用于辅助诊断风湿性疾病存在的血清学试验包括类风湿因子、抗核因子、抗微生物抗原的抗体和HLA-B27抗原。对钙、磷和碱性磷酸酶进行评估，以帮助鉴别诊断全身性骨骼疾病（甲状旁腺功能亢进症、佝偻病、骨软化症、Paget病）。代谢性疾病与骨科相关的主要有三种，高尿酸血症、糖尿病和高胆固醇血症（Niethard and Pfeil 2003）。

2.5 影像学检查

在骨科疼痛治疗开始之前，诊断应该是完整的。除临床和实验室检查外，应始终对受影响区域进行影像学检查。

放射学检查：对骨科和创伤外科而言，X线的解读对于诊断和治疗很重要，对疼痛的康复治疗同样重要。一些情况下，可以通过X线检查直接诊断病因，例如颈椎钩突开始的骨赘增生引起的椎间孔狭窄。

除了炎症和肿瘤外，还可以在X线检查上看到椎间盘周围的畸形，如轴向偏移、不对称移行椎、结构紊乱、椎弓根异常和椎管狭窄。

在腰椎区域，腰椎的数量首先可以通过正位片确定。

腰骶椎的不对称锚定会对其上方的椎间盘造成不对称的压力，这在临床上具有重要意义。

在脊柱扭转畸形的情况下，椎弓根的投影移到凹侧（图2.21）。当出现肿瘤或炎症时，椎弓根可见模糊或缺失。

对于脊柱注射治疗，椎间孔的范围和界限、小关节和横突的位置是很重要的。因此，注射治疗的计划和注射部位的确定是基于触觉和解剖学标志进行的。

CT检查：CT的图像是通过X射线管拍摄的，通过X射线管在身体周围旋转，并在计算机引导下"重建"。CT可以比核磁共振更准确地评估骨结构（图2.22）。例如，当区分新鲜的和陈旧的椎间盘脱垂时，它可以可靠地区分

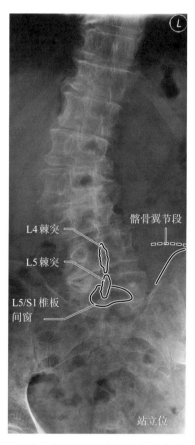

图2.21 X线片：伴旋转的脊柱侧凸患者的腰椎正位X线片。当计划硬膜外神经周围注射时，评估L5-S1节段的椎间孔是很重要的。这个椎板间窗的前外侧硬膜外间隙可以通过对侧硬膜外穿刺技术很好地到达，尽管解剖上很困难（见第9章）

椎间盘的钙化或骨化程度。除了难以区分软组织外，CT的缺点是脊柱的节段性显示不足和X线辐射过高。这一点必须牢记，特别是在进行重复的"CT引导下"注射治疗时。

MRI检查：MRI检查是将人体置于强磁场中，使用计算机将捕捉到的从人体辐射出的电磁信号重建，理论上人体所有平面均能可视化。

多平面成像，无辐射，以及优于CT的软组织的成像，使MRI成为诊断退行性椎间盘疾病的首选成像技术。

不同组织的成像不同使得病变椎间盘精确定位成为可能（图2.23）。此外，脱出的椎间盘组织的所有细节都可以成像。在T2加权图像上，含有水的髓核物质显示为与脑脊液（cerebrospinal fluid，CSF）等效的高信号强度。

突出椎间盘的含水量，即突出物的含水量被用来确定治疗方法和预后。

脊髓造影：脊髓造影是用造影剂显示脊柱蛛网膜下腔的影像（图2.24）。

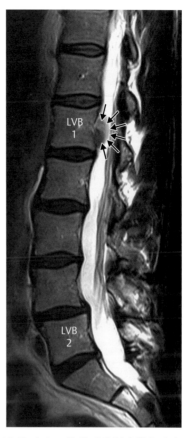

图2.23　清晰可见L1椎体后缘游离椎间盘向头侧移位（LVB，腰椎椎体）

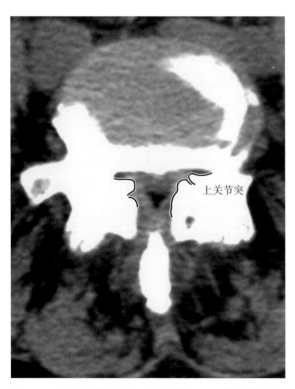

图2.22　在某些情况下，只有使用CT才能明确地检测到腰椎小关节肥大

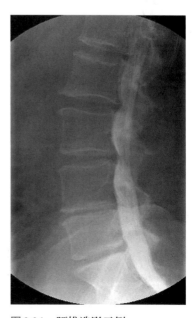

图2.24　腰椎造影示例

2

CT和MRI扫描的引入在很大程度上取代了脊髓造影。当前磁共振水成像技术可以用来显示类似于脊髓造影的脑脊液间隙成像。对于神经疾病的鉴别诊断，脊髓造影优于其他成像技术，因为在检查过程中可收集脑脊液标本。因此，脊髓造影在手术中进一步明确诊断方面继续发挥着重要作用，因为它可以在脊柱手术过程中由外科医生轻松地进行。

其他成像技术包括：超声波、层析X线透照术、闪烁扫描。

> **注**
>
> 影像技术不是诊断或治疗脊柱区域疼痛的唯一依据。

一些成像技术，如脊柱椎间盘造影和神经根造影，与局部麻醉剂封闭或疼痛激发试验同时使用可作为一种重要的疼痛诊断方法。

2.6 疼痛的诊断性治疗

大多数非手术治疗的方法是微创的、低风险的，且花费不高。因此，建议在骨骼肌肉系统疼痛的诊断中可以使用这些方法。

局部封闭疗法：这种方法可以快速诊断和治疗骨骼肌肉系统的疼痛。但注意应小剂量注射，这样更有利于准确的定位疼痛部位，同时可将类固醇药物添加到局部封闭治疗中。脊柱的诊断性注射治疗包括：关节突关节注射（小关节浸润）、神经根阻滞（神经根造影术）、椎间盘内注射。

- 小关节注射（关节突周围浸润）
- 神经根阻滞（神经根硬膜外造影）
- 椎间盘内注射以激发盘源性腰痛

脊柱制动或减少疼痛节段的活动度不仅有助于疼痛的诊断，而且为疼痛的病因治疗提供重要的线索。

> **示例**
>
> 如果颈托用于枕颈痛患者的颈部固定时，若可以减轻疼痛，则表明枕后部疼痛起源于颈部。

> **示例**
>
> 在椎间盘切除术后综合征中，使用人字石膏固定疼痛侧的大腿，以预测脊柱融合术的适宜性。

> **示例**
>
> Fowler体位可缓解由神经根压迫和椎管狭窄引起的腿部疼痛。当腿部抬高时，由动脉循环障碍引起的腿部疼痛反而会加重。

询问患者关于冷刺激、热刺激或振动是否会影响疼痛的程度可为诊断和治疗提供重要信息。如果患者尚未尝试过以上这些干预治疗措施，应该鼓励他们进行尝试。一般来说，冷疗可以缓解急性疼痛，热疗可以缓解慢性疼痛。如果应用热疗导致疼痛程度急剧增加，应调查是否存在细菌性炎症的可能性。超声波、电疗和干预疗法的使用也以类似的方式进行了试验。

目前，无法使用仪器诊断疼痛。可以使用肌电图（electromyogram，EMG）和诱发电位来测量受损神经的功能，但这些值对患者的疼痛感知的评估价值有限。例如，严重受损的神经可导致疼痛刺激无法传导（即疼痛消失），但此时肌电图和诱发电位却仍显示神经出现部分的病理性损伤。但是，当出现周围神经疾病时仍需进行神经的传导检查，尤其是在评估疾病严重程度或手术疗效时。手术减压的适应证基本上是基于神经损伤的持续时间和严重程度，以及减压后是否有可能得到缓解。

（步子恒 译，吴晓东　郑超君　李星宇　袁文 审校）

3 骨科疼痛的病因治疗
Causal Orthopedic Pain Therapy

脊柱疼痛的病因治疗与骨科保守治疗方法基本相同，但侧重点不同。最初的治疗依赖于立即可用的方法，如制动、辅助器具和手法治疗。随后是长期的措施，如姿势和行为训练（腰痛行为训练的学习）、锻炼计划。疼痛诱因治疗的主要目的是减少疼痛刺激因素，减少或避免其对骨骼、肌肉和关节的伤害（图3.1）。

骨科疼痛诱因治疗方法包括：

- 制动和牵引
- 骨科辅助器具
- 手法治疗
- 物理治疗
- 姿势和行为训练

3.1 制动和牵引

骨骼的每个部位疼痛都有一个姿势可以最大限度地减少疼痛。因此，疼痛的诱发姿势是一个重要的诊断依据。

当制动和牵引结合使用时，脊柱可以得到进一步的放松。除了通常由物理治疗师进行的牵引治疗形式外，还可以向患者提供有关自我牵引、步态辅助工具或者腰椎牵引支具的有效指导。

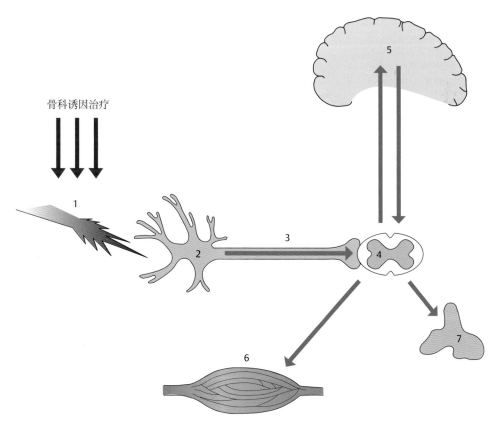

图3.1 骨科诱因治疗（OP）：有害刺激初始和持续作用的作用部位、减弱或中和过程

3

当受影响的脊柱节段屈曲时，源于脊柱的疼痛通常会减轻。屈曲（增加脊柱后凸）导致脊柱的每一节段椎间孔开放，椎间关节囊放松，并使椎间盘的突出恢复平坦（见第5章）。

仰卧或侧卧时，患者可通过弯曲膝关节和髋关节达到此位置。站立时，躯干和颈部弯曲，可使用弯曲矫形器。坐姿要求上半身被支撑，而膝盖放低或放高，这取决于身体的姿势。

3.2 骨科辅助器具

暂时或永久使用骨科辅助器具对缓解脊柱和肌肉骨骼系统的急慢性疼痛，减少止痛药的使用具有重要作用。骨科辅助器具包括夹板、支具和矫形鞋，以及姿势辅助器具，如可塑形性的泡沫垫，在仰卧或使用Glisson颈椎牵引时放于腿下。在骨科疼痛治疗的范围内，骨科辅助器具被用于：

- 制动，部分或完全限制脊柱活动。脊柱节段的活动可以被限制在引起最小疼痛的范围内，而引起更强烈疼痛的活动范围则可以被限制
- 减轻负荷：减轻肌肉骨骼系统受损部分的负荷对慢性疼痛治疗有长期的影响

限制疼痛活动范围并减轻受损部位负荷的辅助工具包括各种类型的躯干部支具，可用于在出现骨质疏松性椎体压缩性骨折、椎间盘突出、脊柱炎症或肿瘤等情况下减轻疼痛。这些疾病常常带来许多痛苦，但正确使用合适的躯干部支具可显著减少止痛药的使用。

3.3 手法治疗

在手法治疗中，手可以用来治疗肌肉骨骼的可逆性疼痛和功能受限疾病。观察发现，个别关节或关节群的疼痛与关节过低或过高的活动度有关。根据评估结果，可以通过适当的运动来增强关节的活动性或稳定性。

使用手法治疗恢复正常功能是疼痛诱因治疗中的典型例子。

松动关节的目的是通过节奏缓慢和幅度不同的运动来恢复关节原来的活动性。另一方面，关节整复首先要在无疼痛的范围内尽可能地移动关节，然后发出快速、短暂的冲击动作，以打破关节受限而不损伤组织。在这个过程中可能会听到爆裂声。

手法整复通过缓解关节囊张力，消除了疼痛的诱因，达到缓解疼痛的效果。单用药物治疗关节错位和关节囊紧张引起的疼痛治标不治本，而且效果是暂时性的。

3.4 物理治疗

物理治疗是一种运动疗法，在一些国家需要医生转诊。特殊评估和治疗技术用于治疗发育障碍、损伤、因损伤引起的继发性疾病以及影响生理心理健康的疾病。物理疗法主要是通过运动来治疗。

物理治疗和运动疗法通常用于促进关节、肌肉、肌腱、韧带和骨骼损伤的愈合。一般来说，这种疗法间接地解决了疼痛问题。

物理疗法通过增强肌肉力量和减轻肌肉失衡而发挥作用。慢性疼痛主要起源于下颈椎和腰椎，但也可能来自骨盆和膝关节表面附着的肌肉。治疗这些肌肉失衡的方法是加强腹部肌肉力量，肌腱拉伸和锻炼，而不应该是用止痛药。止痛药最好在疼痛最初使用，以使得患者疼痛缓解而愿意进行这些运动。

在疼痛对症治疗中使用物理疗法有许多原因。特定的运动使得伤害感受器和受刺激神经周围的炎症介质被清除。运动促进了血液流动，有助于减少自主反应和肌肉痉挛（图3.2）。

不同形式的运动疗法已被用于解决骨科疼

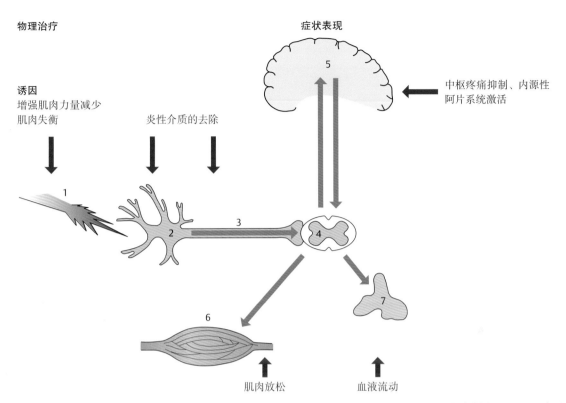

物理治疗

症状表现

诱因
增强肌肉力量减少
肌肉失衡

炎性介质的去除

中枢疼痛抑制、内源性
阿片系统激活

肌肉放松　　　血液流动

图3.2　肌肉骨骼系统的物理治疗和伤害感受器。原因：肌肉强化减轻肌肉失衡，阻止疼痛刺激作用于伤害感受器。表现：运动疗法导致痛觉感受器、传入神经纤维和肌梭周围的炎症介质被清除。运动对自主反应有积极的影响。运动可以抑制神经系统的伤害性反应，甚至可以减少由于内啡肽和其他物质的释放而引起的疼痛

痛，症状包括肌肉紧张和过度的保护性姿势。这些疗法调用的是身体的自身反射以及神经肌肉的生理行为。在本体感觉神经肌肉促进技术（proprioceptive neuromuscular facilitation，PNF）中，患者在本体感受器受到刺激时，遵循一种特定的运动方式来对抗适当的阻力。这样训练可以使得肌肉失衡时加强肌肉反应性。

骨科疼痛治疗师的工作是识别肌肉功能不全、姿势异常和肌肉失衡，并推荐患者接受物理治疗。在骨科疼痛治疗的整个过程中，物理治疗的强度分级进行。当患者的疼痛开始消退时，物理治疗所扮演的角色就发生了变化：不再是用来治疗疼痛，而是预防疼痛发生的一种方法。

3.5 姿势和行为训练（腰痛行为训练学校）

在脊柱疾病，尤其是颈腰疼痛的预防和康

复过程中，患者应该学习如何在进行物理治疗运动的同时放松背部。在腰痛行为训练学校里，物理治疗师演示正确的抬举搬运重物、弯腰、坐下、站立和躺下的方法。此外，还会演示和练习日常生活中所需的对脊柱有益的动作和姿势（如穿脱衣物、洗澡或家务劳动）。

注

当姿势和动作适当的时候，作用于肌肉骨骼伤害感受器的疼痛刺激的频率和强度将会降低。

腰痛行为训练学校的课程基本由以下三部分组成：

- 介绍腰背部的结构和功能
- 腰痛行为训练学校行为规范的系统训练（表3.1）
- 通过物理疗法和运动对脊柱进行积极保

表 3.1　腰痛行为训练学校 10 条行为规范

1. 保持活动

2. 保持腰背部正直

3. 蹲下而不要弯腰

4. 不要抬举重物

5. 如果必须抬举重物，拆分重物的重量，并在抬举时使重物紧贴身体

6. 坐立时腰背部挺直，支撑上身，且经常变换姿势

7. 站立时不要挺直双腿

8. 躺下时双膝弯曲

9. 运动，最好是游泳、慢跑或骑自行车

10. 每天锻炼腰背部肌肉

护；增强脊柱稳定性的运动训练

3.6 腰痛行为训练学校和骨科疼痛治疗

以下关于体位和运动训练项目在骨科疼痛治疗中的重要性的评论。以腰痛行为训练学校为例，但同样的原则也适用于关节疼痛课程，例如膝关节和肩关节疼痛课程。

▶腰痛行为训练学校的目标。

腰痛行为训练学校被定义为"预防脊柱损伤的姿势和行为训练"。请注意在这一定义中并未提到"疼痛"一词。由于运动行为的改善，感受到的疼痛将会明显减轻。

▶腰痛行为训练学校作为初阶预防时的措施。

预防性腰背部训练旨在预防疼痛的发生。它针对儿童、青少年和成年人分别进行了不同的设计，因此可以在许多地方进行推广，包括幼儿园、中小学、大学、社区、公司和俱乐部等。

在腰痛行为训练学校的初阶预防课程中，不宜提到"疼痛"或"症状"等词汇。反复提及这些关于不当行为的负面效果，反倒会影响儿童和青少年健康教育课程的效果（Czolbe,

1997）。从教育心理的角度看，更明智的做法是强调健康行为的积极作用。

▶腰痛行为训练学校作为进阶预防时的措施。

作为进阶预防措施，腰痛行为训练学校的目的是尽量减轻症状并防止其恶化。例如骨科腰痛行为训练学校，由物理治疗师和心理治疗师组成的团队并进行管理。

进阶预防性腰痛行为训练学校的参与者是正在受到疼痛困扰或曾经受疼痛困扰的患者。我们的研究（Menzel 1996）和 Maier Riehle、Härter（1996）的荟萃分析表明，加入这种类型课程的患者通常已经遭受了 1~2.7 年的慢性疼痛。因此，这种类型课程中有一个模块专门针对疼痛应对机制进行授课（Nentwig et al 1997）。正如 Meichenbaum（1977）所建议，课程中向参与者介绍一种简化的控制阀理论，使得参与者能够理解，即使当他们仍在疼痛的时候，依然建议参加社交活动和体育活动。此外，疼痛应对模块中还包括一个简化版的改良 Jacobson 肌肉放松技术。然而，Maier Riehle 和 Härter（1996涵盖18个研究）的荟萃分析结果表明，腰痛行为训练学校在最初的以改变行为和教育为目标方面所取得的效果，远大于其在减轻疼痛为目标方面取得的效果。

▶腰痛行为训练学校和疼痛的迁延化。

姿势和运动行为课程之所以在骨科疼痛治疗中扮演着重要角色，其中原因有很多。

注

腰痛行为训练学校是骨科疼痛治疗的必修课程。

由于感到疼痛，患者在疼痛由急性向慢性迁延化的阶段减少了许多体育活动和社交活动。疼痛使患者避免运动和参加休闲活动，外出的次数也减少。社交活动和体育活动的减少导致疼痛加剧且迁延不愈。因此，鼓励患者参与这些活动是疼痛治疗的重要组成部分。当然，这些活动必须在保护脊柱和关节的方式下

进行，以便患者能够遵循上述建议。因此，应首先对患者进行恰当的运动模式指导，并嘱其进行练习。通过了解腰背和关节课程的行为规范，患者增强了自信心，是疼痛治疗的必要先决条件。

骨科疼痛治疗的心理目标包括消除对于活动受限的焦虑和抑郁。腰痛行为训练学校向参与者传授关于运动行为和生物力学变化之间的关系。他们对脊柱和关节的解剖学、生理学和病理学有了更深入的了解。这些因素增加了他们对当前疾病及其潜在发展的认识，他们可以利用这些知识更好地解释他们的症状和疼痛，他们了解到，适当的运动行为可以消除疼痛的诱因，这样，恐惧感和无助感就可以消减。提高对疼痛诱因的认识也可以减少参与者对疾病进一步发展的恐惧。此外，腰背关节课程鼓励学员参与各种体育活动。这些活动部分是作为"家庭作业"进行的，完成后进行汇报。这有助于消除抑郁行为的发生。

骨科疼痛的治疗是多学科协作的方法，其中心理学也起到重要作用。虽然是骨科疼痛治疗的合理部分，但当患者被推荐去找心理医生时，通常会感到惊讶和不悦。他们本来认为痛苦来自于一个具体的生理原因，而介绍心理医生使他们担心是否有其他特殊原因导致医生产生了怀疑，是否医生认为他们在假装生病。患者通过参加腰痛行为训练学校、假体内固定课程（Jerosch and Heisel 1996）或类似的关节课程，已经认识到了心理医生是治疗团队的重要成员，心理医生可以在处理疼痛方面提供切实的帮助。这大大减少了患者对进行心理疼痛治疗的恐惧。

（臧法智 译，徐增 吴晓东 袁文 审校）

4 疼痛的对症治疗
Symptomatic Pain Therapy

4.1 简介

骨科疼痛对症治疗的重点在于，当疼痛刺激作用于身体后，在骨骼、肌肉、肌腱和关节中的伤害性感受器的反应。这意味着伤害性过程已经开始。伤害性感受器受到刺激，疼痛信号通过传入神经和脊髓传递至大脑。疼痛已经在大脑中被感知，外周的运动和自主神经反应已经启动。疼痛的对症治疗主要针对传递、感知以及疼痛反应的不同区域，重点根据不同的治疗类型而有所不同（图4.1）。

与疼痛对因治疗不同，在对症治疗中，医生和患者都期望症状可以立即得到缓解。因此，快速起效的镇痛药、局部注射、物理方法和直接作用的电疗是治疗的主要焦点。

脊柱区域的对症治疗
- 局部注射治疗（therapeutic local injection treatment，TLIT）
- 药物治疗
- 热疗
- 物理治疗
- 电疗
- 针灸

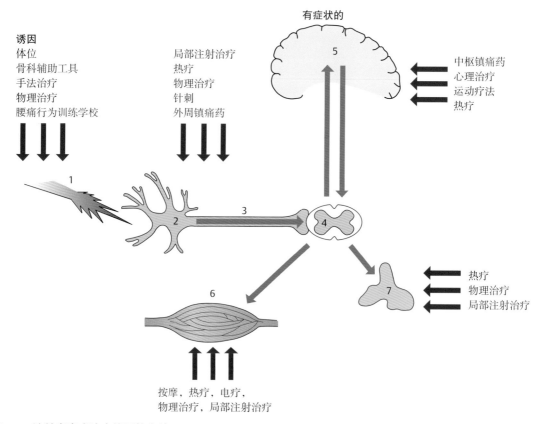

有症状的

诱因
体位
骨科辅助工具
手法治疗
物理治疗
腰痛行为训练学校

局部注射治疗
热疗
物理治疗
针刺
外周镇痛药

中枢镇痛药
心理治疗
运动疗法
热疗

热疗
物理治疗
局部注射治疗

按摩，热疗，电疗，
物理治疗，局部注射治疗

图4.1　骨科疼痛疗法中使用的方法

4.2 热疗

在很多情况下，在咨询医生之前，患者都会采用热疗来缓解疼痛。热类似于一种局部镇痛剂，可清除炎症介质，松弛肌肉，使自主神经镇静。人的大脑皮质和心理系统都将热视作一种令人愉悦的感受（图4.2）。

应用形式。可采用不同的热疗方式，可以通过将热载体直接与患者接触传播或通过辐射热来间接传播。来自温泉矿泥（用于水疗的火山泥浆）和泥包的热量可以很好地渗透到皮肤中。干热的简单应用，例如各种形式的红外线处理，在实践中也被证明是有效的。热敷垫、热水袋和热水浴被建议用于家庭应急措施。局部热效应按递增顺序（Tilscher and Eder 1989）如下：

- 热空气处理（热风箱）（35 ℃）
- 干草包（43~45 ℃）
- 泥包（43~45 ℃）
- 热敷（40~42 ℃）
- 热水淋浴（40~42 ℃）
- 蒸汽淋浴（52 ℃）

蒸汽淋浴是一种最强的局部热疗形式，对于患有慢性复发性颈椎综合征的患者尤其适用。

局部和全身热疗法的禁忌证包括血栓形成和血栓性静脉炎、心血管疾病、皮肤病、急性炎症和花斑样感染。

4.3 按摩

是利用双手对皮肤、皮下脂肪组织、肌肉和韧带进行按摩。在按摩过程中应用了以下多

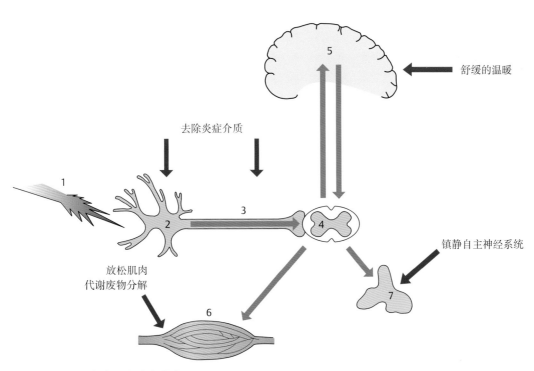

图4.2 热疗在背部疼痛的治疗中的应用

种技术：

- 按抚法和刮擦
- 揉捏法和揉拧法
- 横向垂直肌肉纤维推拿弹拨

特殊形式的按摩包括反射区按摩和结缔组织按摩。结缔组织按摩技术涉及用指尖（通常是第三或第四指）抚摸的特定方式，手、手臂和肩部在抚摸时保持放松的姿势，抚摸的方向是沿着皮节分布方向的。

在所有类型的按摩过程中，将患者置于舒适和放松的位置非常重要，这尤其适用于受疼痛累及的身体部位。通过按摩可去除炎症介质。此外，疼痛－肌肉痉挛－疼痛的恶性循环在肌肉水平被阻止了（图4.3）。

按摩法的禁忌证通常包括急性疼痛、炎症、皮肤改变和神经根压迫综合征。

4.4 电疗

在电疗中，电能可用于促进愈合。不同类型的电流在物理和生物学作用方面存在差异：

- 高频电流通过短波、分米波和微波疗法等形式加热被治疗的深层组织。振荡太快，不能直接激发细胞。因此在治疗中施加的高频电流始于20 000 Hz逐渐增加到大约3×10^6 Hz的放热范围，最后上升到大约5×10^7 Hz的短波治疗范围
- 低频电流（15~250 Hz）多用于应用直流电的镀锌。在该频率范围内，在所有过渡阶段在细胞中发现极化、去极化的频率增加。该频段的缓解疼痛效果归因于持续的直流电（例如，以水电浴的形式）。Bernard的双动力性电流为频率和振幅交替的低频电流，也起到缓解疼痛的作用。电流通常采用双极施加，即使用两个电极
- 中频电流是频率在1~1 000 Hz之间的正弦交流电。中频或干扰电流治疗的原理涉及在生物体内产生生物学有效的频率范围。在干扰治疗中，使用两个电极将两个生物学上无刺激性的中频电流（例如4 000 Hz）施加到身体上。电流频率的差

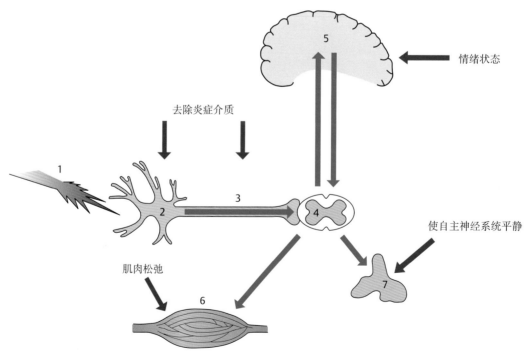

图4.3 脊柱疼痛疗法中的按摩治疗

异高达100 Hz。它们的叠加导致产生具有较低电频率的振幅和频率调制电流，即体内具有生物效应的频率。干扰治疗的优点有两方面：中频刺激电流有效克服了对疼痛敏感的皮肤和外层组织层，而低频电流（0~100 Hz）首先产生于较深层的组织层，在那里作为一种镇痛疗法而发挥作用。通过这种方式，无法依靠外部输入而产生的特定频率和强度的电流，可以在体内自发生成，并作用于预期的部位。在深部组织中自然产生的低频电流直接作用于自主神经系统，并改善血流

高频、低频和干扰治疗对伤害性感受器、神经纤维、肌肉和自主神经系统的作用相似。（图4.4、图4.5）。

4.5 针灸

针灸这个单词acupuncture来自拉丁语acus "针"和 pungere "刺"。传统和经典中医都采用一种被称为针灸的技术（插入和灼热，指针灸配合艾灸一起使用）。细针插入身体的特定点。这些穴位的中文术语是腧穴，这里的腧指运输或传导，穴指腔或孔，因为在穴道区域通常是筋膜中的一个孔，神经、静脉或动脉通过该孔穿行。

> **注**
>
> 针灸是将针插入皮肤的特定区域，在各种效应中，它主要激活了体内自身的疼痛抑制效应。

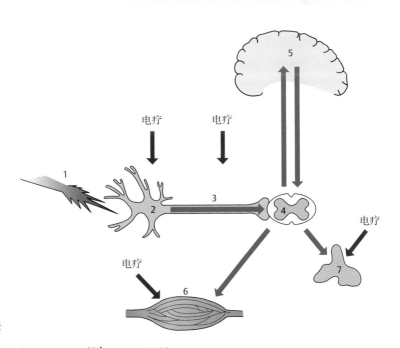

图4.4　脊柱疼痛疗法中的电疗法

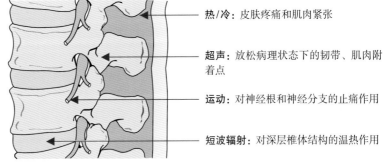

热/冷：皮肤疼痛和肌肉紧张

超声：放松病理状态下的韧带、肌肉附着点

运动：对神经根和神经分支的止痛作用

短波辐射：对深层椎体结构的温热作用

图4.5　脊柱电疗的不同适应证
（根据Niethard和Pfeil，2003年）

根据Heine（1987）的说法，大约80%的传统穴位具有解剖上的对应点。从形态上可以将它们描述为一束血管和神经穿过浅表筋膜组织。

针灸的镇痛作用可能是由于释放内啡肽，从而缓解疼痛。根据 Pomeranz（1981）的研究，外周疼痛刺激激活镇痛作用。将产生机制分为三个阶段。针刺引起的疼痛作为伤害性刺激（图4.6中的1），刺激伤害感受器（2）。疼痛信号进一步通过传入纤维传递（3）电信号传导到脊髓后角（4）。正是在这里，疼痛信号被传递到第二个神经元，进而将疼痛信号传递到丘脑，最后到达皮层（5），皮层正是疼痛定位的地方。身体自身的阿片肽（内啡肽）可抑制伤害性信息的传递，作用于脊髓（4）和大脑（5）的伤害性系统突触。内源性阿片类物质作为抑制性递质从神经元释放出来。这些神经元可被认为是针刺激活的抗伤害感受系统的一部分（Stux et al 1993）。

经典的针灸可用于治疗所有形式的慢性疼痛，可作为骨科疼痛治疗中的应用辅助形式。治疗最好在减压体位下进行，即放松脊柱的情况下（图4.7）。

我们在一项对照性研究中评估了疼痛患者使用针刺治疗疼痛的有效治疗范围。在这项研究中，未单独选择针刺穴位，而是选择基于进针的标准化穴位（Grifka and Schleuß 1995）。研究表明，使用传统针刺穴位的针刺比随机选择穴位的安慰剂针刺具有显著增强的疗效。在14次治疗中，与接受安慰剂针灸治疗的患者相比，接受传统穴位穿刺治疗的患者报告的疼痛总值和最高疼痛水平值显著较低（Grifka and Schleuß 1995）。但是，患者个体对针灸疗效的态度起着重要作用（Grabow 1992）。

有效针灸治疗至少需要10次，每次至少15分钟。

一项荟萃分析表明，当针灸用于疼痛治疗时，88项研究中有75项显示了阳性（有效）结果（Molsberger and Böwing 1997）。

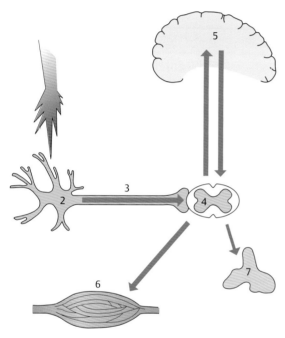

图4.6　针灸和伤害感受。针灸产生的针刺引起伤害性刺激：（1）刺激伤害感受器（2）刺激通过传入纤维（3）传递到脊髓（4）然后从那里通过脊髓丘脑束传递到脑干（5）未感受到疼痛觉。止痛机制是将外周刺激通过下行传导通路上传，起到止痛作用

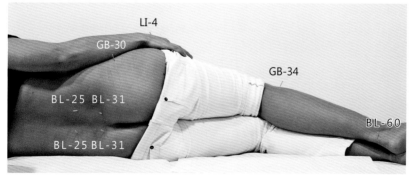

图4.7　坐骨神经痛的针灸过程示范：患者一侧放松，臀部和膝盖略微弯曲。疼痛的一侧朝上。从脚开始，从下到上地插入针。将针插入皮下5~15 mm深，并在20分钟后取下。针刺点基本上位于疼痛或放射区域

4.6 治疗性局部注射治疗

将局麻药、抗炎药和消肿药的混合液注射至脊柱周围的伤害感受器附近，可以有效地治疗脊柱的原发性疾病（图4.8）。这样，可以避免对全身施加不必要的药物。

患者的病史和用药史的采集为局部封闭注射部位的选择提供了重要线索（见第2章"病史""临床检查"和"神经系统-骨科检查"）。可通过使用盐水溶剂或造影剂的诊断性局部麻醉或局部疼痛激发获得进一步指导（见第2章"疼痛诊断的试验措施"）。

根据治疗目的，可使用局部麻醉药，类固醇或两者的组合进行治疗性局部注射。有时也使用纯盐溶液：高渗溶液对水肿组织具有渗透抽吸作用，并可稀释炎性介质。

治疗性局部麻醉（therapeutic local anesthesia，TLA）是TLIT的基本部分。稀释（0.5%~1.5%）的局部麻醉溶液即是封闭敏感伤害感受器和已发展成伤害感受器的神经纤维所需要的剂量。这带来了以下效应：

- 疼痛减轻
- 神经兴奋性降低
- 局部血流量增加

在局部麻醉剂浸润组织后，可逆地关闭伤害性感受器和传入性纤维。这就消除了痛觉传递的兴奋性、敏感的终末感受器和传递疼痛信号的敏感神经纤维，并在局部水平上以可逆的方式执行。对局部麻醉药的敏感性随着神经纤维的直径的增加而降低。因此，敏感神经纤维一般首先被抑制，加大剂量才会抑制运动神经纤维。TLA直接针对敏感神经纤维。局麻药可降低膜对阳离子，特别是钠离子的通透性。这导致膜兴奋性下降及膜的渗透性水平降低。

采用高浓度的完全性麻醉剂进行局部阻滞时，运动神经阻滞是不必要的，因阻滞主要目的是降低神经的敏感性并提高疼痛的阈值。

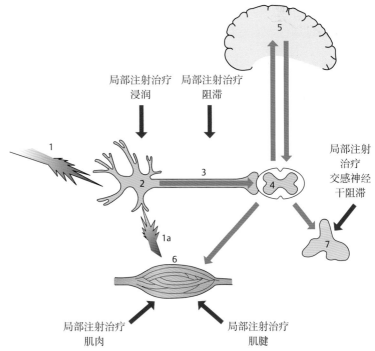

图4.8　TLIT对肌肉骨骼系统伤害感受器的影响。使用局部浸润或神经阻滞（2和3）可封闭伤害感受器和传入纤维。伤害感受器-肌肉张力-适应性姿势调整的这个循环（2、3、6、1a）可在肌腱附着点和肌肉中使用局部浸润麻醉后被阻断。自主功能反应（7）可通过交感神经链阻滞而被抑制

局部注射治疗浸润　　局部注射治疗阻滞　　局部注射治疗交感神经干阻滞　　局部注射治疗肌肉　　局部注射治疗肌腱

基于神经生理学的TLA测量打破了肌肉张力和伤害感受器兴奋之间的关联（Zimmermann 1993）。伤害性感受器在神经阻滞后可导致疼痛和神经兴奋性降低，局部血流量增加，持续3~8小时，具体取决于所施加的局部麻醉剂的作用持续时间。经验表明，疼痛缓解持续时间长于局部麻醉的预期持续作用时间。尤其是重复给药时。兴奋性降低的状态持续存在，因此可以连续几天获得一系列8~12次浸润的持续性效应。

多次将局部麻醉剂渗入伤害感受区域及传入神经纤维，可导致过度活跃的神经元脱敏，疼痛感知和运动或自主神经反应所需的神经冲动的频率和强度下降。

注

反复给予TLA可防止慢性疼痛的发生（图4.9）。

如果慢性疼痛化已经开始，重复使用TLA破坏了姿势代偿－神经刺激－肌肉张力增高和神经水平疼痛这样的恶性循环。伤害感受器的脱敏和传入纤维刺激阈值增加，导致相同的机械刺激将引起较少的疼痛。在这个阶段，必须通过缓解性体位、自主运动等方式来实施病因治疗。在慢性脊柱疼痛综合征中，重复使用TLA可令感知和传入神经纤维中疼痛感觉和疼痛处理减少（Zieglgänsberger 1986）。

Rydevik（1990）、Olmarker和Rydevik（1993）研究了神经和神经根的反应性炎症变化（例如，由于椎间盘组织脱垂所致）。他们证实，明确的慢性压迫会引起神经根的炎症和

水肿。这种变化可通过注射利多卡因来预防（Yabuki et al 1996）。

大多数局麻药也可作为血管扩张剂，因此浸润区的血流量明显增加。然而，这也意味着注射药物可以通过循环系统更快地清除。然而，在大多数情况下，在用于脊柱症状的局部注射治疗中没有使用血管收缩剂的指征。局麻药给药的主要副作用为血药浓度过高时的心血管并发症和过敏反应。然而，这些并发症是罕见的。

每次注射治疗时最多使用 10 mL 0.5%~1% 局部麻醉剂，以避免血药水平升高。通过不断抽吸可避免注入血管。

TLIT的可选药物：

- 利多卡因（0.5%）是一种快速起效和长时效的局麻药
- 布比卡因（0.25%）具有脂溶性，优选用作长时效麻醉剂。当使用浓度高达0.25%时，可产生持久的镇痛作用，且运动活动大部分未受影响
- 罗哌卡因（2 mg/mL）是一线的局部麻醉剂，具有明确的疗效。其神经阻滞的优势在于对感觉神经具有选择性的阻滞效果

作为骨科疼痛治疗的一部分，类固醇可在最初和进一步局部注射治疗期间应用。治疗重点是伤害感受器和传入纤维周围区域的炎症区域。类固醇可中和引起疼痛的前列腺素和白三烯（Wehling 1993）。因此，它除了具有抗炎作用以外，还具有局部镇痛效果。推荐使用具有高受体亲和力的类固醇，如曲安西龙。需要足够高浓度的活性药物浸润疼痛刺激部位，以确保类固醇与周围炎症部位之间有效的药物相

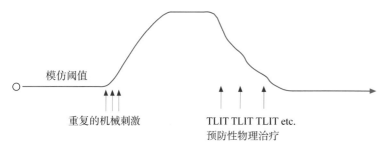

模仿阈值

重复的机械刺激

TLIT TLIT TLIT etc.
预防性物理治疗

图4.9　经治疗性局麻8~12次后，痛觉感受器和传入纤维兴奋性降低。痛觉感受器和传入纤维的刺激阈值因反复的疼痛刺激而升高，恢复到正常水平。附加使用电疗、物理治疗和热处理进一步加强了这种效果

互作用。因此，一般使用口服药物如类固醇激素不作为骨科疼痛治疗的一部分，仅在特殊情况下使用。疼痛源处的类固醇浓度应维持较长时间。同时，应限制糖皮质激素的全身灌注，以限制对整个生物体的药物负荷。最好按照这些指南使用晶体混悬液形式的糖皮质激素制剂。因此，我们在治疗急慢性神经根病时主要使用醋酸曲安奈德和曲安奈德。我们的研究（Barth et al 1990）表明，局部给予5~10 mg这些类固醇可使周围组织中的所有类固醇受体饱和。当类固醇按此方法，以疼痛综合征周期性治疗的1~3倍剂量给药时，预计不会产生明显的副作用（例如，持续抑制人体自身皮质醇的产生）。然而，使用各种类型的阻滞药物，包括类固醇激素和局部麻醉剂等成分，均存在过敏反应的风险（见第10章）。

关于肌肉痛点和肌腱痛点的局部注射治疗及脊柱疼痛节段的注射治疗，其不同的注射途径、适应证和注射技术细节详见本书后部分章节（参见第5章"5 脊柱：解剖，疼痛感受和疼痛信号的分布"）。

4.7 骨科细胞因子疗法

4.7.1 对因治疗：白细胞介素-1受体拮抗剂/骨科细胞因子疗法/EOT技术

早在20世纪20年代，科研人员在研究结核病时就推测可能存在一类特殊蛋白质，它们充当细胞之间交流的信使分子（Zinsser and Tamiya 1926）。此后，一系列新型蛋白质被发现和鉴定出来，它们构建了庞大的细胞信使网络，但是一直没有统一的命名规范。直到1991年，所有的信使蛋白被划分为细胞因子一类，并最终确立了一套完整的命名规则（Klein 1991）。

白细胞介素-1（interleukin 1，IL-1）于1940年被发现，起初被称为"内源性致热原"。随后IL-1及其受体被证实广泛存在于人体所有细胞中（Dower et al 1984）。它的主要生物学作用是参与急慢性炎症的发生和发展以及伴

随的组织破坏过程。神经根和关节软骨是IL-1的主要作用靶点之一。在神经根受压综合征中，疼痛介质特别是IL-1的释放弥散导致局部炎症的产生。

白细胞介素-1受体拮抗剂（interleukin-1 receptor antagonist protein，IL-1Ra）是迄今为止细胞因子家族中发现的唯一天然存在的拮抗剂（Liao et al 1984）。大量研究证实IL-1受体激动剂和拮抗剂之间的失衡与某些疾病的发生关系密切（Lennard 1995）。

IL-1Ra通过竞争性结合IL-1受体，进而阻断IL-1与其受体结合来发挥作用。足量的IL-1Ra可以充分抑制IL-1的生物学作用（Arend et al 1990；Seckinger et al 1990）。而这正是骨科细胞因子疗法的出发点，通过抗炎物质自体IL-1受体拮抗剂，抗炎、消肿、缓解疼痛。

人IL-1受体拮抗剂已被成功克隆制备生产。重组IL-1受体拮抗剂已经作为一种全身治疗手段，通过皮下注射成功运用于风湿病的治疗（Carter et al 1990；Arend et al 1991；Smith and Arnett 1991；Campion et al 1996；Bresnihan et al 1998）。

相较于内源性人IL-1Ra，重组人IL-1Ra存在几个缺点。第一，它的糖基化水平存在个体差异，常需要更高浓度才能达到抑制IL-1的作用。第二，皮下注射后，针刺处不良反应发生率较高（Antin et al 1994；Bresnihan et al 1998）。第三，人的DNA中还混有添加剂，可能发生过敏反应。

随着医疗水平的发展进步，利用EOT技术可以制备自体人IL-1Ra。通过特殊的技术处理制备富含IL-1Ra的血清，然后将自体血清注射到脊柱疼痛部位发挥治疗作用（图4.10-4.18）。

自体人IL-1和IL-1Ra尤以血液中的单核细胞分泌较多。研究证实，特定的表面结构可以刺激细胞产生更多IL-1Ra。因此，骨科细胞因子注射器或EOT管的内壁设计有特殊的玻璃珠结构，血液样本在恒温箱孵育过程中特殊表面结构可以刺激单核细胞产生更多的IL-

4

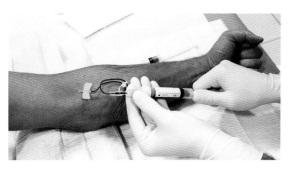

图4.10　无菌条件下使用特制的骨科细胞因子治疗/EOT管采集静脉血。对于腰背痛患者，需抽取2管1~2 mL的血液

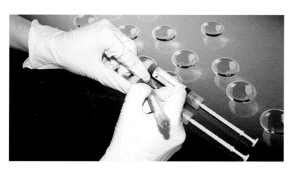

图4.11　EOT管上记录患者信息

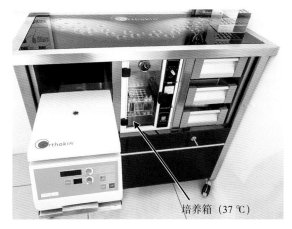

培养箱（37 ℃）

图4.12　样本在37 ℃恒温骨科细胞因子治疗培养箱中孵育6~9小时

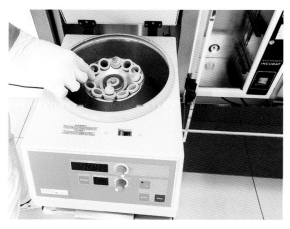

图4.13　离心血液样本分离获取上层血清（5 000转/分钟，10分钟）。需注意将EOT管均匀对称放置于离心机中

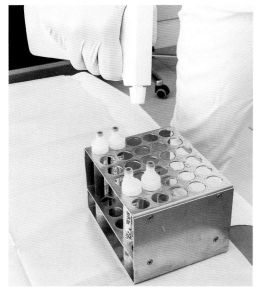

图4.14　EOT管和穿刺膜进行喷洒消毒

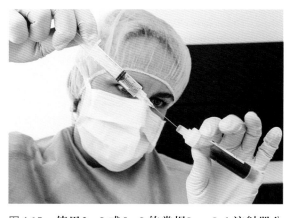

图4.15　使用2 mL或5 mL的常规Luer-Lok注射器分别抽取2管富含IL-1Ra的血清（1~2 mL），确保不存在血凝块。血清颜色对疗效没有影响，颜色不同可能是由于血清成分（如三酰甘油、胆固醇和蛋白质）含量不同导致，也可能与操作过程中血液发生的某些反应有关（如溶血反应）

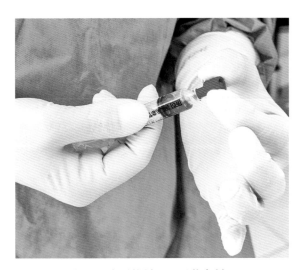

图4.16 注射器用合适的封口器无菌密封

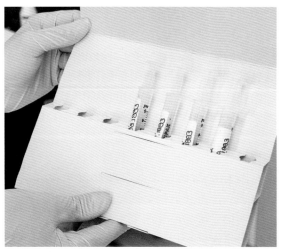

图4.17 在大多数情况下，可以用两根ETO管收集四次脊髓注射的材料，注射器贴上标签后储存于−18 ℃的专用纸箱中，在实验室记录本上录入处理时间、日期、收集的血清数量和有效期，标本可保存7个月

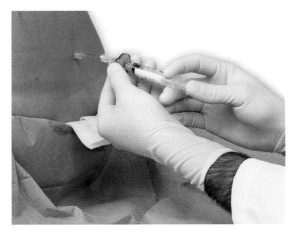

图4.18 使用带过滤器的双针系统进行硬膜外神经周围注射融化的骨科用细胞因子，根据环境温度，解冻时间为20~30分钟，脊柱注射1~2 mL的细胞因子

4.7.2 使用IL-1Ra治疗神经根性痛和椎间盘源性腰痛

临床上采用骨科细胞因子疗法治疗神经根性痛和椎间盘源性腰痛已经数年。通过神经根阻滞和硬膜外给药等方式治疗神经根刺激综合征效果显著。如有必要，椎间盘内注射也是可行的。此外，富含IL-1Ra自体血清也可被成功地注射到病变的关节突。我们期待更多更深入的涉及骨科细胞因子疗法临床运用效果的研究。目前，骨科细胞因子疗法已经获得欧盟及澳大利亚的批准。

4.7.3 禁忌证

骨科细胞因子疗法与其他注射疗法的禁忌证相似。有皮损或皮肤病（如湿疹）的部位应避免注射，发烧或存在其他部位的感染则是严格的禁忌证。患者采血时不能有感染是因为采血可能诱发严重的促炎症因子，加重病情。

1Ra。在37℃下孵育6~9小时（图4.12），然后在无菌条件下高速离心，分离提取富含自体IL-1Ra的自体条件血清浓缩液，提取后冰冻储存备用（图4.13-4.16）。通过注射富含IL-1Ra的自体血清浓缩液，可以抑制神经根周围的炎症，从根源上缓解疼痛，患者病史越短，疗效越持久（图4.18）。

在临床上，如果骨科细胞因子疗法的效果显著持久，必要时可以重复操作。根据症状的严重程度和持续时间做出诊疗计划，确定合理科学的治疗间隔时间。

4.8 骨科细胞因子治疗和可的松治疗的副作用

与常规的脊柱注射治疗（如注射可的松、

镇痛药）相比，骨科细胞因子疗法几乎没有副作用。特别是对于症状反复发作且常规注射治疗多次的患者来说，它是一种近乎无不良反应的替代疗法。此外，骨科细胞因子疗法对于可的松存在使用剂量限制的患者临床意义更加重大，比如糖尿病、心血管疾病（如不稳定性高血压）患者，因为，骨科细胞因子疗法不会影响血糖、血压，也没有胃肠道反应。

图4.19 a-f展示了一名胰岛素依赖型糖尿病患者，使用胰岛素泵调控血糖，因脊柱综合征分别接受可的松（曲安奈德）注射和骨科细胞因子疗法，治疗后的血糖波动情况被记录下来。从胰岛素泵的记录和患者反馈中可以看出，低剂量的可的松（10 mg）注射到脊柱小关节就导致了明显的血糖波动，毫无疑问这会使胰岛素泵调控血糖的过程变得复杂，低血糖的发生风险也会增加。

相比而言，采用骨科细胞因子疗法的患者血糖水平（图4.19f）和胰岛素泵的调节过程（图4.19e）与治疗前基本一致，未出现明显波动。

骨科细胞因子疗法的系统性不良反应中发生过敏反应的可能性尚不明确。为避免发生严重全身性不良反应，注射当天患者应避免体力活动（如体育活动或蒸桑拿等）。

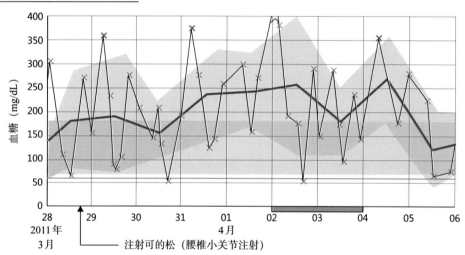

图4.19　a. 反映了该男性患者接受了一次腰椎小关节注射10 mg曲安奈德（2011年3月28日）治疗后的血糖情况。2011年4月2日，血糖甚至达到了400 mg/dL（1 mg/dL = 0.055 5 mmol/L）以上（超出图表范围）

可的松注射液（曲安奈德10 mg）

注射可的松后血糖变化情况（腰椎小关节注射）					
日期	时间	血糖	胰岛素增加比（%）		说明
			基础率	大剂量	
28.03.11	12:51	66			初始血糖值
28.03.11	15:00				接受可的松注射
28.03.11	16:01		100	0	调整基础量值
28.03.11	20:04	270	100	100	增加大剂量值
28.03.11	23:59	154	50	50	夜间剂量减少预防低血糖
29.03.11	6:17	359	50	50	夜间剂量过低
29.03.11	6:18		100	100	调整剂量增加
29.03.11	9:26	231	100	100	早餐前血糖下降
29.03.11	11:28	89	100	100	早餐后血糖持续下降（速度过快）
29.03.11	11:33		50	50	减少胰岛素剂量
29.03.11	13:03	78	50	50	
29.03.11	15:28	103	50	50	
29.03.11	19:29	275	50	50	时机过早故未调整大剂量
30.03.11	1:13	206	50	50	
30.03.11	8:52	144	50	50	
30.03.11	11:03	206	0	50	高胰岛素剂量过大，故未增加剂量
30.03.11	13:07	132	0	50	
30.03.11	16:50	54	0	0	
30.03.11	23:23	189	0	0	
31.03.11	4:30	375	0	50	
31.03.11	8:57	273	50	50	
31.03.11	14:24	122	50	50	
31.03.11	16:51	140	50	50	
31.03.11	21:18	256	50	50	夜间剂量减少预防低血糖
31.03.11	22:28		0	0	
01.04.11	7:46	297	30	0	
01.04.11	12:25	155	30	0	
01.04.11	16:03	269	30	0	
01.04.11	21:16	145	0	0	
02.04.11	0:40	446	30	30	
02.04.11	3:11	378	30	50	
02.04.11	7:50	189	30	50	
02.04.11	13:25	174	30	50	
02.04.11	16:24	53	0	0	
02.04.11	21:14	288	0	50	夜间剂量减少预防低血糖
03.04.11	0:52	146	0	0	
03.04.11	7:49	285	0	0	
03.04.11	11:01	170	0	30	
03.04.11	13:53	91	0	0	
03.04.11	18:43	234	30	0	
03.04.11	22:56	140	0	0	
04.04.11	7:27	353	30	50	
04.04.11	11:52	125	0	0	
04.04.11	17:45	173	0	0	
04.04.11	23:04	278	10	30	
05.04.11	9:04	220	20	30	
05.04.11	12:41	63	0	0	
05.04.11	16:21	139	0	0	之后没有进一步的调整
05.04.11	21:43	73	0	0	

周一（28.03.11）、周二（29.03.11）、周三（30.03.11）、周四（31.03.11）、周五（01.04.11）、周六（02.04.11）、周日（03.04.11）、周一（04.04.11）、周二（05.04.11）

b

图4.19（续） b. 以表格形式详细列出注射曲安奈德后（2011年3月28日），胰岛素泵调整胰岛素剂量及患者血糖的实时情况，时间精确到分钟

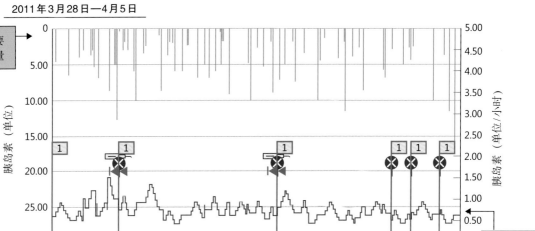

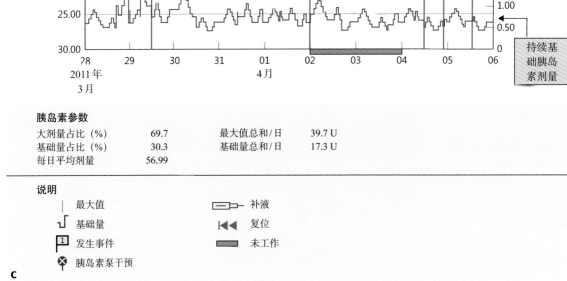

ACCU-CHEK®

胰岛素剂量趋势图
2011年3月28日—4月5日

需要剂量

持续基础胰岛素剂量

胰岛素参数

大剂量占比（%）	69.7	最大值总和/日	39.7 U
基础量占比（%）	30.3	基础量总和/日	17.3 U
每日平均剂量	56.99		

说明

	最大值		补液
	基础量		复位
1	发生事件		未工作
	胰岛素泵干预		

c

图 **4.19**（续） c. 该患者胰岛素泵的总体情况（大剂量/基础量）（图4.19a、b）。在注射可的松后（2011年3月28日），胰岛素除了持续基础量的供给外，还需注射胰岛素的比例较往常高

患者补充说明：

> 当发病时我会定期接受注射治疗。由于我缺乏锻炼或者有潜在感染的可能性，正常的血糖趋势早已被打乱，而药物注射治疗也会有类似的影响。
>
> 可的松对我的血糖还有许多副作用，使我经常食欲大增。
>
> 背部疼痛和疾病的进程让我对自身血糖趋势产生了错误的认识（这种情况下，我需要特别注意预防严重低血糖或者高血糖事件发生），血糖控制不佳的情况比平时发现要更晚。
>
> 在接受可的松注射后，我已有过多次类似经历。当我注射大剂量的可的松后，胰岛素泵调节需要更长时间。注射可的松，胰岛素剂量增加1倍，花费将近1周时间胰岛素剂量才能恢复正常。而采用骨科细胞因子疗法后，仅仅1天胰岛素剂量就恢复了正常。
>
> 掌握降低胰岛素剂量的时机很重要，否则低血糖发生风险高。

数据汇总：

注射前一周平均胰岛素量 = 43 U/日

注射后一周内平均胰岛素量 = 57 U/日

注射前平均血糖水平 = 167 mg%（标准差 79 mg%）—在已经因既往疾病开始用药的情况下

注射后平均血糖水平 = 200 mg%（标准差 100 mg%），血糖波动更大。

意味着在平均血糖水平升高的情况下，血糖波动会更大

d

图4.19（续）　d. 患者本人的补充说明（图4.19a-c）。在注射可的松（2011年3月28日）后的一周，患者的平均血糖水平和平均胰岛素量均明显升高。胰岛素调节周期明显延长，低血糖风险增加

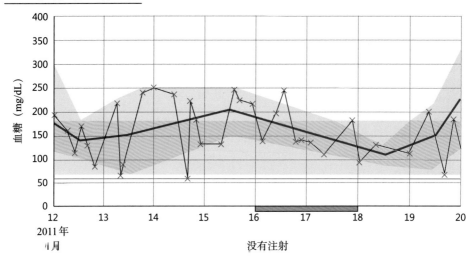

ACCU-CHEK®

血糖趋势图
2011年4月1日—4月19日

2011年
4月

没有注射

血糖指标

检测次数	34	平均检测次数（次/天）	4.3	>180 mg/dL	44.1%（15次）
均值（mg/dL）	159	#HI:	0	70~180 mg/dL	47.1%（16次）
标准差（mg/dL）	57.7	#LO	0	60~70 mg/dL	5.9%（2次）
最大值（mg/dL）	249	血糖指数（低）	1.2	<60 mg/dL	2.9%（1次）
最小值（mg/dL）	59	血糖指数（高）	7.1		

说明

×	常规测量		血糖值分布
╳	额外测量	——	血糖值正常高限
——	均值		血糖值标准差
			未工作

e

图4.19（续）　e. 患者日常（治疗间隔）的血糖记录（图4.19a-d）。**血糖水平不高于平均水平**

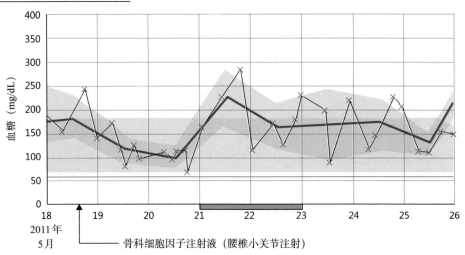

ACCU-CHEK®

血糖趋势图
2011年5月18日—5月25日

骨科细胞因子注射液（腰椎小关节注射）

血糖					
检测次数	43	平均检测次数（次/天）	4.8	>180mg/dL	51.2%（22次）
均值（mg/dL）	200.3	HI:	0	70~180mg/dL	39.5%（17次）
标准差（mg/dL）	100.4	LO	0	60~70mg/dL	4.7%（2次）
最大值（mg/dL）	446	血糖指数（低）	1.7	<60mg/dL	4.7%（2次）
最小值（mg/dL）	53	血糖指数（高）	16		

说明
× 常规测量 　　血糖值分布
✕ 额外测量 　　血糖值正常高限
— 均值 　　血糖值标准差
　　未工作

f

图 4.19（续） f. 2011年5月18日，该患者采用骨科细胞因子疗法治疗的血糖记录，将结果与2011年3月28日注射可的松后的血糖趋势进行相比（图4.19a-b），可以看出骨科细胞因子疗法治疗后患者血糖平稳，与日常的血糖趋势相似（图4.19e）

4.9 临床疗效

许多临床研究已经证实，采用硬膜外注射不同药物治疗腰椎神经根综合征是有效的（Carettee et al 1997；Krämer et al 1997）。迄今为止，只有一项临床研究评估对比了注射富含IL-1Ra血清与曲安奈德的疗效（Becker et al 2007）。该前瞻性双盲对照研究纳入了90例患者，这些患者的MRI均提示腰椎神经根受压，但都没有手术干预。然后，在相同的试验条件下，患者随机接受注射5 mg和10 mg的富含IL-1Ra的自体血清或曲安奈德的治疗。术后每隔6个月随访，共随访6次。在随访期间，除了口服PRN药物外，不允许接受其他治疗。采用临床检查和问卷调查（包括SF-36，SES，VAS，Oswestry，疼痛日记评分方式）的方式，最后通过一般线性模型评估整个治疗期间的效果。结果表明，两组患者症状均有明显的改善。但是，术后3月IL-1Ra组疗效（如以VAS评分为标准）明显优于曲安奈德组，具有统计学意义（$P<0.05$）。IL-1Ra组疼痛症状持续减轻，而曲安奈德组疼痛反而进一步加重。

4.10 总结

富含IL-1Ra的血清注射治疗（如骨科细胞因子疗法）是神经根受压综合征一种有效的替代疗法。当诊断明确时，平均3~6个月症状可显著改善。此外，通过硬膜外注射的风险极低，一般不会发生全身性副作用。

4.11 多模式药物联合治疗

4.11.1 概述

对痛觉感受器及其调节系统的充分认识，有助于脊柱疾患中多模式药物联合治疗方案的制定（见"1.3 伤害性感受与慢性疼痛"）。从外周神经末梢刺激到大脑皮质感知，疼痛可通过特定作用于个体系统的药物来调节和抑制。

环加氧酶系统在痛觉感受器中显得尤为重要，环加氧酶抑制剂主要作用于外周神经。相反，阿片类药物及其特异性受体主要作用于中枢神经系统。阿片类药物也可作用于外周的阿片受体，这些受体由外周组织的炎性刺激产生，或是一种静止状态的功能性受体。因此，阿片类药物可用于局部镇痛，如关节腔内注射。

图4.19（续）伤害性感受信号由外周感受器发出，与A5和C纤维的功能偶联。信号传导是通过钠离子快速内流，进入细胞内去极化所介导的。局部麻醉剂，可以阻止这种信号传导，并与使用剂量相关，当剂量足够大时，可以完全阻止神经传导。伤害性信号传导至脊髓的第一级神经元时，与多种调节过程有关。细胞兴奋性的传导是通过释放兴奋性递质，如P物质、降血钙素相关神经肽、谷氨酸或神经激肽来实现。当痛觉由第一级神经元传递至第二级神经元的过程中，多种过滤系统和调节系统发挥作用。抑制疼痛和抑制神经传导的下调机制包括内啡肽和脑啡肽，在此过程中具有重要

作用。当疼痛刺激较重，或是一种长期慢性的刺激时，容易导致脊髓内部永久性的细胞改变（"神经可塑性"），产生永久性的疼痛感受加剧，上述情况可见于某些特殊的病例中。这些超敏化的过程往往发生在n-甲基-D-天冬氨酸盐（N-methyl-D-aspartate，NMDA）受体通道开放时，此时脊髓神经元反复兴奋，钙离子发生内流。NMDA受体阻滞剂，如氯胺酮可在较小剂量下影响脊髓的超敏化。

阿片类药物与脊髓的μ或δ受体相结合，会导致钙离子内流减少和伤害感受性中间神经元的剂量依赖性去极化水平升高。伤害性感受器在脊髓中的抑制也会受到α_2受体激动剂（可乐定）、GABA-B受体激动剂和5-羟色胺受体激动剂（5-羟色胺）介导。

注

在临床中联合使用不同的药物镇痛（如环加氧酶抑制剂、阿片类药物、局麻药物、α_2激动剂、NMDA受体拮抗剂），也是多模式药物联合治疗的一部分。除上述药物以外的均为辅助性镇痛药物，而并非止痛药，然而这些辅助性镇痛药物缓解疼痛的同时，可以大大减少副作用的出现。

4.11.2 疼痛的评估与记录

为了了解疼痛的病理生理原因，对患者进行疼痛史的详细回顾显得尤为必要。需了解的内容包括休息和负重时疼痛的强度、疼痛的部位、疼痛牵涉的区域、疼痛的性质，以及24小时周期中疼痛的变化趋势、导致疼痛加重或缓解的活动。详细了解上述内容，有利于客观制定个性化的多模式药物联合治疗方案。

首先，需辨别伤害性疼痛是否为躯体性疼痛、内脏性疼痛或神经源性疼痛（见"1.3 伤害性感受与慢性疼痛"）。神经源性疼痛可见于外周的神经传导通路和中枢神经。所谓的心因

性疼痛可出现躯体化表现，并受到严重的社会心理因素的影响。

从病史中可了解疼痛的性质（如剧痛、烧灼痛、刀割样痛、枪击样痛、深部痛、钝痛或咬痛），这些疼痛的性质有助于判断哪一种辅助性镇痛药物最有效（如抗抑郁药物、抗凝药物、糖皮质激素）。疼痛在24小时周期内的变化趋势有助于调整白天或晚上药物剂量。导致疼痛加重和缓解的活动也不可忽视。大多数患者都可以在疾病的过程中找到他们处理疼痛的方式。因此了解他们处理疼痛的策略非常重要，必要时可强化他们的治疗策略。物理措施，如热、冷或特殊的姿势或位置也可达到缓解疼痛的目的。

全面的疼痛评估、记录以及对疼痛史的准确了解，是疼痛有效治疗的基础。疼痛性质的评估通常具有主观性，对于小儿、精神障碍患者以及无自主反应患者，往往需要第三方进行观察。不同的工具可用于疼痛强度的评估。视觉疼痛评分中为一标尺，其一端标记为"无痛"，另一端标记为"可想像的最严重疼痛"。病人在标尺上标记一点，来代表目前疼痛的强度，然后通过第二页来获取疼痛的0~10的评分（图4.20a）。数字评定量表可通过患者标记数字来评估其疼痛的程度，例如，0＝无痛，5＝中度疼痛，10＝不可忍受的疼痛（图4.20b）。对于一些特殊的患者，如年老患者，可使用更为简易的口头评分量表（图4.20c）。病人通过口头方式选择疼痛的程度，如：

- 无痛
- 轻度疼痛
- 中度疼痛
- 重度疼痛
- 可想象的最严重疼痛

注

总结：多模式药物联合治疗是基于非阿片类药物、阿片类药物、局麻药物和辅助性药物在个体中的最佳剂量，以及治疗期间常规的监测与合理的评估。

4.11.3 WHO镇痛阶梯

WHO镇痛阶梯主要用于肿瘤患者，对于每一种疼痛的药物治疗，无论是急性疼痛还是慢性疼痛，也适用（图4.21）。

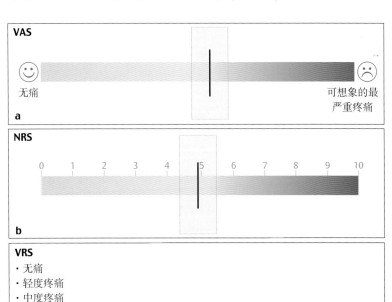

图4.20　可用于疼痛评估的工具：a. 视觉疼痛评分（VAS）；b. 数字评定量表（NRS）；c. 口头评分量表（VRS）

4

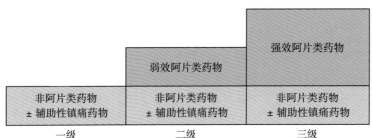

图4.21 WHO镇痛阶梯

非阿片类药物联合辅助性镇痛药物的使用常用于一级疼痛。二级疼痛需在一级疼痛用药的基础上，加用弱效的阿片类药物。对于三级疼痛，则应在一级疼痛用药的基础上，加用强效的阿片类药物。

> **注**
>
> 对于慢性疼痛的治疗，WHO镇痛阶梯建议尽可能以无创的形式用药，用药剂量个性化制定，用药时机一般为定时使用，而非需要时使用。

非阿片类药物

大多数情况下，非阿片类药物指的是环氧化酶和前列腺素抑制剂。前列腺素可使毛细血管扩张，放大毛细血管对化学、机械、热刺激的反应，促进炎症发展，引起疼痛。前列腺素同时具有重要的生理功能，如肾脏血流的调节、肾小管中钠水转运以及胃黏液的形成。

非阿片类药物的不同镇痛等级分类如下。安乃近和扑热息痛为中等镇痛药（表4.1，表4.2）。

- 酸性解热镇痛药：
  - 水杨酸盐（如阿司匹林）
  - 非甾体类抗炎药（nonsteroidal anti-inflammatory drugs，NSAIDs）
  - 昔布类（选择性COX-2受体抑制剂）
- 非酸性解热镇痛药：
  - 苯胺类衍生物（如扑热息痛）
  - 吡唑啉酮（如安乃近）
- 无解热或抗炎作用的非阿片类镇痛药物
  - 氟吡汀
  - 奈福泮

酸性解热镇痛药

非甾体类抗炎药物和昔布类不仅具有解热镇痛的作用，还可通过增强酸性环境来促进抗炎作用。然而，它们同时也促进了胃和肾脏的酸性水平，为这些器官带来不良的影响。由于这些副作用，该类药物仅适用于急性炎症反应。

> **注**
>
> 在老年和肾功能、心血管功能不全的患者中，危及生命的并发症发生率明显增高。

表4.1 非阿片类药物亚型的特殊作用

作用	酸性（ASS/NSAIDs，昔布类）	苯胺衍生物	吡唑啉衍生物
镇痛	+++	++	+++
退热	+	++	+++
抗炎	+++		
解痉			++

表4.2 临床常用的非阿片药物概述

非专属名称		
	扑热息痛	安乃近
剂型	片剂 500 mg	1 mL注射液 =500 mg
	栓剂 125/250/500/1 000 mg	片剂 50 mg
	1 mL糖浆 =200 mg	栓剂 300/1 000 mg
	预制注射液 1 000 mg	安瓿 1 g/25 g
单次剂量	500~1 000 mg	500~1 000 mg
最大每日剂量	6 000 mg	6 000 mg
给药间隔（小时）	4~6	6
副作用	药物过量可导致肝细胞坏死（N-乙酰半胱氨酸）	静滴时可出现血压大幅度下降、休克（切忌快速推注）
		过敏反应
		出汗
		粒细胞缺乏罕见
禁忌证	肝肾功能障碍者	对安乃近过敏者禁用
	布洛芬	**双氯芬酸**
剂型	片剂/胶囊 200/400/600 mg	片剂/胶囊 25/50 mg
	长效片剂 800 mg	长效片剂 100 mg
	栓剂 500 mg	缓释（树脂）胶囊 75 mg
	颗粒制剂 400/600 mg	分散片 50 mg
	安瓿（肌注）mg	栓剂 12.5/25/50 mg
单剂量	200~800 mg	50~100 mg（小儿 12.5 mg）
最大每日剂量	2 400 mg	300 mg
给药间隔（小时）	8	8
副作用	胃肠道副作用（溃疡）	同布洛芬（胃肠道副作用比布洛芬大）；胃肠道外给药有时会出现严重的过敏性休克和中毒性表皮坏死松解症（赖氏综合征）
	凝血功能不全	
	肝肾功能不全	
	肾毒性	
	过敏反应	
禁忌证	类固醇药物导致的溃疡	见布洛芬
	心衰	过敏
	支气管哮喘	
	孕妇：孕晚期 3个月	

(续表)

非专属名称		
	塞来昔布	帕瑞昔布
剂型	胶囊 100/20 mg	安瓿（静滴，肌注）40 mg/2 mL
单剂量	100~200 mg	40 mg
最大每日剂量	200 mg	80 mg
给药间隔（小时）	12~24	12~24
副作用	消化不良	见塞来昔布
	高血压	
	心衰	
	水肿	
禁忌证	肝肾功能不全	见塞来昔布
	心血管风险因素	
	孕妇：孕晚期 3 个月	
	哺乳	
	氟吡汀	依托昔布
剂型	胶囊 100 mg	薄膜包衣片 60/90/120 mg
	栓剂 75/150 mg	
	安瓿 100 mg	
单剂量	100~200 mg	60~120 mg
最大每日剂量	600 mg	120 mg
给药间隔（小时）	8	24
副作用	胆汁淤积	消化不良
	乏力	高血压
	口干	心衰
	注意力差	水肿
禁忌证	既往肝病	未控制的高血压
		肝肾功能不全
		心血管风险因素
		孕妇：孕晚期 3 个月
		哺乳

缩写：GI，胃肠道；IM，肌肉注射；IV，静脉注射。

直到20世纪70年代，人们才发现阿司匹林及其他类似的药物可抑制前列腺素的合成。创伤或炎性组织的损伤会导致炎性介质如前列腺素、组胺和缓激肽的释放。每一种物质单独存在时并不活跃，但混合存在时则会产生严重的疼痛反应（Waldvogel 2001）。NSAIDs正是基于此机制（图4.22）。直到20世纪70年代，人们才发现阿司匹林及其他类似的药物可抑制前列腺素的合成。

环氧化酶抑制剂的使用可影响代谢通路，减少前列腺素、环前列腺素和血栓素的产生。该通路可促进气管收缩剂白三烯的积聚，导致过敏体质的人群诱发严重的过敏反应。血栓素的缺乏可引起血小板聚集延迟3~4天，直到新的血小板生成。胃黏膜中的前列腺素2的调节功能受到抑制，可诱发胃溃疡，有时甚至出现严重的胃肠道出血，甚至危及生命。前列腺素可进一步通过肾素－醛固酮系统影响肾脏血供和肾小球滤过率（图4.23）。

注

最严重的情况是酸性解热镇痛药物用于既往有肾损害的患者，可导致严重的水、电解质潴留和肾功能不全。

NSAIDs和其他类型药物同时使用时会因药物相互作用而导致严重的后果。因此对于需要服用多种药物的患者应当加倍注意（表4.3，表4.4）。

环氧化酶具有两种同工酶，分别是COX-1和COX-2，COX-1被认为有助于胃黏膜保护、肾脏自稳定，促进血小板聚集，而COX-2则

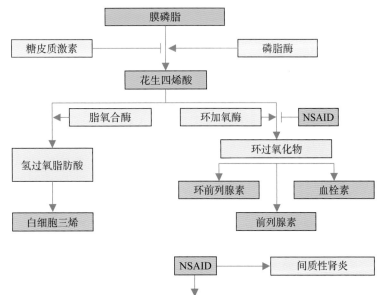

图4.22 环氧合酶抑制剂的作用机制

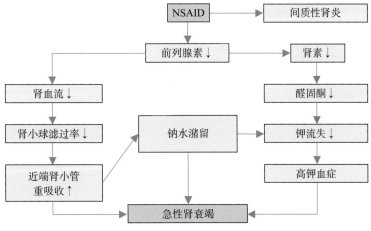

图4.23 环氧合酶对肾脏和电解质平衡的影响

表4.3　NSAIDs与其他药物的相互作用：药效强化（Bade 1999）

下列药物与NSAIDs类药物同时使用时可出现药效强化	
口服抗生素	特别是与水杨酸盐共用时，需检测血糖
抗凝药物	与水杨酸盐及其他消炎镇痛药物（如吲哚美辛、双氯芬酸和吡罗昔康）共用时增加出血风险。需监测前凝血酶时间
皮质类固醇激素	增加溃疡发生风险。限量、短期使用。可同时使用护胃药物（质子泵抑制剂）
地高辛	与吲哚美辛、双氯芬酸和布洛芬共用时增加溃疡发生风险
锂	会增加血药浓度和药毒性。调整剂量，监测血药浓度
甲氨蝶呤	增加药毒性。调整剂量
苯妥英钠	与水杨酸盐、布洛芬和吡罗昔康共用时增加溃疡发生风险
保钾利尿剂	高钾血症；监测血钾

表4.4　NSAIDs与其他药物的相互作用：药效减弱（Bade 1999）

下列药物与NSAIDs类药物同时使用时可出现药效减弱	
醛固酮受体拮抗剂	尤其是水杨酸和布洛芬
β受体阻断剂	降压效果减弱

与炎症、发热和疼痛相关（图4.24）。COX-2广泛存在于功能性的组织和器官，如脑部、肾脏、卵巢、子宫和内皮。

长期的临床经验和最近的研究结果，使早期对选择性COX-2受体抑制剂的火热追捧逐渐降温。2002年6月，美国食品与药品管理局指出，与其他消炎镇痛药物比较，如布洛芬、双氯酚酸等，塞来昔布（西乐葆）在长期随访中未能改善胃肠道并发症。进一步研究表明，长期使用COX-2受体抑制剂，尤其是大剂量的罗非昔布（万洛50）可增加心肌缺血和血栓栓塞事件的发生率。Ott等（2003）的研究表明伐地考昔（bextra）和帕瑞昔布会增加冠脉术后病人心肌梗死和卒中的发生率。此外，2004年年底的研究表明，长期使用NSAIDs类药物，如萘普生同样可增加心脏病发作的发生率。这可能与这类药物的某些物质特性相关：依托考昔在长期随访中更多地影响肾功能

和血压，因此禁用于血压有问题的患者。对于已存在的溃疡，口服昔布类的药物比口服常规的NSAIDs药物更难愈合。然而，COX-2受体抑制剂在特定的条件下也具有一定的优点，如可应用于凝血功能障碍的患者以及对NSAIDs类药物出现支气管过敏反应的患者。总的来说，无论是NSAIDs类药物还是昔布类药物都不应长期使用，而应当单独用于急性炎症期。

非阿片类药物（非酸性解热药物）

吡唑啉酮衍生物：安乃近，在临床上应用广泛，是非阿片类镇痛药中最具有代表性的一种，它具有镇痛、解热及解痉的功能，可作用于外周和中枢。

安乃近的使用在历史上可谓跌宕起伏。其副作用表现极为严重，除可出现血压急剧下降以外，还会导致休克样表现，尤其是静脉注射速度过快时（快速静推时应当注意），此外，

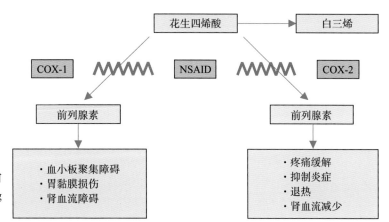

图4.24　环氧合酶受体抑制剂对前列腺素合成的影响（Yane and Boring 1995；Bakhle and Botting 1996）

还可出现一种罕见但可能致命的并发症——粒细胞缺乏症。国际粒细胞缺乏与再生障碍研究（International Agranulocytosis and Aplastic Study，IAAAS）表明，粒细胞缺乏症的发生率为每使用100万个星期出现1次（Kaufmann et al 1986，1991）。荷兰和波兰的研究获得了相同的数据（van der Klauw et al 1999；Maj and Lis 2002）。2002年，一项来自瑞士的研究（Hedenmalm and Spigset 2002）则报道了相对较高的发生率（1/10 000）。这篇报道导致该药在一些欧洲国家被重新讨论并退出了市场。然而，在Andrade发表的一份荟萃分析中，主要比较了口服不同非阿片类药物对危及生命的并发症的影响，作者对粒细胞缺乏症的高风险提出了质疑。这篇文章显示，阿司匹林的致死发生率约为185/1 000 000，双氯芬酸为592/1 000 000，扑热息痛为20/1 000 000，安乃近为20/1 000 000。Ibáñez等（2005）认可IAAAS的统计数据，但指出了剂量和治疗周期的关系。Ibáñez及其同事得出结论，在德国安乃近导致的粒细胞缺乏症发生率较低，并认为当其他非阿片类药物不宜使用时可考虑使用安乃近。然而，需要重点指出的是，粒细胞缺乏症的发生与性别相关，特定人群可能更容易出现。总的来说，更重要的是通过高热、口腔及咽喉部溃疡、血象改变及少见的肺炎和败血症等征象，及早发现粒细胞缺乏症，同时立即停用安乃近，上述症状可得到缓解。

苯胺衍生物。扑热息痛是市面上唯一可使用的苯胺衍生物。目前认为可能存在第三种环加氧酶（COX-3）受体，位于中枢神经系统，受扑热息痛的选择性抑制。因此可以解释扑热息痛的中枢镇痛作用。此外，扑热息痛已被证实在中枢酶促NO合成以及在血清系统中也具有一定作用。

扑热息痛可用于婴儿以及哺乳期的孕妇。有时可能会出现肝细胞坏死的严重并发症。其发生往往是由于过量使用（长期每日超过摄入6 g）或谷胱甘肽缺乏症（如恶病质或既往存在肝功能障碍），但有时也会出现在正常使用剂量时。在德国，扑热息痛的过量使用已成为急性肝功能衰竭的常见原因（包括50%的意外药物中毒；Canbay et al 2009）。扑热息痛的解毒剂为N-乙酰半胱氨酸（图4.25）。

当口服剂量和纳肛剂量达到毒性极限时，血浆内扑热息痛浓度尚不足以发挥镇痛所用，尤其对于婴儿和儿童。因此，德国推荐使用扑热息痛时行静脉给药。这种用药方式可使血药浓度达到有效水平，同时又可控制在每日最大摄入剂量内。给药时应当记录达到所需血药浓度的输液时间（不超过15分钟）。

无退热或抗炎作用的非阿片类镇痛药

氟吡汀　目前已知，氟吡汀的镇痛机制是通过增强疼痛抑制通路的表达来实现的，同时会影响5-羟色胺系统。此外，氟吡汀还可作为一种肌松剂与NMDA受体发生作用，其对抑制疼痛迁延化的机理受到广泛探讨，但尚无统一结论。目前为止，一些针对慢性疼痛的个

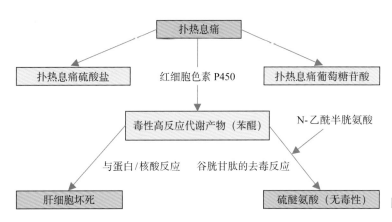

图4.25 扑热息痛的代谢性降解

案研究仍不能提供足够的证据证明氟吡汀可长期应用，其带来胆汁淤积等严重并发症仍不能忽视。

阿片类药物

阿片受体可存在于中枢神经系统，特别是人脑边缘系统、延髓和脊髓后角，也可存在于外周神经，如支配平滑肌或炎症组织的交感神经。阿片受体可分为µ-受体、δ-受体和χ-受体三个亚型，他们均存在于突触前和突触后。突触前受体的磷酸化后，使突触前电压依赖的钙离子通道不易打开。该去极化作用使钙离子流入减少，从而减少递质的释放。这个过程可以解释许多外周和中枢的阿片类药物效果。

此外，神经细胞突触后膜上µ-受体的激活可促进钾传导，导致超极化和兴奋性下降。疼痛传导受到抑制后产生镇痛效果。

由于阿片类药物和不同的阿片受体发生相互作用，因此，阿片类药物呈现出各种不同的副作用。纳洛酮是一种阿片类药物的拮抗剂（如逆转呼吸抑制）。然而，纳洛酮的半衰期短于阿片类药物，所以常常需要多次给药（需持续监护）。一般来说，阿片类药物可分为弱效型（WHO Ⅱ级）和强效型（WHO Ⅲ型），强效型的使用受到麻醉药物法的监管（表4.5）。

阿片类药物进一步分为作用于µ-受体的纯受体激动剂、受体激动-拮抗剂（戊唑辛，替利定）或部分受体激动剂（丁丙诺啡）。纯受体激动剂和受体激动-拮抗剂联合使用时可出现难以预计的快速药物反应，应当避免联用。对于不同药物与不同受体作用的时间及副

表4.5 阿片类药物和阿片样物质的药物效能与受体行为

	激动剂	激动/拮抗剂
低效能	曲马多（哌替啶）	痛立定＋纳洛酮（戊唑辛）
高效能	吗啡	丁丙诺啡
	美沙酮	
	哌腈米特	
	羟考酮	
	氢吗啡酮	
	芬太尼	
	他喷他多	

作用，往往难以获得。所有的弱效受体激动剂和激动拮抗剂均具有天花板效应，也就是说，增加某种药物剂量不能带来相应药效的增加。普通阿片类药物的概况请看表4.6。

曲马多是一种弱效的纯受体激动剂，可在强效受体激动剂（如吗啡）单独使用不足时，

作为补充用药。大剂量和/或快速给药可出现明显恶心和呕吐。这种不必要的反应可通过换成缓释剂型而得到缓解。理论上，曲马多会使体内去甲肾上腺素和羟色胺水平上升，从而达到缓解神经病理性疼痛的作用。然而，与其他5-羟色胺物质相互作用，如三环类抗抑郁药或

表4.6　阿片类药物和阿片样物质概况

非专属名称		
	曲马多	痛立定/纳洛酮
与吗啡比较的药物强度	1/5~1/10	1/5~1/10
制备剂型	滴剂20滴（1 mL）=50 mg	滴剂20滴（1 mL）=50 mg
	栓剂100 mg	胶囊50 mg
	安瓿50/100 mg（0.5 mL）	缓释片50/100/150/200 mg
	缓释片150/150/200 mg	
单剂量	50~200 mg	50~200 mg
缓释片单剂量	600 mg	600 mg
给药间隔（小时）	4~6	4~6
缓释片给药间隔（小时）	8~12	8~12
附　注	恶心、呕吐多见（缓释片更容易耐受），去甲肾上腺素和5-羟色胺升高效应，可能对神经病理性疼痛有效	肝功能不全患者无效
	丁丙诺啡	芬太尼
与吗啡比较的药物强度	20	
制备剂型	片剂（舌下）0.2/0.4 mg	
单剂量	0.2~0.6 mg	
每日最大剂量	2.4 mg	
给药间隔（小时）	8~12	
附　注	可用于透析或肾衰竭患者，极少出现血浆蛋白和α和β球蛋白结合，不与清蛋白结合	纯μ受体激动剂，由于天花板效应无剂量上限，无激活代谢物，主要通过细胞色素酶P450-3A4代谢，可能出现低剂量镇痛耐受
	药物耐受性好	
	与吗啡比较不易发生便秘	
	不易耐受	

（续表）

非专属名称		
诺斯本		
与吗啡比较的药物强度	1:75~1:115	
制备剂型	透皮贴 5 μg/h，10 μg/h，20 μg/h（分别与丁丙诺啡0.12，0.24，0.48 mg剂量相当）	
每日最大剂量	2 × 20 μg/小时	
给药间隔（小时/天）	168/7	
丁丙诺啡透皮贴		芬太尼皮贴
与吗啡比较的药物强度	1:75~1:115	100
制备剂型	透皮贴 35 μg/h，52.5 μg/h，70 μg/h（分别与丁丙诺啡0.8、1.2、1.6 mg剂量相当）	TTS（透皮治疗系统） 12 μg/h，25 μg/h，75 μg/h，100 μg/h
每日最大剂量	同时使用2片	无限制
给药间隔（小时/天）	96/4或每周使用2片	每72小时（3天）
吗啡		吗啡
与吗啡比较的药物强度	1	
制备剂型	吗啡溶液0.1%~4% 栓剂10/20/30 mg 片剂10/20 mg 安瓿10/20/100/200 mg	缓释剂型：片剂10/30/60/100/200 mg 胶囊30/60/100/200 mg 颗粒20/30/60/100/200 mg
单剂量	10 mg	
缓释剂型单剂量		30~60 mg
每日最大剂量	无限制	无限制
给药间隔（小时）	4~6	
缓释剂型给药间隔（小时）		8~12
附　注	一旦出现严重的肝肾功能衰竭，应立即减少吗啡剂量（药物聚积浓度为M6G）	
	可能与红霉素、异丙酚、甲氰咪胍发生反应，导致呼吸抑制，可用纳洛酮解救	
	注意：起效时间为15分钟，需行持续监护	
氢化吗啡酮		羟考酮
与吗啡比较的药物强度	7	2
制备剂型	片剂1.25/2.5 mg 缓释片剂：4/8/16/24 mg	缓释片剂：5/10/20/40 mg

(续表)

非专属名称		
	氢化吗啡酮	**羟考酮**
单剂量	1.25~2.5 mg	
缓释剂型单剂量	4~8（16）mg	10~20 mg
每日最大剂量	无限制	无限制
给药间隔（小时）	按需间隔（解救药）	
缓释剂型给药间隔（小时）	8~12	8~12
附　注	无活性代谢产物→尤其适用于肾功能受限患者 少量血浆蛋白结合→少与高蛋白结合药物相互作用，细胞色素P中性	无活性代谢产物→尤其适用于肾功能受限患者 对中枢神经系统副作用少于吗啡，便秘发生率少于吗啡 **可能产生依赖?**
氢化吗啡酮		
与吗啡比较的药物强度	5	
制备剂型	口腔渗透系统缓释技术 4/8/16/32/64 mg	
每日最大剂量	无限制	
给药间隔（小时）	24	
缓释剂型给药间隔（小时）	24	
附　注	无活性代谢产物→尤其适用于肾功能受限患者 少量血浆蛋白结合→少与高蛋白结合药物相互作用，细胞色素P中性，得益于口腔渗透系统，可保持血浆浓度的一致性，且每日只需服药一次	
他喷他多		
与吗啡比较的药物强度	1:2~1:2.5	
制备剂型	缓释片剂 50/100/150/200/250 mg	
缓释剂型单剂量	50~250 mg	
每日最大剂量	500 mg	
缓释剂型给药间隔（小时）	12	
附　注	适用于成人严重的慢性疼痛；通过两种协同机制发挥作用：μ阿片受体激活和去甲肾上腺素再摄取抑制；阿片药物典型的不良反应发生率较低。对轻度肝功能不全患者无需调整药物剂量。由于缺乏数据支持，不建议用于严重肝肾功能不全患者	

单胺氧化酶（monoamine oxidase，MAO）抑制剂，可能会出现致命的5-羟色胺综合征。

哌替啶（杜冷丁）的代谢产物为去甲哌替啶，其半衰期是哌替啶的5倍，药物积聚时可出现标志性的痉挛发作。肾功能不全以及肝酶诱导（如使用镇静催眠药物）可增加药物毒性。

尽管戊唑辛（镇痛新）的使用越来越多，但其镇痛效果并不明显。它作用于自主神经系统，可在循环系统中增加脉率、血压，因此不适用于具有心血管疾患的患者。

痛立定N含有痛立定和纳洛酮的前体药物，可通过肠内吸收。痛立定在肝脏激活后形成具有临床效果的去甲替立定，同时纳洛酮失活。非胃肠道给药或肝功能不全时，痛立定不发生上述激活过程。

注

丁丙诺啡是一种具有很强的镇痛效果的阿片类药物。其经皮应用的贴剂，由于可以在很低剂量下起作用，因此可以作为WHO镇痛阶梯治疗中一线和二线之间的过渡药物。它可以作为非肿瘤性的严重的慢性疼痛，例如关节炎或骨质疏松引起的疼痛。同时，经皮贴剂中若使用高浓度剂量，也可用于严重肿瘤性疼痛的治疗。它的副作用不像那些吗啡类药物那么严重（中枢神经系统反应、便秘、恶心、呕吐），耐药性也不是很常见。丁丙诺啡甚至可以用于一些终末期肾衰竭的患者。它具有相对较低的药物相互作用（因为它与血浆中的球蛋白，而非白蛋白结合）。

吗啡依然是经典的强阿片类药物，也是现今可用于大多数情况下的镇痛药物。但吗啡的代谢产物吗啡-6-葡糖苷酸（morphine-6-glucuronid，M6G）的体内蓄积可能导致肾功能不全，引起继发性的中毒。在这种情况下，吗啡的管理应当非常谨慎，使用最小的剂量及严密的监控。

当患者对吗啡耐药后，比较可靠的是改用美沙酮。因为美沙酮的半衰期个体差异非常大，因此通常需要花更长的时间找到合适的剂量，特别是针对合并肾功能障碍的患者。

在这里简要提及哌腈米特，它是一种用于控制术后急性疼痛，静脉使用的镇痛药。

羟考酮是一种半合成的吗啡类衍生物，具有较小的首过效应和相应更高的生物活性（60%~90%）。而且它不会产生有临床效应的活性代谢产物，当存在肾脏功能障碍或肝功能处于代偿边缘时，羟考酮相比于吗啡有更大的优势。另外，患者往往主诉较少的中枢性不良反应（镇静、疲倦、幻觉）和便秘反应。当与纳洛酮联用时，虽然接近每日最大推荐量80/40 mg/d，依然可以减少便秘的发生。它的另一项优势是药物的最大效应在1小时后达到高峰（相比吗啡的最大峰值在3小时出现更快）。然而，也可能因为这个原因，越来越多的研究报道了该药物可能引起心理依赖性，这也是一个需要考虑的问题。同时，羟考酮也可用在急性疼痛的控制方面，但其针对慢性疼痛治疗的适应证和剂量在今后的工作中必须被重新界定。

氢化吗啡酮是一种最强的阿片类药物，并且可通过口服给药。它是一种半合成的二氢吗啡衍生物，无活性代谢产物，因此，它的优势是可适用于肾功能受限的患者。因为它的最低血浆蛋白结合率（大约8%），它与其他蛋白结合率高的药物的相互作用较小，例如苯丙香豆素、非甾体类抗炎药、阿司匹林、醋氨酚、抗糖尿病药。由于它在很大程度上，不通过细胞色素P450系统代谢，因此氢化吗啡酮可以被推荐用于老年人或存在多重疾病、需要服用多重药物的患者使用。

口服渗透系统（oral osmotic system，OROS）技术，在药物Jurnista的应用中，由于其缓释活性成分的作用，可以延长其半衰期（血浆活性药物浓度大于最大浓度一半的时间），如此可以减少用药后残留痛的发生。

其他阿片类镇痛药物

MOR-NRI 镇痛药物

警示

他喷他多是一类新的镇痛药物中的代表。

他喷他多是将两种不同活性基团结合于同一个分子中的药物。

- μ-阿片受体（MOR）激动剂
- 去甲肾上腺素再摄取抑制剂（NRI）

为了达到他喷他多的镇痛效果，MOR 和 NRI 两种活性基团经人工合成。MOR 激动剂加强了体内本身的阿片类药物的镇痛效果。NRI 成分通过去甲肾上腺素再摄取的调节、内生性单胺能神经递质和下行疼痛通路的调节。MOR-NRI 镇痛药物可以通过相对较低的阿片类活性和再摄取抑制作用，强化镇痛效果。相对较低的 MOR 结合性，在他喷他多的镇痛过程中产生的阿片类药物的不良反应相对较少，继而使他喷他多具有较好的耐受性。他喷他多是一种单纯的立体异构体。它的镇痛过程中产生的代谢产物很少，因此，可以充分使用，以发挥其镇痛疗效，不必担心代谢产物的活性。他喷他多主要由肾脏排出体外（99%），仅有少部分由粪便排出（1%）。总的来说，对于有中度肾功能障碍、肝功能障碍患者及老年人（>65岁），在他喷他多的使用过程中，不必对剂量过度调整。它可以用于成人严重慢性疼痛的治疗。

经皮治疗系统

经皮治疗系统（transdermal therapeutic system，TTS）或经皮贴剂提供了另一种非侵袭性的阿片类药物的给药途径。根据 WHO 镇痛药物的阶梯治疗指南，丁丙诺啡的效果与一二线镇痛药相似，甚至可以与三四线药物相比。芬太尼是 TTS 中最有效的一种，根据定义，之前提到的所有 TTS 是第三线用药，均符合《德国麻醉品法》的规定。TTS 可以通过

皮肤的不断吸收，提供一种持续的活性药物释放。患者和医生均欣然接受这样的用药方式，因不必像传统用药那样每日服用好几次。它尤其适用于健忘或不遵医嘱的患者，也有利于存在吞咽困难或合并其他胃肠道症状的患者。然而，由于它的活性成分吸收较慢，因此起效缓慢，在起初的12小时内，可以合理口服同类镇痛药物，以维持药效。当疼痛明显加剧时，例如站立负重时，再次合理使用辅助镇痛药物也是必要的。按照一般惯例，芬太尼贴剂一般三天一换，尽管实验发现一些患者不得不2~2.5天更换一次，丁丙诺啡皮贴可以持续释放活性药物成分达96小时，因此只需每四天更换一次或一周更换两次，例如每3.5天，相比而言，诺斯本（norspan）则每七天更换一次。在镇痛安全剂量范围内，丁丙诺啡的镇痛效果不会出现"天花板效应"。并且，相比其他更强的阿片类药物，丁丙诺啡的呼吸抑制作用是最弱的。

4.11.4 阿片类药物管理

长期使用阿片类药物治疗慢性肌肉骨骼疼痛的方法存在争议，原因有二：首先，阿片类药物对该类疼痛的疗效不佳或根本没有疗效；其次，这些药物均有相当大的副作用。因此，对于特定患者使用阿片类药物是否合理，需要仔细评估。此外，应定期尝试暂停阿片类药物治疗。如果决定长期使用阿片类药物，应根据基本需要使用缓释药物。剂量间隔应以药物的半衰期为指导（图4.26）。

对于爆发性疼痛，在可能的情况下额外开具有相同活性成分的速效药物。当阿片类药物的有效性逐渐降低时，首先应质疑阿片类药物的敏感性，并增加剂量。如果药物继续无效，或是副作用变得无法忍受时，应考虑改用其他阿片类药物或更换给药途径。使用相当止痛剂量为指导（参见"与吗啡相比的有效强度"，表4.6），建议将初始剂量至少减少1/3。同时，还须考虑伴随的心理状况，并采取相应的心理治疗干预措施。

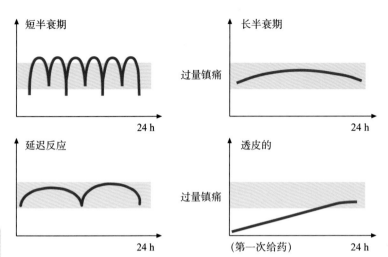

图4.26 阿片类药物的血浆浓度取决于剂量间隔和半衰期

4

阿片类药物在老年人群和多发病病例中的应用

老年患者的用药情况不能总是简单地依据日历和其年龄来判断。生物年龄、多发病和使用多种药物以及智力退化和/或心理社会剥夺的威胁等是更为重要的用药评判依据。重要的是要记住，老年患者的药代动力学特征会发生变化。在临床实践中，阿片类药物的初始剂量应减少30%~50%，剂量间隔应更长，并在必要时在家属的帮助下密切监测治疗结果。表4.7和表4.8提供了在出现肝功能衰竭或肾功能衰竭时，使用的阿片类药物的信息。

辅助药物在阿片类药物治疗中的应用

预防性使用泻药（例如默维可、吡苯氧磺钠、杜密克）作为辅助药物。在整个阿片类药物治疗期间，某些情况下需要联合使用几种药物。在阿片类药物使用剂量正确时，止吐药通常仅在治疗初期才需要使用。对于阿片类药物相关的中枢症状，例如镇静、昏睡或幻觉，应予对症治疗，而不是预防性治疗（表4.9）。

4.11.5 辅助镇痛药

辅助镇痛药尤其适用于疼痛综合征，因为从经验中得知，无论非阿片类药物或阿片类药物，对疼痛综合征都仅有部分作用。这包括例如神经性疼痛，传统镇痛药所需的剂量可以通过特定辅助药物的使用而大大减少（McQuay and Moore 1997；Nix 1998；Baron 2000）。

抗抑郁药

在治疗慢性疼痛，特别是烧灼痛或刺痛中，三环类抗抑郁药的作用已得到公认。三环类抗抑郁药其他的适应证有慢性紧张性头痛、

表4.7 肝衰竭中使用阿片类药物的建议（Tegeder et al 1999）

	问 题	建 议
曲马多	t½ ↑（2×）	谨慎使用，减小剂量
替利定＋纳洛酮	去甲替利定↓ 纳洛酮BA↑	不使用
丁丙诺啡	数据不足	
吗啡	口服BA↑ Cl，t½↑	谨慎使用，减小剂量（尤其是口服）

缩写：BA，生物利用度；Cl，清除率；t½，半衰期。

表4.8　肾衰竭中使用阿片类药物的建议（Tegeder et al 1999）

	问　题	建　议
曲马多	t½ ↑	谨慎使用 可以减小剂量
替利定＋纳洛酮		正常剂量
丁丙诺啡		正常剂量
吗啡	M6G（活化的） M3G（非活化的）的浓聚	谨慎使用 减少剂量
氢考酮	t½ ↑ Cl ↓	减少剂量

缩写：Cl，清除率；t½，半衰期。

表4.9　阿片类药物的特定副作用：频率和治疗选择（Freye 2004）

副作用	发生率（%）	剂量依赖	耐受产生	治　疗
便秘	90~100	是	否	预防性使用泻药
恶心和呕吐	20	否	5~7天后	（可预防性使用）止吐药
镇静	2	是	3~4天后	绝大部分不明显
昏睡	2	是	否	减少剂量 更换药物
幻觉	1	否	否	氟哌啶醇

纤维肌痛和治疗后的神经痛或糖尿病性神经病。三环类抗抑郁药被认为是通过调节下降的5-羟色胺能和去甲肾上腺素能疼痛控制系统起作用。经典的三环类抗抑郁药的作用机制已得到很好的阐述，主要分为三种机制：

- 抑制中枢神经系统
- 抗抑郁作用
- 增强驱动

根据以下主要作用，三环类抗抑郁药可进一步细分为三个亚组：

- 阿米替林类型：这些药物可抑制精神运动活动，抑制驱动并减轻焦虑
- 丙咪嗪类型：驱动不会受到正面或负面影响
- 地昔帕明类型：这些物质引起并改善驱动。如果有的话，焦虑会增加。严重抑郁症有自杀的危险，因为动机的增强比情绪

的改善更快

对于新开发药物［例如选择性5-羟色胺再摄取抑制剂（selective serotonin reuptake inhibitors, SSRIs）］的止痛成分，我们还没有足够的经验或研究。但是，当不容许使用更多传统药物时，尝试使用SSRIs是合理的。

> **注**
>
> 在临床实践中，尝试使用阿米替林治疗疼痛。每晚服用一次，药物具有催眠作用，没有依赖性，就像普通的安眠药一样。

抗惊厥药

各种抗惊厥药在神经源性疼痛时能起到镇痛作用。可替代卡马西平的药物有奥卡西平、加巴喷丁和普瑞巴林，这些药物的不良反应明

显较少。普瑞巴林易于给药，具有较高的受体亲和力，还具有抗焦虑作用。然而，应该指出的是，它有很大的心理依赖性（表4.10）。

肌松药

肌肉张力增加通常与慢性疼痛综合征有关。长期使用苯二氮䓬类药物会导致依赖而无益处。当症状符合时，应优先使用理疗。如果使用肌松药物，应尽量缩短治疗时间。

双膦酸盐

双膦酸盐选择性地作用于骨吸收代谢障碍并抑制破骨细胞活性。它适用于骨质疏松症和某些骨转移肿瘤的治疗。

降钙素

降钙素（如卡里尔、米卡钙素）的镇痛作

表4.10 主要临床辅助镇痛药

	非专属名	
	卡马西平	加巴喷丁
初始剂量	缓释片 200/400/600/800 mg	胶束 100/300/400 mg 薄膜衣片 600/800 mg
单次剂量	从200 mg开始，缓慢增强	从100 mg开始，缓慢增加
最大每日剂量	1 600 mg（临测水平）	2 400 mg
用药间隔（小时）	8	8
副作用	最初疲倦、头痛、精神错乱 共济失调、头晕	疲倦、头晕眼花、胃肠症状、快速负荷的共济失调
禁忌证	肝功能障碍，2到3度的房室传导阻滞 骨髓损伤	急性胰腺炎，原发性全身发作性癫痫（无效应） 注意肾功能障碍→调整剂量
	普瑞巴林	阿木替林
剂型	硬胶束剂 25/50/75/150/200/300 mg	片剂 10/25 mg 缓释剂 25/75 mg
单次剂量	初始75 mg，从第4天提升至150 mg	10~75 mg
最大单日剂量	600 mg	根据药剂通常讲25~75 mg
用药间隔（小时）	12	每夜一次
副作用	疲劳、共济失调、平衡障碍、震颤、感觉异常、头晕、头昏目眩	疲劳 口干 调节障碍 直立性失调
禁忌证	警告：肾功能不全，调整剂量	难治性青光眼 尿潴留 心脏传导性紊乱 癫痫

用部分在于其对骨代谢的影响，类似维生素D。此外，它在幻肢痛和"复杂性区域疼痛综合征"（也称为Sudeck萎缩）的初始阶段起到中枢镇痛作用。

皮质类固醇

皮质类固醇具有消水肿和抗炎的作用。它们通常由细胞内受体起作用。在皮质激素与受体结合后，它们组成的复合物扩散到细胞核，与DNA结合，调节基因表达。由于该作用机制存在以上起效过程，药物需要几个小时到几天后才能观察到药效。

糖皮质激素的副作用是基于药物的主要作用。当超过个体变化的库欣阈值（每日剂量 ≥ 7.5 mg泼尼松龙）时，就会出现库欣综合征。还会出现以下副作用：

- 胃肠道溃疡（因此，如果可能，皮质类固醇不应与非甾体类抗炎药联合使用）
- 增加感染风险
- 伤口延迟愈合
- 肌肉、皮肤和脂肪组织萎缩
- 患骨质疏松症的危险
- 糖尿病效应；发展为青光眼的风险
- 增加血栓形成的风险
- 骨髓损伤
- 钙流失

风险随着剂量和治疗时间的增加而增加。

局部止痛药

对于神经性疼痛（带状疱疹后神经痛、周围神经病理性疼痛）的局部治疗，可使用基于利多卡因和辣椒碱的药物贴片。

注

骨外科的疼痛疗法在脊柱外科领域也有广泛的应用，可将最小有效剂量的类固醇药物与局麻药混合后，用于一些特殊病例的神经阻滞中。

4.11.6 局部麻醉

局部麻醉是诊断性和治疗性区域麻醉、神经疗法和镇痛的基础。局麻药作用于神经末梢、周围神经和脊神经，可逆性地阻止细胞刺激的进一步传递。它们主要是通过抑制钠离子的流入，也通过阻断部分钾和钙通道起作用。

正确地使用局麻药是一种有效且低风险的治疗疼痛的方法。它们随时可以与阿片类药物，非阿片类药物和辅助镇痛药合用。运动功能阻断的程度与每种药物的浓度和亲脂性有关。用药过量或药物意外注入血管/蛛网膜下腔会产生副作用。药物对中枢神经系统的影响包括痉挛、神志不清和呼吸停止。对心血管系统，可能会发生心律不齐或心室传导阻滞，甚至心搏骤停。此外，还有过敏反应和导致高铁血红蛋白的风险（尤其是与丙胺卡因一起使用；请参阅第10章）。

表4.11总结了当前常用局麻药的最主要特征。

表4.11 临床上最主要的局麻药

	非商品名				
	利多卡因	普鲁卡因	甲哌卡因	布比卡因	罗哌卡因
浓度	0.5/1.0/2.0	0.5/1.0/2.0	0.5/1.0/2.0	0.25/0.5/0.75	0.2/0.75/1，0
最大剂量（mg）	300	400	300	150	675
脂溶性	+	(+)	(+)	++	++
给药间隔（h）	1~3	1~3	1.5~3	1.5~8	3~8
疼痛治疗的效果	+	+	+	+++	+++

（郑建成　王占超　徐增 译，李星宇　金翔　吴晓东 审校）

第二部分
各论（图解）
Atlas Section

5 脊柱：解剖学、伤害性感受和疼痛信号的分布

The Spine: Anatomy, Nociception, and the Distribution of Pain Signals

5.1 专业术语

起源于脊柱的最常见的急性和慢性疼痛是由椎间盘的退行性改变和脊椎运动节段继发性改变引起的。椎间盘退变引起的医学症状被称为"脊柱综合征"，并根据其位置细分为颈椎、胸椎和腰椎综合征。（当症状局限于受影响的脊椎区域时，可称为局部颈、胸或腰椎综合征。）当神经根受压或假性神经症状导致疼痛放射到四肢时，该综合征被称为"颈臂痛"或腰椎"坐骨神经痛"。在胸椎，以前熟悉的肋间神经痛的名称已经被"胸椎神经根综合征"所取代。

所有与椎间盘退变相关的节段性生物力学和病理解剖学改变都称为"退行性椎间盘疾病"。这些包括中心压力的丧失、裂缝的进展和磨损的迹象，导致椎间盘的松动不稳和退变。脊椎的骨性增生和强直、骨软骨病是局部脊椎部位的骨性反应。它们不是一种诊断；相反，它们只是椎间盘松动、不稳及退变的一种放射学表现。

椎间盘退变可见椎间盘内容物移位，形成髓核游离。在决定使用哪种治疗方法时，重要的是要先确定向后移位的椎间盘组织是否仅仅是突出物，纤维环仍然完好无损，还是纤维环已经破裂，髓核组织完全脱出游离，确定是突出还是脱出这一点是至关重要的。

5.2 伤害性感受与脊柱疼痛信号的分布

脊柱中各种复杂的疼痛刺激来源如下。
- 来自椎间盘的机械性伤害刺激
- 后纵韧带和关节突关节囊内的伤害刺激
- 伤害刺激了脊神经的传入纤维

- 脊髓中分布的有害刺激信号

现有医疗条件下观察发现，所谓的脊柱综合征，是相当的复杂。疼痛的感受和扩散的类型与不同部位的伤害感受系统受到刺激有关。当疼痛信号投射到节段神经根分布区域并被感受到时，就会发生神经痛，而此时疼痛部位并不是病变部位，臂神经痛和坐骨神经痛就是典型的例子。神经痛与器官疼痛的区别在于病变的部位：在像颈椎和腰椎综合征之类的器官疼痛中，疼痛的位置和病变部位是一致的。

此外，尤其在颈椎中，还有其他多种形式的疼痛，而交感神经系统受损在疼痛发生中也起到了一定的作用。此时发生的疼痛是呈持续的和弥漫性的，并且与血管舒缩营养不良综合征有关。与人体24小时节律或激素周期有关的疼痛，或者是经常发生在心境不稳定的个体身上的疼痛，很可能跟交感神经系统相关。尽管有许多症状无法准确描述，但来自脊柱的大多数类型的疼痛都可以与脊椎运动节段内的特定神经结构相关。

5.2.1 脊椎运动节段的疼痛敏感结构

人类椎间盘没有神经纤维。到目前为止，敏感神经末梢仅发现于后纵韧带纤维环的最外缘（Kuhlendahl，1950；Kuhlendahl and Richter，1952；Mullican，1957；Mendel et al，1992）。这些组织学检查已经被Smyth和Wright（1958）通过实验证实。在手术过程中，他们将细尼龙线分别固定在不同的脊椎运动节段结构上和神经根上，在手术完成后，牵拉纤维后环和神经根的尼龙线可产生典型症状。

Kuslich和Ulstrom（1990）在局麻下进行腰椎间盘手术时，刺激了椎体运动节段的不同组织结构，并分别记录了它们的疼痛敏感性。

他们发现最容易引起疼痛的部位是皮肤和受损的神经根，其次是纤维外环和后纵韧带。韧带附着点和关节突关节囊对疼痛的敏感度较低。黄韧带、腰筋膜、椎板、小关节软骨和未受损的神经根对疼痛完全不敏感（见图5.1）。

例如在颈椎间盘造影时，前路椎间盘穿刺并不引起疼痛，腰椎间盘造影时，在纤维环侧方穿刺也是不会引起疼痛的。当椎间盘完整时，在注射造影剂的过程中不会引起疼痛和压力感。当椎间盘突出，并已经与神经根接触时，突出体积的增大会导致弥漫性疼痛。这种疼痛在膨胀测试中可用于诊断。在进行后正中入路经硬膜囊的腰椎间盘穿刺术的过程中，当后纵韧带或后纤维环被刺穿时，患者仅在背部

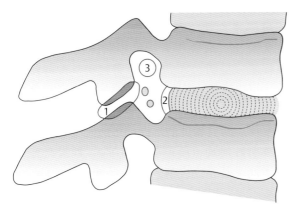

图5.1　在脊椎运动节段发现的疼痛敏感结构。关节突关节囊（1），纤维环后段和后纵韧带（2），受刺激的脊神经根（3）

有短暂的类似腰痛的痛感。在局麻下的腰椎间盘手术中，使用探头对椎间盘后缘施加压力也可能引起典型的背部疼痛。

5.2.2 脊神经

脊神经由运动神经、感觉神经和交感神经组成。它穿过椎间孔后，分为腹侧支、背侧支和脊膜支。

其中腹侧支分布最为广泛。它分布于身体的前部和四肢，是皮节对应的神经根症状的来源，是引发神经根综合征的元凶。

背侧支分布于背部的皮肤和肌肉。此外，它还有额外的分支延伸到关节突关节及其关节囊的外表面。从枕骨到尾骨沿脊柱均可见成对的后支。它们穿过筋膜，到达它们分布的皮肤区域。它们分布于胸腔中线附近（T1-T11），腰部（L1-L5）竖脊肌的外侧；在骶骨（S1-S4）后孔上方的旁正中。

脊膜支重新进入椎管，然后分支，形成关节突关节囊内段、椎体骨膜、后纵韧带和硬脑膜的传出、传入和自主神经纤维（见图5.2）。椎间孔周围的区域很可能是脊椎运动节段的疼痛发生点。

在颈椎和腰椎的下段，椎间孔被关节突关节和椎间结构所包围，伤害性感受器和传入纤维彼此靠近。当慢性伤害性刺激发生时，传入纤维有可能转变为伤害感受器。发生在关节突

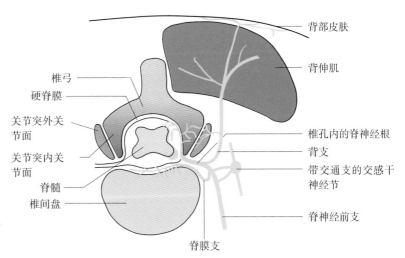

图5.2　脊神经及其分支：腹侧支、背侧支和脊膜支。脊膜支和腹侧支通过交通支与交感神经节相连

背部皮肤
背伸肌
椎弓
硬脊膜
关节突外关节面
关节突内关节面
脊髓
椎间盘
脊膜支
椎孔内的脊神经根
背支
带交通支的交感干神经节
脊神经前支

关节囊、后纵韧带和脊神经根本身的机械改变可刺激脊膜分支的敏感纤维。椎间盘组织移位，压迫后纵韧带或脊神经根引起疼痛。当椎间盘组织因为内部压力升高造成突出，而引起后纵韧带或脊神经根受压时，会引发疼痛。这些类型的疼痛主要是椎间盘起源的，称为椎间盘原发性疼痛。相反，起源于关节突关节或背部肌肉的疼痛称为椎间盘继发性疼痛。

注

在伤害感受器和传入纤维的机械刺激中，退变、畸形的程度并不重要，重要的是这种畸形造成机械压迫进展的速度有多快。

即使是脊柱严重偏离身体轴线的旋转性脊柱侧凸，经过多年的发展也可能无症状。因为神经根、韧带和关节突关节囊具有明显的适应性。相反，椎间盘突出物即使很小，如果发生急性突出，即使轻微的刺激到后纵韧带或神经根上的压敏伤害性感受器，也会造成很严重的症状。

5.2.3 后纵韧带

起源于后纵韧带或纤维环后方的疼痛是迟钝的，难以定位。而且疼痛出现的情况也不尽相同：可以突然出现严重地疼痛，如腰痛或颈部扭伤的情况；疼痛也可以逐渐出现，如严重的后凸畸形或椎间体积的异常增加对椎间盘造成极大的拉力。脊神经的脊膜分支及其相应的伤害性感受器被认为是脊柱自身疼痛敏感性的关键所在。但是，硬脊膜的机械压迫是否是疼痛的来源尚不能肯定，因为大体积的中央型脱垂和脊柱肿瘤不一定引起疼痛。

5.2.4 神经根

到目前为止，脊神经根仍被认为是神经传导通路中最脆弱和最敏感的部分。神经组织的压迫和伸展是在疾病发生中的基本力学因素。机械刺激只发生在神经根的节前路径上，主要是由于脊膜或间质组织的压缩和伸长，引起刺激和相应的痛感。这导致各种各样的症状，神经根综合征主要有以下特点：

- 疼痛沿着皮肤呈带状分布
- 感觉异常仅仅表现为对疼痛的敏感
- 神经根压迫造成的肌肉萎缩是节段关联的，与周围神经性肌萎缩的分布不符
- 神经根压迫引起的反射的丧失与周围神经损伤引发的反射减弱分布不一致
- 没有迹象表明自主神经系统受到影响

脊神经根纤维支配躯干和四肢的皮肤和肌肉，以及脊柱本身。因此，可能出现多种综合症状。特别是，当腹侧支主要受累时，症状可能有节段性。当脊神经根受损时，受累节段可以通过躯干和四肢的特定感觉和运动功能障碍来判断。哪个脊神经分支的症状可能更为突出，取决于脊神经根刺激的位置和严重程度（见图5.3）。在同一神经根支配的区域内，可出现所有不同类型疼痛的组合。疼痛的组成、性质和严重程度可随着神经根上的压力而变化。所有程度的疼痛都可能发生，从单纯的放射性疼痛（所谓的疼痛带），到没有客观的体征，甚至完全麻痹都有可能发生。Smyth和Wright（1958）的研究表明，疼痛辐射范围与神经根上的压力成正比。换句话说，轻微的压迫会导致坐骨神经疼痛，但只会放射到大腿，而更严重的压迫会导致到小腿或足部的放射痛。

椎间盘的体积和内部均一性的改变以及椎体运动节段的运动中心的改变都可以影响椎间盘源性引起的神经根受压。许多用于椎间盘相关症状的诊断和治疗措施都是基于上述事实。通常，在硬膜囊、出口神经根和椎间盘的后缘之间有足够的空间，可以允许脊柱活动、椎间盘后缘轮廓的改变，并且神经根位置一定程度上的改变，均不会导致脊神经压迫。硬脑膜、神经根和椎间盘之间的空隙充满了疏松的脂肪组织和静脉丛。椎管的宽度在每个脊柱节段上又各不相同。而通常情况下，在出口神经根和椎间孔骨性边界之间也有足够的空间。

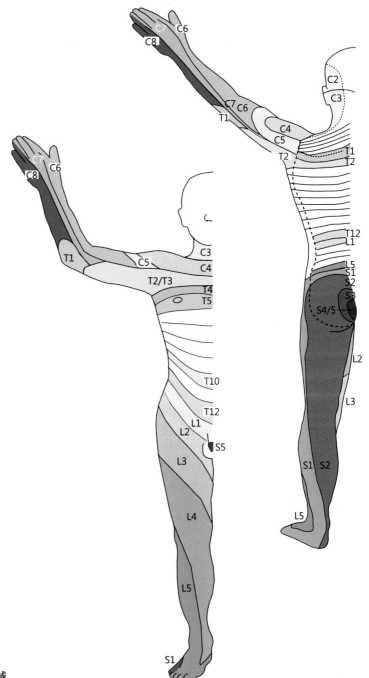

图5.3　脊神经腹侧支皮肤感觉支配区域

当脊神经周围的间隙被突出椎间盘、骨赘、增粗的血管或椎管狭窄填满时，即使是最轻微的刺激也会压迫神经根。当神经根与椎间盘表面接触时，与压力相关的、生理性的搏动，具有一定的幅度和周期性，将传至神经根，而此时，神经根已难以调整它的位置，并

对脊椎的某些运动非常敏感。这就是椎间盘相关症状的多变的原因。

除了盘源性神经根压迫外，也可能发生骨性神经根压迫。钩锥关节由内向外的骨性增生是颈椎骨性神经根压迫的先决条件。在腰椎中，上关节突关节和椎体后缘也会形成骨赘导致神经根出口的骨性狭窄。所有这些都可以压迫神经根，骨源性神经根受压导致疼痛的特点是疼痛呈顽固性且保守治疗措施无效。与此同时，它可以很好地定位，因为同一部位的神经总是受到刺激。

椎间盘组织移位引起机体反应，从而诱导神经根生物化学刺激症状。髓核组织通常不会出现在椎管内，所以，它的存在会引起异物反应。Saal 和 Saal（1989）、Olmark 和 Rydevik（1993）以及 Willburger 和 Wittenberg（1994）的实验证明了椎间盘组织对神经组织有直接毒性作用。在椎间盘脱出时，炎症反应以及神经根的机械撞击在疼痛的发展中起决定性作用。

脊神经根的机械或化学刺激会引起神经根的微观变化。长时间受压后，神经根不是因水肿而肿胀，就是发生萎缩。在手术过程中，有时可以观察到神经呈或深或浅的红色或蓝黄变色。在长期、慢性压迫后，神经会产生伤害性特征，出现自发性动作电位，以及由于受压导致脱髓鞘的轴突兴奋性发生改变（Wehling 1993）。

被炎症刺激的神经根比其正常状态对触摸刺激更为敏感。这一点很容易在椎间盘脱出的手术中得到证实，轻轻探查神经根就会引发下肢肌肉收缩。许多治疗措施，例如局部浸润麻醉，都旨在降低神经根的过度敏感性。

5.2.5 关节突关节产生的伤害性疼痛

脊神经及其分支（脑膜支除外）导致的疼痛可表现出神经痛的特征：即它是一种放射性疼痛。相反，关节突关节引起的疼痛是由于关节突关节囊内伤害性感受器的激活引起的，因此，疼痛一般位于痛源的位置，也就是在下腰椎。

> **注**
>
> 关节突关节是脊椎运动节段疼痛的一个非常重要的部位，因为这里有非常多的感受器。

关节囊、关节面滑膜和骨膜主要分布有游离神经末梢和一些（Vater-Pacini 类型）被包裹的神经末梢。

像身体的所有其他关节一样，关节突关节的特殊活动方式，与关节面的解剖和关节囊的伸展能力有关。关节突关节活动的起始和最终位置，与不同节段的椎间盘有关。在对比成像和加压测试过程中，我们观察到关节突关节具有较大的活动度。当活动超越生理活动范围的极限时，称为韧带拉伤或撕裂。当发生关节绞索时，小关节处于病理位置无法恢复活动。

这些情况下，特别会出现突然的疼痛感，这种疼痛因关节囊中的机械敏感性伤害感受器，受到压力和牵张力的刺激引起。椎间高度下降时，如椎间盘退变时，相关关节突关节的初始位置也会有所改变。在这种情况下，脊柱在正常范围内的运动也可能因关节囊的牵张而引起疼痛，因为关节已达到活动极限。反复错位或长期的负荷会导致关节病变。与原发的椎间盘源性症状不同，关节突关节疼痛多为深部的钝性疼痛，这种疼痛难以通过体位的改变或伸展（牵引）而缓解（见图5.4，见图5.5）。Ghormley（1993）将关节突关节囊引起的疼痛描述为小关节综合征。

> **注**
>
> 小关节综合征是一种伤害性疼痛，必须加以识别和治疗。

5.2.6 肌肉

肩部、颈部、躯干和腿后的肌群可能通过两种方式受到椎间盘病理改变的影响。首先，脊神经的背支受到刺激时，可能会发送错误刺激信号，或长期疼痛刺激信号。其次，躯干和四肢近端的肌肉协调代偿结构不稳定时，这些肌肉会变得过度紧张。通过这些方式，内源性和外源性疼痛刺激进一步发展，并作用于脊椎运动节段的伤害性感受器。肌肉张力改变，部分由关节囊中的感受器感受。所以特别是当关

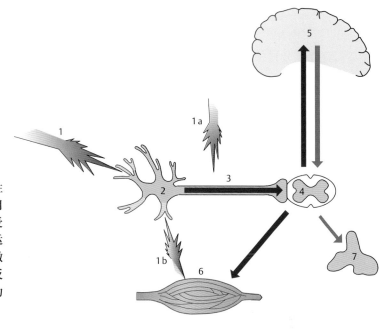

图5.4　神经根脊髓综合征合并慢性神经痛。伤害性刺激（1a）直接作用于神经，并逐渐演变成伤害性感受器（3）。随着肌肉张力的增加，运动反应（6）产生内源性伤害性刺激（1b），而内源性伤害性刺激（1b）反过来作用于伤害性感受器，从而成为伤害性疼痛的一部分

5

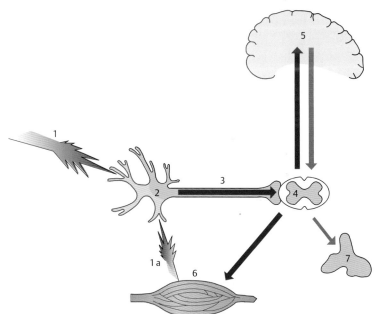

图5.5　局部脊柱综合征中，伤害性感受器引起的急性和慢性疼痛。疼痛刺激（1）作用于伤害性感受器（2）。信号的传递发生在3和4中，包括运动反应（6），该反应反过来又充当内源性伤害性刺激（1a），形成伤害性感觉的恶性循环（2）

节囊受到刺激时，紧张的肌肉易产生痛感。受影响的肌肉会产生一种随压力和运动而增加的自发性疼痛。例如，下腰椎关节突关节的刺激会导致腰背部伸肌、臀部和腿后部肌群的反射性疼痛。肌肉疼痛从其起点一直延伸到终止点，进而导致手臂或腿部疼痛。这种对压力敏感，且疼痛向四肢放射，即为此类假性神经根综合征的特征（见图5.6）。对受影响的关节突

关节进行局部麻醉有助于明确诊断。这种假性神经根伤害性痛感，要么是椎间盘突出的先兆，要么是椎间盘突出症手术或保守治疗后的后遗症。

5.2.7　脊柱混合性疼痛综合征
在脊椎运动节段，痛源和传入纤维距离很近。这里的病变可能会出现不同的症状组合，

因为神经纤维的运动、感觉和自主神经成分是相连的。

节段是根据脊神经支配的区域来区分的。

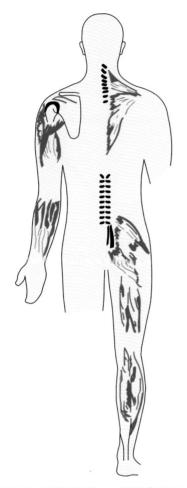

图5.6 假性神经根性疼痛，与根性痛不同，通过脊神经运动神经放射至四肢。肩部/颈肌区的假性神经根疼痛从颈椎关节突关节或肩关节辐射而来。而大腿后肌群的坐骨神经痛样症状起源于腰椎关节突关节和骶髂关节

这包括对皮肤的支配区域，皮肤中的敏感神经纤维，以及以肌节作为骨骼肌内运动性脊神经纤维的支配区域。脊神经腹侧支的躯体和自主神经功能紊乱会反而影响到脊椎本身、脊膜支的功能区和脊神经背侧支。只有在极少数情况下才会出现孤立性疼痛。在大多数情况下，症状是混合的，并在疾病过程中持续变化。所有神经分支和伤害性感受器都参与了症状的进展，特别是在椎间盘切除术后综合征之类的情况下，伤害性感受器和传入纤维受到慢性刺激时，症状尤为明显（见表5.1）。

注

当椎骨压迫神经根时，首先会出现单纯的神经根性症状，随后会出现混合的疼痛类型，包括神经根性、假性神经根和肌腱源性疼痛。

5.2.8 脊椎引起的慢性疼痛

如前文所述，起源于脊柱的急性疼痛通常是伤害性疼痛。这种疼痛来自后纵韧带和纤维环后方，例如，它可由椎间盘内髓核移位引起（腰痛）。当椎间盘不稳定时，关节突关节或骶髂关节可能会发生短暂的病理性脱位。如前所述，疼痛是由关节囊的伸展引起的。相应的伤害性感受器在反复受到刺激时会变得更敏感。

脊神经背侧支的传入段与脑膜支的传入段距离很近，这使疾病过程中可出现神经痛。接着，与该节段相关的肌肉和韧带，继发参与了其他的伤害性疼痛的形成。由脊椎引起的慢性

表5.1 慢性脊椎疼痛的伤害性感受器、传入器和特征

伤害性感受器	传 入	疼痛特征
后纵韧带、纤维环后部	脊膜支	伤害性疼痛
脊神经	腹侧支、背侧支、脊膜支	神经痛+伤害性疼痛
关节突关节	背侧支、脊膜支	伤害性疼痛
肌肉、韧带	背侧支	伤害性疼痛

疼痛的恶性循环是由以下因素导致的：

- 慢性刺激后纵韧带、纤维环后部、关节突关节囊、肌肉和韧带中的伤害性感受器
- 脊神经腹侧支、背侧支和脑膜支中的神经纤维，随着慢性刺激逐渐转变为伤害性感受器

脊柱活动受限、肌肉紧张、神经根受损和局部症状这些情况，和自主神经症状以及疼痛引起的心理反应并存，提示我们骨科疼痛治疗的多模式方法是合理和必要的。构成疼痛的主要原因决定了治疗方式的选择。

随着病程的延长，椎骨引起的疼痛会伴随患者的心理变化。与关节或四肢疼痛相比，心理因素的变化通常更早、更强烈地对脊柱症状的持久性起着重要作用。因此，当出现这些类型的症状时，关注患者的心理因素对于治疗是至关重要的。当椎骨出现疼痛时，心理因素越早被预防，疼痛的预后就越好（图5.7）。

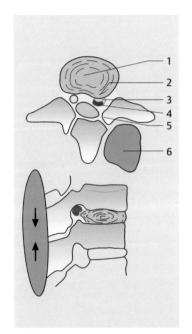

	非侵入性	微创/外科
1. 椎间盘内扩张压力	Fowler体位（半坐卧位）牵引	椎骨间治疗
2. 椎间盘脱出肿块		椎间盘摘除、开放和经皮穿刺内镜手术、化学性髓核溶解术
3. 炎性接触、椎间盘脱出、压迫神经根	止痛药、消炎药	硬膜外注射，神经松解术
4. 炎性神经根肿胀	止痛药、消炎药	硬膜外神经周围注射
5. 关节突关节错位、关节囊牵张	Fowler体位、屈曲矫形器、理疗	小关节局部浸润注射、融合术
6. 背伸肌反射痉挛	肌肉松弛剂、热疗、按摩、电疗	椎旁注射术

图5.7 慢性脊椎疼痛的发病原因和针对病因和症状的骨科疼痛治疗

（陈巍 译，陈宇 吴晓东 审校）

6 骨科专用注射治疗：禁忌证和患者信息

Special Orthopedic Injection Therapy: Contraindications and Patient Information

6.1 禁忌证

同所有的局部注射技术一样，注射部位存在细菌性炎症改变（例如，感染性皮脂腺）或具有开放伤口是脊柱注射疗法的禁忌证。急性炎症或者近期才得到控制的全身性感染者（例如，尿路感染、扁桃体炎、感冒），也不适合接受注射疗法。临床上若存在疑似感染的情况，则需要在进行注射疗法前，采取进一步诊断手段，以排除感染。

由于存在出现感染或再次发生感染的风险，一定要确保椎间盘、硬膜外脓肿、脊柱炎等手术伤口的完全愈合。

局麻药过敏是脊柱微创手术的另一禁忌证，因此需提前排查是否存在可引发过敏反应的物质。

同时也要注意激素使用的禁忌证，糖皮质激素的副作用与其主要疗效相关（详见第4章，多模式药物治疗），单剂量应用一般不会引发严重的副作用。如果患者因慢性病存在长期药物治疗的情况，例如，骨质疏松、糖尿病、青光眼或溃疡，则可用白介素-1受体拮抗剂（interleukin-1 receptor antagonist protein，IRAP）替代激素使用（详见第4章，白介素-1受体拮抗剂）。

因为硬膜囊内给药会导致血压突然下降，因此，患有神经性癫痫、脊髓疾病或严重心血管疾病的患者也是骨科注射疗法的禁忌证。脊柱附近的注射疗法禁止用于患有以下内科疾病的患者：严重神经传导障碍、失代偿性心力衰竭或凝血功能障碍等。

对于服用抗凝药（例如，华法林）的患者，在接受脊柱微创治疗前，需要使用低剂量肝素替代。服用抗血小板聚集相关的药物，如阿司匹林或噻氯匹定，也属于注射疗法的禁忌证。存在以上情况的患者，在进行脊柱注射疗法前，应该在医生的指导下停药至少一周。

环境因素对于保持患者镇定很重要（Grifka et al 1999），治疗室应该是无菌环境，且具有注射疗法操作所需的全部物品（Geiss 2002；Mutter et al 2002）。

治疗后，应该密切监测患者的生命体征，以及时发现或预防生命体征不稳的情况。治疗室还必须配备建立静脉通路、供氧、进行静脉输液和心肺复苏等相关的设备，以防发生注射相关的并发症（表6.1）。

表6.1 脊柱注射疗法的禁忌证

局部或全身感染
开放性伤口
局麻药过敏
激素使用相关禁忌证
神经性癫痫疾病
脊髓疾病
严重心血管疾病
严重神经传导障碍
失代偿期心力衰竭
凝血功能障碍
同时服用降低血粘度的药物（例如，阿司匹林等）
缺乏注射疗法必要的条件（紧急设备、监护设备、配置齐全的治疗室等）

6.2 患者信息

基于职业准则，医生应该给患者提供相关信息。从法律角度讲，每种用于诊断或治疗的医学操作都可能对患者的身体带来伤害。因此，需要征得患者的知情同意。在与主诊医师进行谈话时，患者有权获知容易理解和全面的信息：疾病的临床症状以及诊断和治疗涉及的操作。相关信息可以分成三类：诊断、疾病进展和风险。告知患者疾病诊断的相关信息是为了更好地解释如何进行治疗。不管是否进行了预期干预或未进行干预，对于疾病进展的解释有利于告知患者症状可能进展的方向。同时，也应向患者介绍可能备选的方案。向患者介绍风险也是医生的重要职责，例如，告知操作不成功的可能性以及相关治疗可能的结果。

应当在临床实践中，建立以书面形式记录医患沟通的制度。画一个简图来解释操作，能显著地提高患者对于治疗方案的理解，这一简图也可放在知情同意书中。

在讨论操作的常规风险时，也应提及每种注射技术相关的具体风险。出于种种原因，大部分患者害怕注射疗法，在谈话期间，医生应试图消除患者的顾虑，并说服他们注射疗法对于他们目前的病情是最佳的治疗方案。

标准化的知情同意书已使用数年，但是，这些知情同意书只是对个人讨论的补充，而不能替换讨论。标准化的知情同意书应包含患者所需的基本信息，其设计应留有足够的空间以记录与患者进行个人讨论时可能出现的任何其他问题。如有疑问，第三方应能清楚地看到患者的问题已被充分解答，且患者具有足够的时间理解其即将接受的治疗。

正如以上所提及的，知情同意书可以添加一张简图来展示如何以及哪个部位、如何进行注射疗法。此处，椎体横截面的示意图清楚地展示了最常见的注射技术（图6.1）。

血管和神经损伤是脊柱注射操作相关的常见并发症，血管损伤大多导致不严重的小范围出血；但少数情况下，损伤大血管则将导致大范围出血和血肿形成。原则上，应该询问患者是否服用降低血液粘度的相关药物，并记录在病历中。神经损伤可导致一过性或永久性的疼痛、感觉障碍、运动障碍、受损神经所支配的

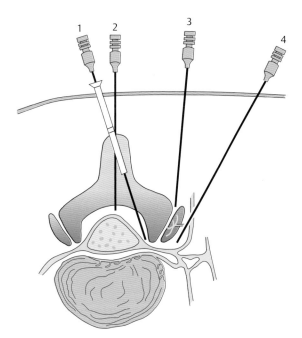

图6.1　椎体横断面的示意图。清楚地展示最常用的注射技术：硬膜外神经周围（1），硬膜后方（2），关节突关节周围（3）以及椎旁神经周围（4）

器官功能障碍以及个别肌肉或肌肉群感觉异常。这些并发症大多持续时间短且影响较小。多数情况下，无需进行特别治疗。

尽管严格的无菌操作是在遵守相关的卫生标准下执行，但将药物直接注射至疼痛部位时也可导致炎症产生，且主要是因细菌引起。有时，可能需要外科干预且仍残留部分功能缺失。在极少数情况下，也可能发生菌血症或危及生命的败血症，尤其是使用留置导管的情况下。

个别情况下，使用止痛剂可导致患者意识改变、呼吸障碍以及胃肠道副反应，如恶心和呕吐等。而这些并发症大多是一过性的，且仅需要短期观察即可。局麻药、注射药物、防腐剂和造影剂的使用也可能引发过敏反应，相关症状可能是常见的过敏症状（例如，皮肤红疹、瘙痒、恶心），也可能是危及生命的过敏性休克。因此，在操作前应仔细询问患者既往是否存在任何已知的过敏反应。如有疑问，则有必要进行相关药物的过敏试验。由过敏反应引起的症状也可能由药物意外进入血管导致，

严重情况下，需要进行重症监护治疗（见第10章）。

脊柱注射疗法一个潜在的较特别的风险是：有可能损伤内脏器官。在下颈椎、胸椎或上腰椎进行注射操作时，最可能损伤肺而导致气胸。在颈椎、胸椎和上腰椎进行硬膜外注射时，也可能导致脊髓损伤，其后果包括受损神经干或所支配的内脏器官发生永久性功能障碍，甚至截瘫。腰椎注射可能损伤肾脏和输尿管，损伤内脏器官很少见；但一旦发生，后果很严重，需外科干预。局麻药的使用还可能导致个别肌肉或肌肉群的短暂瘫痪，伴随摔倒的

风险。

当使用射线时（例如，图像辅助或CT引导注射等），必须告知患者射线暴露情况，不能在孕期妇女中使用。此外，还应告知患者即使注射治疗过程非常成功，仍有症状得不到缓解的可能性。

注

尽管存在可能的并发症和副反应，脊柱注射疗法在骨科疼痛治疗中仍是一种最快速、最有效的方式。

（石长贵 译，陈宇　吴晓东 审校）

7 颈椎注射治疗
Cervical Injection Therapy

7.1 颈椎神经解剖

颈椎慢性疼痛主要由C5到T1的低位颈椎运动节段引起。其中一个重要原因就是在颈胸交界处的特殊载荷导致这里存在一个特殊的病理解剖结构改变区。另一个原因是脊神经、交感神经丛和椎动脉紧邻这一椎体运动节段形态和功能的紊乱区。

慢性头痛和头晕也常常源于头颈处。这些通常是由于寰枕和寰枢关节区域的关节囊的刺激、功能紊乱和变形引起的。

颈椎有7节，颈脊髓则有8节。由于发育性移位，椎体节段和脊髓节段并不总是在同一水平上。从头部到尾端的位移量逐渐增加，并且在下颈椎段已经很明显。在下颈椎，脊髓节段通常高于对应的棘突一个节段。脊神经根从C4开始，沿下、外侧方向向下延伸直到它们穿过椎间孔。受累的节段是以受损伤的神经根的节段来命名的，通常比相应的受累椎节要高一个节段。例如，C6神经根病是C5-C6椎间盘突出引起，C7神经根病则由C6-C7椎间盘突出引起等。C8神经根经C7-T1椎间孔出行（图7.1）。

准确识别病变节段对于局部治疗、神经根镇痛以及手术治疗都是非常重要的。在过去的几年中，由于椎间盘造影、扩张试验和许多现在用于诊断和治疗颈椎综合征的外科干预措施，人们已经能够以纯粹经验的方式确定每个脊神经根的独自控制区。颈椎相关的神经根刺激症主要以单神经根的形式出现。在部分硬膜囊内，当出现神经根并根等变异时，会出现两个或两个以上的神经根同时受到刺激，从而出现一些重叠的或者混合的症状。

C6、C7、C8神经根是最容易受损的。与神经根刺激症状相应的皮节，向下辐射至手，在上臂和前臂重叠（图7.2）。所有皮节在肩部和上臂都有一个后外侧的疼痛和感觉异常区域。在前臂，C6神经根病向外侧放射较多，C8神经根病向内侧放射较多。C7神经根病则位于两者之间（见图5.3）。

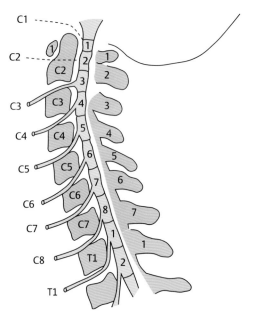

图7.1　颈椎脊神经和神经根。脊神经根从C4开始向下和向外侧延伸，直到穿出椎间孔。例如C6神经根病是C5-C6椎间盘受到影响导致，C7神经根病则是C6-C7椎间盘受到影响

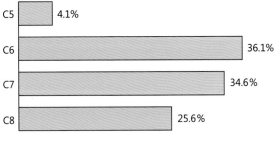

图7.2　单神经根颈臂综合征的分布图

7.1.1 颈交感链

椎动脉和颈交感神经链在下颈椎运动节段紧邻钩椎关节区域。这在临床上具有特别重要的意义，因为这种密切的关系解释了为什么两者在衰老过程中均会受到影响，并被认为可能是造成一系列复杂的神经血管症状的原因。颈交感神经干通过灰色交通支与脊神经相连。它由三个颈神经节负责头颈部和上肢的自主神经支配。上端神经节包括C1-C4节段，中节包括C5-C6节段，下节与胸上节合并形成星状神经节，包括C7-T2节段。星状神经节作为主要的分布器尤为重要。来自头部、颈部、手臂和上胸的所有的传出和几乎所有的传入交感神经纤维都通过这个神经节。在颈神经节更靠头端的交感神经纤维还包括沿着椎动脉周围分布的交感动脉丛。

Hovelacque（1925），Wrete（1934），Kummer（1984），Kehr和Jung（1985），Bogduk（1988）等已经注意到了颈交感神经链、颈神经根、椎动脉三者的缠结。颈交感神经纤维从交感神经的三个颈神经节走行一直到C4-C8的脊神经根和部分还环绕着椎动脉交感神经（图7.3）。

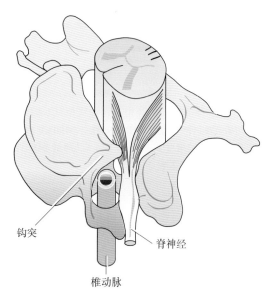

钩突

脊神经

椎动脉

图7.3　钩突，椎动脉和脊神经之间的位置关系。钩突退变性增生压迫脊神经和椎动脉，导致交感神经系统同时受到刺激

7.2 颈痛的基本疗法

治疗颈源性疼痛有许多方法。由于颈椎综合征症状复杂，允许多种药物联合治疗。在治疗的过程中，不仅仅需要处理原发病，对于一些继发症状例如肌张力升高、姿势问题、心理上的变化也是需要处理的。病因治疗和对症治疗是同时进行的。

当退行性改变已经存在，机械应力的事件是造成颈椎症状的主要原因。这些事件包括姿势的突然改变、运动过度、椎间盘或骨性结构的突出或弯曲。病因治疗应始终围绕着这些致病因素进行。继发症状，如肌张力增高、姿势问题和心理变化，也必须与主要的物理事件一起处理。热疗、电疗、按摩和止痛剂可消除这些继发性症状，并打破由"疼痛——肌紧张——适应性姿势——更多疼痛"的恶性循环。

颈托的临时使用是治疗颈椎症状的重要手段，特别是在急性期时。颈托可以使前期已经受到刺激的神经根、后纵韧带及关节突关节的感受器避免受到重复机械运动的刺激。在活动时不小心或睡觉时的颈部姿势会不由自主地引起颈部的疼痛。此外，隔热的颈托还能增加颈肩部局部的热量，并放松那里的肌肉。

在康复阶段特别推荐进行理疗锻炼。当颈椎疼痛时，肩部和颈部肌肉的等长强化运动是一线治疗方式。应避免大幅度的运动，防止神经根和关节突关节囊内的痛觉感受器受到进一步的刺激。所有的锻炼及同时开始的治疗都应该从颈椎的屈曲开始。10°~15°的屈曲可以最大程度解除神经根压迫。特别是椎间孔和关节突关节囊（Kramer 1997）。

手法治疗主要是对颈椎的轴向牵引（图7.4a，b）。颈椎手法治疗主要是针对关节突关节，牵引同时也会对椎间盘有作用，因为关节突关节和椎间盘在脊柱运动节段中构成了一个功能单位。短效而有力的牵引几乎是所有颈椎手法治疗的基础，并可同时降低椎间内压。同时牵引反过来也会产生一种吸引作用，将任何

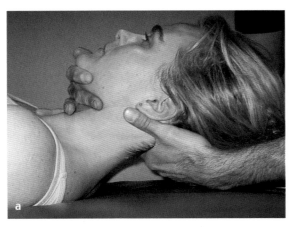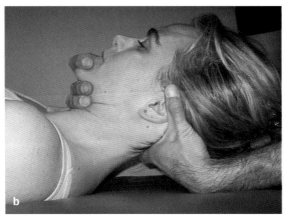

图7.4　手法治疗颈椎运动节段疼痛的方法：通过在中立位（a）或在放松的方向（b）牵引，使得神经放松

向侧方或后方的移位的髓核牵引回原来的位置。然而禁忌证也是需要重点考虑的因素。

　　在病因性疼痛治疗中，颈椎牵引是通过手法或借助牵引装置进行的。许多类型的器械可用于颈椎牵引，有些的价钱也比较昂贵。Glisson牵引带由于其轻柔的牵引、易测量的特点，在临床得到广泛使用。它在临床和实践中的应用价值已得到充分证实（图7.5）。吊带必须与头部很好地贴合，下巴或喉头不能有压力。就像在物理治疗中一样，颈椎牵引中患者的正确姿势也很重要。Glisson带进行颈椎牵引时，患者通常是仰卧位。由于仰卧较坐立位时头部的重量被消除了，头部所需要的牵引力量也相对较小。牵引的方向不应该是沿着身体的轴线，而应该更靠前，使得颈椎轻微后凸，并尽可能沿症状缓解姿势的方向。

7.2.1　颈痛患者的行为指南：腰背痛行为学习训练

　　腰背痛行为学习训练的规则也基本适用于颈肩部反复发作性疼痛的患者。规则是：保持颈部运动，避免长期保持同样的姿势，尤其是当姿势不适的时候。但活动范围不宜过大，以免对神经根和关节突关节囊造成不必要的刺激。应避免长时间保持同一姿势，尽量多起身活动，这一点尤其适用于在阅读、看电视、使用电脑和开车时。应尽量避免加剧疼痛的活动，如颈

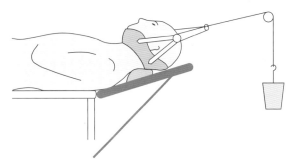

图7.5　Glisson屈曲牵引是一种针对颈椎疼痛病因治疗的方法

椎伸展和旋转，特别是在出现慢性复发性疼痛时（当与路缘平行泊车时，很难避免转动颈部，患者应尽可能地转动上半身，并建议使用后视镜，以避免过度转头）。其余的行为指南基本上是针对保持轻度颈部前屈，这种最佳的颈部姿势。颈椎疼痛患者的行为指南见表7.1。

　　这些行为准则也适用于体育活动。一般来说，对背部有益的运动如游泳、慢跑、骑自行车等也适合患有慢性颈椎疾病的患者。即使在这些类型的运动中，大部分也是也取决于头部的位置。游泳时，建议采用仰泳姿势，以减轻负荷。当慢跑时，头部应该保持下巴朝下，颈部轻微弯曲，而不是像一些慢跑者那样向后伸展颈部。骑自行车也是如此；车把应该调得足够高，使颈部略微弯曲。当然，背部训练中游泳、慢跑和骑自行车等都可以在专业指导下进行。

表7.1 慢性颈痛的腰背痛行为学习训练规则

1. 阅读、手工工作、看电视或开车时，需要短暂间隔休息。

2. 不要突然转头，最好转动整个身体。

3. 不要让风吹到你裸露的脖子上，戴上围巾或颈托。

4. 当你躺下的时候，在你的头下放一个小枕头。不要趴着睡。

5. 慢跑时把下巴放低，骑自行车时把车把放高。

6. 防止在高于头部的工作平台抬头工作，可坐高椅子或爬梯子以减轻颈部压力。

7. 看电影或戏剧时，不要坐在第一排。最好坐在后面。

8. 用吸管喝罐装或瓶装水。

9. 在淋浴头下洗头，不要靠在水槽上。

10. 每天进行颈部锻炼

为了不进一步刺激受影响的颈痛感受器和神经根，唯一允许的运动方式是可以保持可持续的、非振动的、放松的轻微弯曲的颈部姿势的运动。最好的锻炼方式是骑固定的自行车，理想的是在电视屏幕前，以保证头部/颈部的良好姿势。在急性和慢性颈椎综合征的早期阶段，采用放松姿势的仰泳也是允许的。

7.3 颈痛的特殊治疗

7.3.1 局部颈痛症状

顾名思义，局部颈痛症状局限于颈部区域，即手臂和头部无放射性疼痛症状。

注

在局部颈椎症状中，往往在原发病灶处产生痛觉。因此临床表现也主要受这些痛觉感受器的影响。

关节突关节囊、后纵韧带和钩突中的痛觉感受器都会受到影响，并继发性影响颈部肌肉止点和肌肉内的痛觉感受器。病因主要是颈椎运动节段不稳定和功能障碍。

通常只在颈肩部区域有痛觉，并随着位置的改变、肌肉的紧张和颈椎有限的活动而改变。症状可以突然出现，例如，头部突然转动时，也可以在没有特定原因的情况下逐渐加重。在主观评价中，患者常常提到寒冷和气流的影响等诱发因素。在检查过程中，患者可以很清楚地确定他们的疼痛位置。当枕颈段受累时，疼痛位于斜方肌上缘的背部支配区域，从枕部到肩锁关节。

当下颈椎运动节段受到刺激时，如果疼痛出现在肩胛骨之间，也可表现为神经痛。这是由脊神经后支介导引起的。和典型的压痛点一样，整个肩部和颈部肌肉有明显的张力，颈部活动受限。当出现急性疼痛症状时，立即出现相应的运动反应，患者通过轻微的颈椎屈曲和头部旋转来调整姿势。应当尽量保持这种姿势，因为它代表了一种保护反射，目的是防止进一步刺激痛觉感受器。

急性局部疼痛症状的治疗

急性疼痛应该立即治疗，以防止其慢性化。外周作用的镇痛药可以阻碍痛觉感受器的激活以及痛源信号的扩散。这种治疗主要涉及口服非甾体类抗炎药（NSAIDs），必要时可静脉输入。同时建议进行关节突关节的局部浸润、枕部肌肉、肩胛骨边缘、肩锁关节的肌肉浸润。除此之外，在急性期可进行冷敷，后期症状持续可以使用热敷。对于主要症状，以下治疗方式也可作为补充治疗：缓解方向上进行牵引的手法治疗；临时使用颈托，以避免颈部姿势加重疼痛，特别是在夜间；同时实施心理治疗；尽早开始姿势和行为训练（腰背痛行为学习训练）。

所有治疗方法都是以减轻患者的急性疼痛为目的，同时力求不干扰患者的正常生活方式。例如，患者可保持良好的睡眠和日常活动，只是受到一些轻微的限制。从这一点来看，很明显所有使患者镇静（中枢镇痛药）或依赖卧床休息的治疗方法都是不合适的。影响局部痛觉区的干预措施是人们关注的焦点。

在满足上述前提条件下，外科医生应该尽可能使用他们最熟悉的方法。

急性颈部综合征的治疗：

- 止痛剂（非甾体类抗炎药）
- 颈托（在晚上时）
- 冷（热）敷
- 局部浸润（触发点、小范围浸润）
- 手法治疗（牵引）

慢性局部疼痛症状的治疗

疼痛慢性化是指疼痛持续数周或者数月。疼痛常影响患者休息，尤其是在晚上。这会导致相关的心理症状的发展。随着疾病的进一步发展，疼痛的特点也会随之改变，但是疼痛持续存在。起初，疼痛主要位于枕部和肩胛之间。随后发展为弥漫性疼痛，并蔓延至整个颈肩区域。斜方肌、肩胛提肌和菱形肌的持续张力会导致后枕骨、肩胛上缘和肩锁关节等衔接处的肌腱病变。由于肩膀是通过上肢的近端肌肉间接参与这一过程的，疼痛的慢性化也可能发生在这里，甚至由于其本身导致一种疼痛的功能紊乱。颈交感干在钩椎关节区域受到刺激，并作为自主反应的主要中介，以局部感觉异常、循环障碍和冷热感觉的形式出现。

当颈痛持续数周或数月时，临床症状和相关的心理症状会发生变化。慢性疼痛成为关注的焦点，需要优先治疗。治疗主要包括使用热敷、锻炼和对痛源的局部浸润治疗。当出现慢性疼痛时，应谨慎使用镇痛剂。

治疗慢性颈椎疼痛症状的主要目的是打破疼痛—肌肉痉挛—适应性姿势—疼痛的恶性循环。起初，肌张力的增加是有用的；然而，随着慢性复发性颈椎综合征的进展，它通过恶性循环变得独立。这会导致持续的肌紧张性疼痛和插入性腱病性疼痛。按摩、电疗、对肌肉的局部浸润性麻醉和一般的肌肉放松措施等都是在肌肉层面打破恶性循环的理想方法。根据Jacobson（1938）的研究，渐进式肌肉放松是主要的干预手段。

慢性颈椎综合征的疼痛治疗：

- 热疗
- 局部注射
- 运动疗法
- 腰背痛行为训练
- 渐进性肌肉放松
- 运动计划

锻炼方案

对于慢性颈痛症状的锻炼计划包括所有发生在离颈椎较远位置的运动，如果可能的话，这些运动尽量避免引起脊柱的轴向振动。适合的活动有骑固定单车、以颈部放松的姿势游泳以及所有仰卧或斜坐坐姿的运动。由于慢跑和公路自行车会产生震动，起初并不推荐。家务劳动和园艺同样不推荐，因为在这些活动中不可避免会涉及快速颈椎伸展和旋转运动。

所有涉及头部高度以上活动的运动都必须谨慎对待，例如：网球、排球、羽毛球。例如打网球可以从一开始就打底线，而不是作为发球手。运动理疗师可以提供具体的指导。

慢性颈痛症状的心理变化

在慢性颈痛中几种心理因素共同发挥作用。由于颈部与中枢神经系统（CNS）距离非常接近，这让患者非常担心和焦虑。这会导致一些灾难性想法，例如，产生永久的残疾和截瘫威胁等。当外科医生向患者展示骨质增生X光片或者显示向后突出压迫脊髓或可能在未来压迫脊髓等更糟的MRI图像时，这种想法会更进一步被强化。

在初期解释病理学和解剖学之间的联系时，医生扮演着重要的角色，应该尽可能地使用模型，指出这些症状都只是暂时的，并指出随着年龄增长脊柱会变得更加坚硬，疾病的结果也是积极的。医生必须明确指出，颈椎的退行性变化，如椎间盘突出和脊椎增生性改变，几乎不会导致截瘫。伴有脊髓压迫的颈脊髓综合征是一种非常特殊的退行性脊髓疾病，不应向慢性颈痛症状的患者提及。

另一方面，轻视或忽视疼痛及加重疼痛的因素也是不合适的。肩部和颈部敏感的痛觉感受器在伸展和旋转时，即使是最轻微的不适当姿势也会受到刺激。当患者夜间醒来时，他们的颈部不由自主地形成过度前凸和旋转的姿势，首要的问题不是心理上的。压力促进疼痛和肌肉收缩的恶性循环，在慢性颈痛的形成中起重要作用。患者经常报告说，当他们在工作或私人生活中受到压力时，他们的疼痛会加剧。他们感觉颈部肌肉更痛，尤其是在紧张性头痛时。颈部疼痛和头痛的频率增加时，加上患者应对压力状况能力的下降，往往导致抑郁情绪日益加重。为了阻止其进一步发展，患者应该尽早地开始肌肉放松计划。

当病理性的肌紧张得到缓解时，在小心谨慎的情况下，在无痛的运动范围内进行锻炼也是合适的。在腰背痛行为训练的姿势和行为训练中，所有可以导致新的伤害性输入的动作和姿势必须完全避免。在慢性颈痛综合征中，对颈椎伸展和旋转运动尤为重要。当颈肩区域暴露于寒冷刺激或存在心理压力时，慢性疼痛可能继续发展。

7.3.2 颈臂综合征的疼痛治疗

可定位至具体皮节区域的手臂放射痛是神经痛的典型临床表现。脊神经的前支常主要受累。颈臂综合征（cervicobrachial syndrome，CBS）是由椎间盘突出或钩椎关节处坚硬的骨性压迫引起，骨性结构的压迫更常见。节段性不稳与钩椎关节骨赘增生二者的同时出现，具有重要的临床意义。

临床疼痛症状通常是逐渐出现的，并由一种与某一皮节相关的臂痛为主导，这种疼痛与位置有关。脊神经中的传入纤维首先会转化成为痛觉感受器。夜间疼痛伴有麻木感和蚁走感是这种疾病的特征，具有慢性重复性进展的典型特点。外部因素（如颈椎进行性损伤）和持续的不良姿势（如伏案工作、看电视）会加重这种症状。

C6根性症状可出现向拇指放射的疼痛。在某些情况下，肱二头肌肌腱反射减弱。C7根综合征的特点是疼痛放射至中指，可能伴有肱三头肌无力和肱三头肌反射减弱，并伴有鱼际肌萎缩。在C8根综合征中，疼痛沿着手的

内侧放射。有时可能出现手指屈肌和小鱼际肌的运动障碍。

CBS是一种慢性疾病。一根初始正常的传导神经转变成为一根具有痛觉感受器功能的神经已经代表了慢性化。

症状持续的时间越长，简单的干预如手法治疗、牵引或神经根阻滞能迅速改善疼痛的机会就越小。持续的神经刺激会导致运动和自主神经反应等继发性症状。随着时间的推移，对疼痛的感知和处理会成为主要变化。在一些情况下，诸如疼痛程度随不同体位和昼夜变化的趋势不再明显：疼痛成为永久性的症状，相关的心理症状也会出现。与局部疼痛症状一样，慢性化在继发性肌紧张、插入性肌腱病变和肩部/颈部/手臂区域的不适应姿势中很明显。

用于治疗CBS的疼痛疗法目标不止针对周围性痛觉。此外，它的目的是影响疼痛信号的传导和处理。颈脊神经局部镇痛治疗是CBS疼痛治疗的核心。

在急性和慢性颈部神经根刺激症中，直接处理椎间孔或钩椎关节等处的痛源是很有意义的。为了阻止慢性化，或在脊神经根处中断这一过程，前10天（包括周末）需要每天进行颈脊神经根的镇痛。注射后，患者应至少在30~60分钟内处于放松姿势，最好使用Glisson带牵引。进一步治疗可以通过物理治疗来补充，可以从解除疼痛的姿势开始，电疗、热疗和渐进式肌肉放松练习等。局部注射治疗不仅包括受影响节段的颈神经根镇痛，还包括继发性疼痛来源的浸润，如肩胛骨边缘、枕部和三角肌等。在CBS的治疗中也已经建立了针灸的使用体系。第11章具体描述了门诊和住院治疗计划。

7.3.3 治疗颈源性头痛（头颈综合征）

头颈综合征（cervicocephalic syndrome，CCS）是一种伴有头痛、头晕、偶尔出现吞咽困难、听力和视觉障碍的颈椎综合征。关节突关节、颈部肌肉和肌肉止点处的痛觉感受器的刺激都

可引起头痛。

可能的刺激来源包括头/颈交界处的关节位置不正确，颈椎偏离身体轴线，椎体移位，以及C4-C7钩椎关节增生压迫椎动脉等。脊髓后角或三叉神经核内下部的伤害性传入神经汇聚可引起面部放射性疼痛，特别是在前额、眼睛和太阳穴等区域。主要的临床症状是持续性、慢性反复发作的头痛。头痛本质上是神经痛，从一开始就有慢性特征。主要症状包括姿势依赖性的头痛和头晕，当颈部伸展和旋转时症状加重。由于存在严重的头痛，这种疾病也被描述为颈项性偏头痛。除了向前额辐射的偏头痛样的同侧头痛外，还可以观察到主要位于同侧颈后的双侧神经性头痛。

颈性头痛的特点：

- 双侧严重程度不等
- 姿势相关
- 偶发，持续时间较短
- 局部颈痛综合征症状同时存在

颈性头痛的病因和发病机制决定了所采取的治疗方案类型。病因处于头部的头痛主要通过使用止痛剂来治疗。相反，颈源性头痛可以通过改变姿势和轻微的颈部弯曲来缓解。该体位可作为进一步物理治疗和人工干预治疗的初始体位。采用热疗刺激肩/颈循环，也可使用电疗和渐进式肌肉放松等。

疼痛的来源是下颈椎运动节段的钩椎关节区域，因此推荐使用颈椎神经阻滞，在C7和C8神经根处注射8~10次。当头痛主要在一侧时，主要在症状严重一侧进行注射。对于对称型头痛，注射在两侧交替进行。

在颈椎无明显疼痛的运动范围内进行适当的运动锻炼，结合在腰背痛行为训练学校中讲述的适当姿势和行为训练也是很重要的。CBS的住院和门诊治疗方案也基本适用于治疗颈椎引起的头痛（见第11章）。

7.3.4 颈椎创伤综合征的疼痛治疗

颈椎的加速损伤即颈椎的挥鞭损伤是颈椎疼痛治疗的一个重要应用。

注

由颈椎加速性损伤引起的症状被确定创伤后颈椎综合征（posttraumatic cervical syndrome，PTCS）。挥鞭伤只是引起症状的原因之一。PTCS可以由各种导致颈椎严重弯曲或压迫的因素引起。

颈椎是连接头部和胸部的一个相对薄弱的环节，几乎可以自由地向各个方向移动。在体育活动中，如手球和拳击，以及在其他如游乐场飞车项目或游乐园的活动中，颈椎可能会受到创伤性压迫和弯曲。

当躯干固定，头部向后方向强烈加速时，颈椎会过度伸展。关节突关节囊内的痛觉感受器会受到强烈刺激，尤其是在下颈椎运动节段。在一些情况下，神经根会被压缩在椎间孔内。这会导致颈部和肩部的症状，有时还会辐射到手臂。PTCS的特点是患者在受伤和首次症状出现之间有一段无痛期。创伤后紧张性的症状包括后脑勺的持续性疼痛和枕部神经痛。

在急性PTCS的疼痛治疗中，冷敷、外固定和止痛剂的使用是疼痛治疗的核心。损伤涉及事故索赔等容易造成疼痛趋于慢性化。因此，也应该尽快地摘除颈托和按照规定进行锻炼。进行过大幅度的手法治疗是不合适的，因为这会导致由创伤导致的椎体运动节段更不稳定。

（张科 译，吴晓东 陈宇 审校）

7.4 颈椎注射治疗

7.4.1 颈脊神经镇痛术

原理

从后外侧进行穿刺，可直达下颈椎运动节段的关节突椎间孔区域，必要时在麻醉药中混合激素。

在C5-C6、C6-C7和C7-T1椎间孔出口处，可以阻滞相应的出口脊神经、返回椎管内的脊膜支以及支配小关节囊和背部伸肌的脊神经后支。除直接阻滞以外，还可通过脊膜支间接阻滞位于后纵韧带、后方纤维环以及小关节囊的伤害感受器。因此，颈脊神经镇痛术（cervical spinal nerve analgesia，CSPA）可缓解相应运动节段的盘源性（脊膜支）、关节源性（后支）和根性（前支）疼痛（图7.6）。

适应证

适用于C5、C6、C7和C8脊神经症状。更多的适应证包括：

- 头颈综合征
- 创伤后颈综合征
- 严重症状的局部颈椎综合征
  颈脊神经镇痛术的适应证：
- 颈神经根综合征
- 头颈综合征
- 创伤后颈椎综合征
- 假性放射痛性颈椎综合征

技巧

穿刺点位于后方棘突旁开3~4 cm，向头端和侧方进针，指向小关节外侧缘，穿刺深度为3~6 cm，此时可直达下颈椎脊神经和部分交感链，穿刺过程应尽量避免穿破硬膜或损伤颈部大血管。

实施颈脊神经穿刺术时，患者取坐位，尽可能屈曲颈椎，双臂自然下垂。术前先标记注射点。标记C5、C6、C7棘突位置用于参照定位，必要时也可标记T1棘突，然后将几个标记点连成一直线。穿刺点位于标记线旁开3~4 cm，与棘突间中线的交点。例如，C6神经根穿刺点位于C5和C6棘突间水平线；C7神经根位于C6和C7棘突间水平线；C8神经根位于C7和T1棘突间水平线。下位的颈椎节段封闭还可使星状神经节受到阻滞，其位置大多位于C7和T1之间，其次是C6和C7之间。

穿刺针长约8 cm，内含穿刺针芯。将其垂直穿入皮肤表面，直至触及颈椎椎弓侧方的相互重叠的关节突关节上，深度约3~6 cm。在持续回抽后，给予少量预先局部浸润麻醉。然后将针尖紧贴关节突关节向头端外侧继续穿刺，深度约1 cm，此时推注剩余的局麻药物。我们常用的局麻药物为0.5%~1.5%甲哌卡因10 mL，当然，也可使用其他的局麻药物。穿刺过程中，患者可能先会感到肩胛区疼痛，之后可能出现放射至上肢相应的神经支配区的疼痛。这种疼痛有时会因为穿刺时局部浸润麻醉、缓慢进针，而不被诱发。注射结束后，患

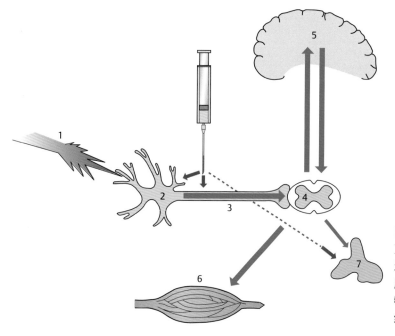

图7.6　颈脊神经镇痛术。该术式可直接阻滞脊神经的传入纤维（3），还能阻滞分布在小关节囊（2）和肌肉（6）的伤害感受器。随着药物的渗透作用也可影响颈椎交感神经系统，阻滞自主神经反应（7）

者需在观察室观察30分钟，因为术后可能会出现一些并发症和副作用。注射当天，患者不宜自行驾驶。

注射效果

颈脊神经镇痛术主要针对下颈椎椎间孔出口的脊神经前支。其治疗靶点位于相应脊神经的传入纤维，同时也可阻滞脊神经后支、脊膜支和交感神经的交通支。此外，后方肌肉群，部分小关节囊和相关的韧带在穿刺时也得到浸润麻醉。因此，颈脊神经镇痛术是一种复合局部阻滞，可有效缓解颈椎引起的疼痛。常用于各种刚出现的急性疼痛或与运动和自主神经反应有关的慢性疼痛的治疗。

颈脊神经镇痛术术后的数分钟，手臂可感觉到温热感，有时可延伸至同侧头部。这种感觉持续时间不一，通常持续1~5小时，取决于药物持续的效果。我们过去的研究（Ripplinger 1977；Rubenthaler et al 2000）表明，1~3次的颈脊神经镇痛术可明显缓解头臂综合征，同时还能从临床上以及神经病学上明确责任节段，实现精准治疗。

注

和外科手术不同，颈脊神经镇痛术不能彻底消除脊神经引起的疼痛和无力，但可以缓解疼痛，降低颈椎相应运动节段被激惹的神经兴奋性。

颈脊神经镇痛术步骤

见图7.7~图7.28。

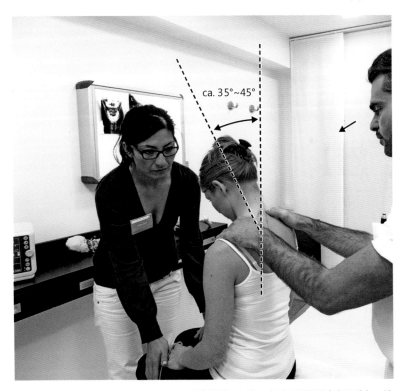

图7.7 患者行坐位，前屈颈部，双臂自然下垂，充分显露颈肩部区域。前屈的颈椎可使棘突间隙充分打开。颈椎正侧位片应摆放在术者的视线范围内，并且与患者的左右侧相一致，即片子上颈椎的右侧位于右边。助手站在患者的对面。操作过程用脉氧仪监测氧饱和度和脉搏。术者或助手应在整个过程中与患者保持言语上的交流

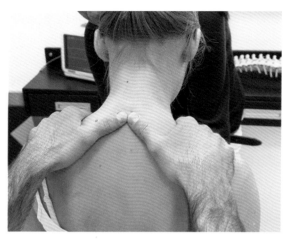

图 7.8 用于 C7 棘突定位的手法：将双手放置在双肩，双侧拇指汇聚的地方通常为 C7 棘突

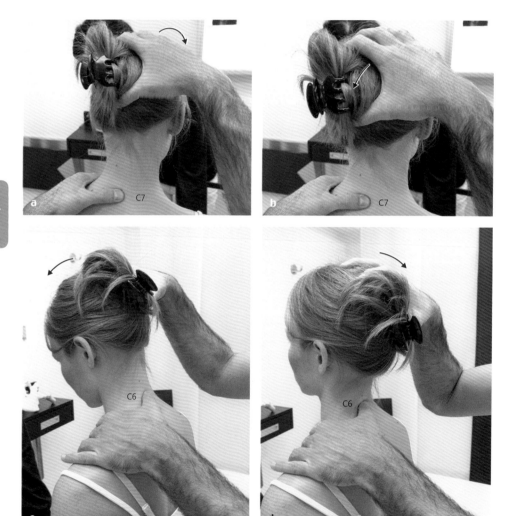

图 7.9 通过进一步触诊，准确定位 C6 和 C7 棘突：左侧拇指放置在 C7 棘突上，前屈（a）和后伸（b）颈椎时可明显触及，然后将大拇指放置在 C6 棘突上，前屈（c）颈椎时可明显触及，后伸（d）颈椎时却不能触及。通过上述方法，可有效区分 C6 和 C7 棘突

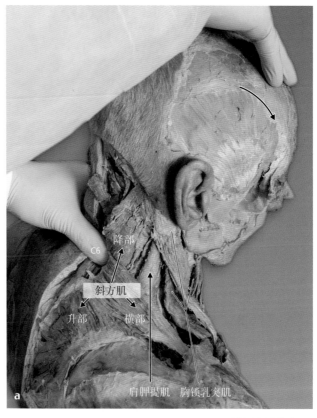

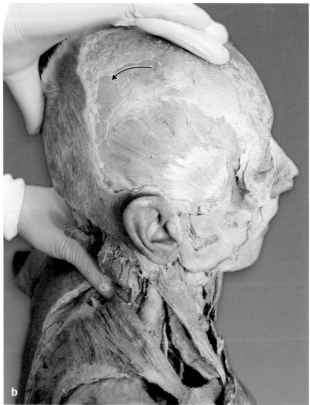

图 7.10 解剖标本上的颈部区域右侧观。屈曲颈部时可触及C6棘突（a）。棘突尖可在后正中线的皮下被触及。对于一些颈部肌肉比较发达的患者也可被触及（解剖标本上某些附着的肌肉已被去除）。仰伸颈部时（b），C6棘突未能触及

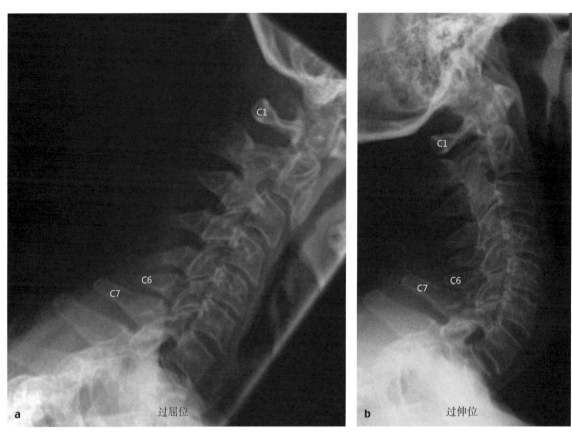

图7.11 颈椎侧位片显示过屈位（a）和过伸位（b）：从放射学和视觉上鉴别C6和C7棘突尖的解剖差异。过伸颈椎时，无法触及C6棘突

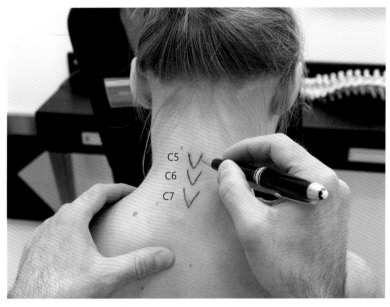

图7.12 触诊后，标记C5、C6、C7棘突

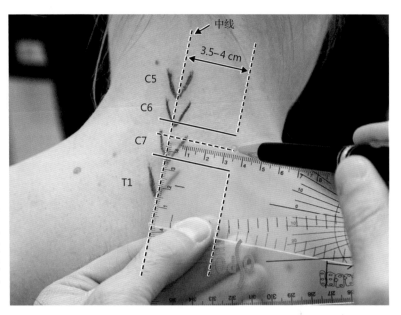

图7.13 标记注射区域。用标记好的C5、C6、C7棘突进行定位。注射点位于中线旁开3~4 cm与棘突间水平线的交点。例如：C5和C6棘突间水平线相对应C6神经根，C6和C7棘突间水平线相对应C7神经根，C7和T1棘突间水平线相对应C8神经根。用去除笔尖的钢笔头在皮肤穿刺点上加压标记，这样可以避免消毒时擦去标记

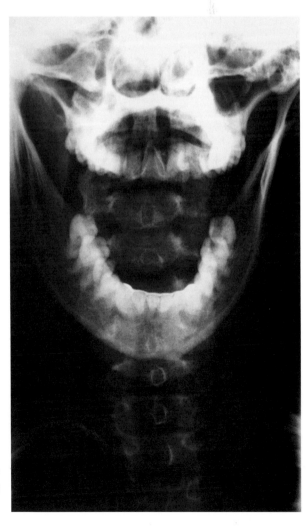

图7.14 颈椎正位片方向与患者左右侧方向相一致，便于术者术中操作。应当注意一些解剖标志的改变，尤其是与肺尖之间的关系

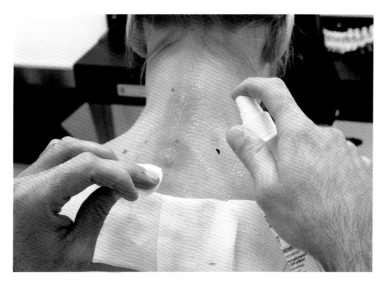

图7.15 使用无色的消毒喷雾进行皮肤消毒。衣服上缘应铺上纱布，以免消毒液浸湿衣服。注射区域的皮肤应当完整无破损或感染

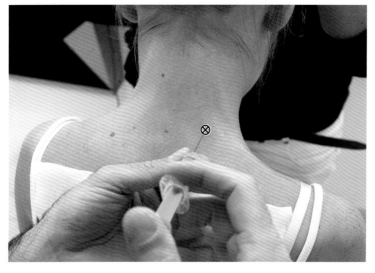

图7.16 在标记点处垂直于皮肤进针。助手协助维持患者头部前屈位。术者左手持注射器，手背抵住患者，以防患者突然后退。当皮肤阻力消失，一边进针，一边回抽，同时进行局部浸润麻醉，直至针尖到达骨面

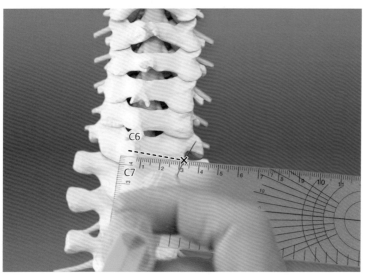

图7.17 C6-C7浸润对应的注射点。如图所示，针尖深达颈椎椎弓边缘，指向侧块

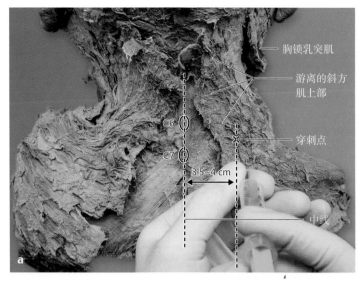

胸锁乳突肌

游离的斜方
肌上部

穿刺点

中线

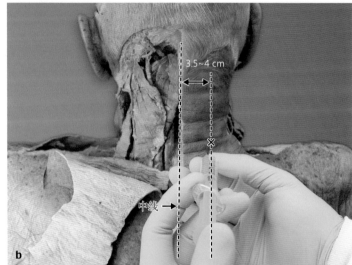

中线

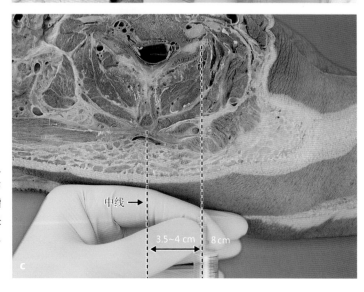

图7.18 解剖标本注射点示意图 (a~b.
后面观; c.经C6-C7水平的横切面): 中
线一侧旁开3~4 cm。皮肤 (b)、浅层脂
肪组织和深层肌肉层 (a.肌肉厚度取决
于患者的体型) 均要穿透才能到达骨面。
皮肤至骨面的平均距离为4~6 cm (c),
因此, 穿刺针至少长8 cm

中线

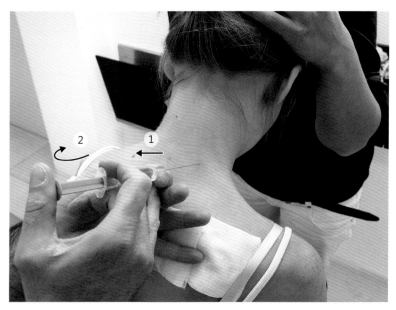

图7.19 到达骨面后需在骨膜下行局部麻醉。针尖（1）向上向外侧移动，（2）直至达到骨面边缘。此时向深部进针约1 cm。推注残余的局麻药物。注射过程中，患者常感到肩胛区疼痛，甚至放射至手臂的相应神经根支配区。如果使用带有缓冲功能的注射器缓慢注射药物，这种疼痛的现象可能不会出现

7

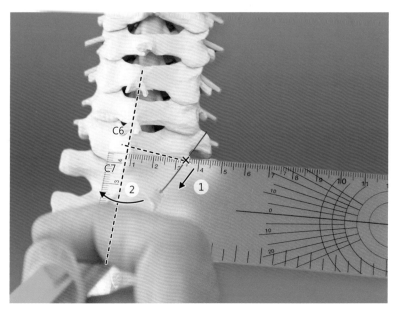

图7.20 骨性标本显示C6-C7间脊神经阻滞穿刺针的最终位置，（1）穿刺针略回退，（2）向头端和侧方穿刺，直达侧方椎弓的边缘

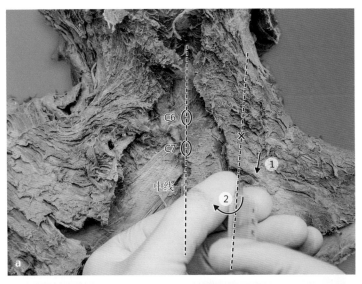

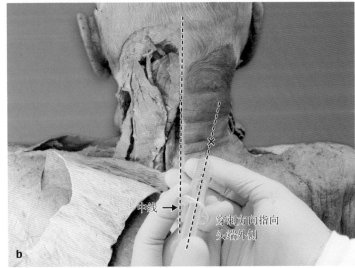

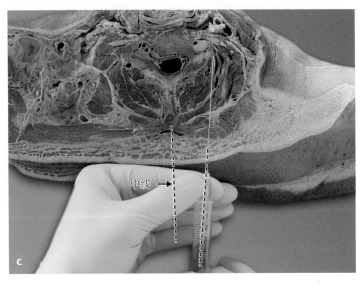

图7.21 颈椎解剖标本上显示穿刺针行C6-C7阻滞（C7神经根阻滞）的最终位置（a-b.后面观；c. C6-C7水平横切面）。可清楚看到穿刺针指向头端和外侧（a、b）。长约8 cm的穿刺针从里向外穿至骨边缘。对于大多数情况，穿刺针长度至少需要8 cm

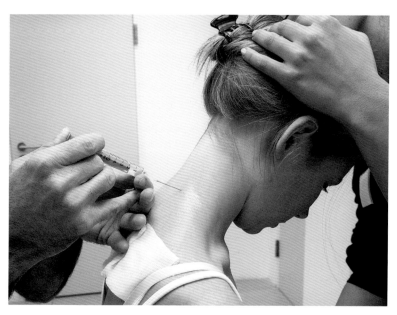

图7.22　C6-C7之间的C7神经根阻滞时穿刺针的最终位置。双手持注射器，左手抵住患者

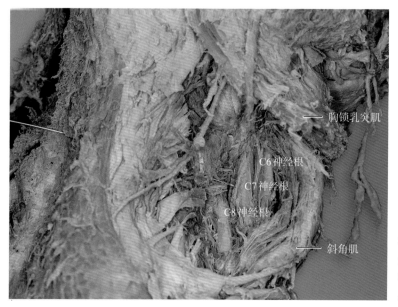

胸锁乳突肌

C6神经根

C7神经根

C8神经根

斜角肌

图7.23　解剖标本上显示穿刺针的位置：侧方可见C6、C7和C8神经根。针尖位于C7神经根附近，C6和C8神经根粗细相当，与C7神经根相毗邻，因此，当5 mL局麻药物浸润时往往会一同阻滞

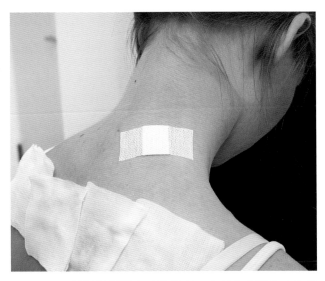

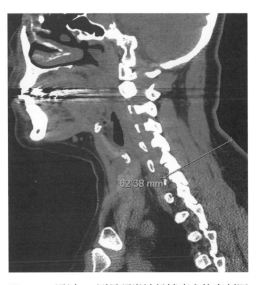

图7.24 C7神经根阻滞术后的外观。穿刺点上覆盖小片状的抗过敏敷料，由于后续还需在同一部位行数次注射，在术后1小时应去除敷料，以免发生敷料引起的皮肤反应

图7.25 通过CT测量颈脊神经镇痛术的穿刺深度。通常穿刺针的长度需在8 cm以上

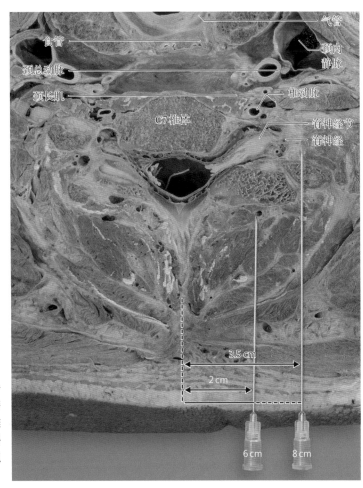

图7.26 经C7的解剖标本横切面：分别可见长6 cm和8 cm的穿刺针，椎旁2 cm为小关节浸润阻滞的穿刺路径，椎旁3.5 cm为颈脊神经镇痛术的穿刺路径。如果穿刺路径正确（后路），靶点周围结构可避免椎动脉损伤

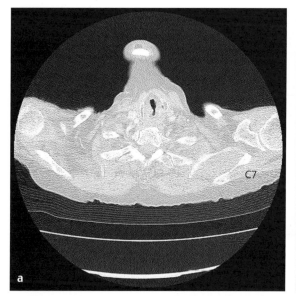

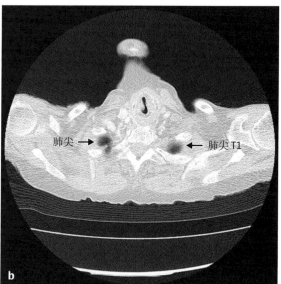

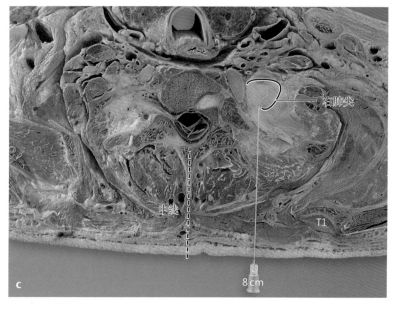

7

图 7.27　经 C7 （a）和 T1 （b）的 CT 平扫以及经 T1 的解剖标本横切面（c）。肺尖损伤合并气胸是颈脊神经镇痛术常见的并发症（c）

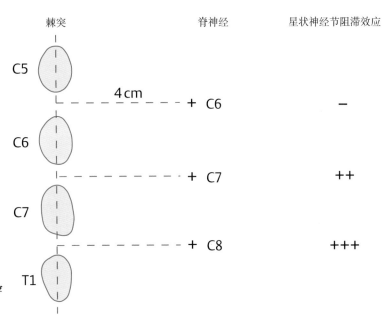

棘突		脊神经	星状神经节阻滞效应

图7.28　后路颈脊神经镇痛术的穿刺点

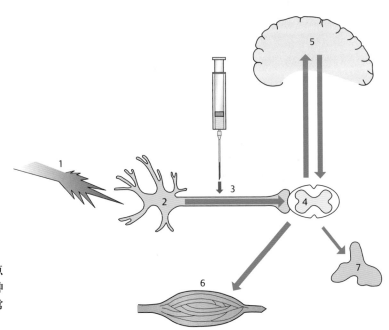

图7.29　颈椎硬膜外阻滞术的靶点位于颈脊神经根的传入纤维，这种传入纤维在慢性刺激的作用下常常发展为伤害感受器

7.4.2　颈椎硬膜外阻滞术
原理

经下颈椎椎板间隙穿刺至硬膜外间隙，行激素−生理盐水混合液注射（图7.29）。

这种注射方式常用于下颈椎慢性神经源性疼痛。钩椎关节骨赘和（或）突出椎间盘可对神经根产生机械压迫，使神经根水肿，在抗炎药物的作用下，神经根水肿可以得到缓解。颈椎硬膜外阻滞可达到以下两个效果：

- 减轻局部神经根的炎症反应。通过神经根周围间隙的扩大，促进硬膜外静脉回流，进一步缓解神经周围水肿
- 抑制神经伤害感受器的功能，这种功能往往是指机械压迫引起的神经敏感度增加

适应证

由于操作相对复杂（见"技术"章节），颈椎硬膜外阻滞术仅用于患有严重的头颈综合征，其他保守治疗无效的患者，尤其是有手术指征的患者。由于该法操作时靠近中枢神经，同时需注射造影剂，因此风险极高。

颈椎硬膜外阻滞术的禁忌证如下：

- 潜在的神经病学疾病
- 癫痫病史
- 造影剂过敏史
- 皮肤感染
- 糖皮质激素相关禁忌证

操作技术

术前应准备麻醉剂，建立静脉通路，并行心电监护。患者取俯卧位，颈椎轻度前屈，便于经椎板间隙穿刺。下颈椎硬膜外间隙最佳穿刺位置为C5-C6、C6-C7和C7-T1。术前使用长针，配合透视影像确定中线，并在皮肤上标记。穿刺深度通过侧位透视影像来确定。使用22G的穿刺针进行穿刺，直到穿至骨面，此时针尖位于椎弓。穿刺过程需在透视下监测。此时，在椎弓上缘黄韧带处持续推注0.9%生理盐水，边推边进针，该步骤与腰椎硬膜外穿刺相似。若推注时阻力突然消失，此时针尖即进入硬膜外间隙（棘突椎板线）。必要时可将生理盐水注射针筒更换为造影剂注射器，如果有条件可使用延长管推注（我们使用的是脊髓造影常用的造影剂碘帕醇）。然后用1~2 mL造影剂行硬膜外造影，以确定穿刺针在硬膜外的位置。最后，注入5 mL生理盐水和10 mg曲安奈德混合液。

术后患者应取症状侧卧位，持续30分钟，促进药物弥散至受累的钩椎关节。

注射效果

大多数情况下，颈椎硬膜外阻滞术在氢化可的松悬液的作用下，可在术后数小时或术后第一天缓解疼痛。一些患者术后出现即刻缓解。治疗周期举例来说一般持续6~10天，之后可再次注射。该术式可作为颈脊神经镇痛术和/或小关节浸润阻滞的补充治疗方式。

颈椎硬膜外阻滞术过程

图7.30~图7.46。

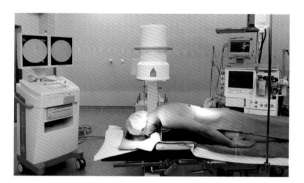

图7.30 术前应建立静脉通路，并行心电监护（必要时准备麻醉剂）。患者取俯卧位，颈椎轻度前屈，便于经椎板间隙穿刺。胸腹部下放置体位垫，使躯干轻度抬高。此时颈部可前屈，头部置于头圈上。双臂置于躯干两侧，无需固定。必要时助手可辅助牵引双臂，避免透视时双肩阻挡下颈椎的影像

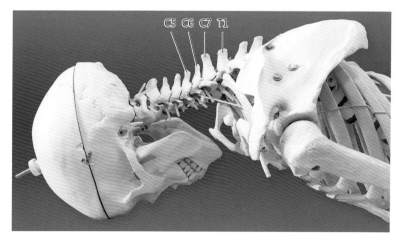

图7.31 颈椎硬膜外阻滞术的体位可减少颈椎前凸，打开椎板间隙，便于穿刺

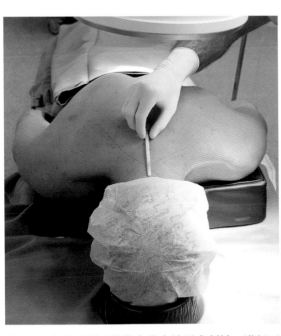

图7.32 在患者颈后部的中线上放置穿刺针，进行正位透视。因此需俯卧在透视床上

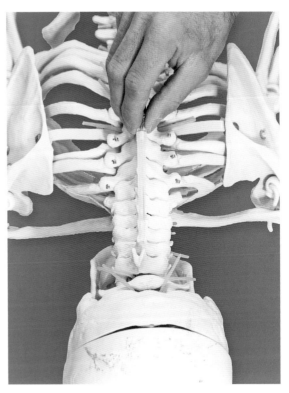

图7.33 在骨性标本的后正中线上放置穿刺针。中线旁的穿刺点为椎板间隙进入后方硬膜外间隙的最佳穿刺区域

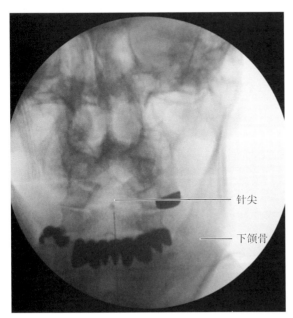

图7.34 在正位透视影像上标记中线。穿刺针投影往往与头面部重叠

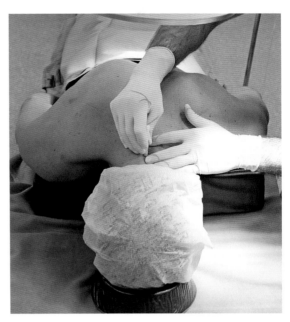

图7.35 用去除笔尖的钢笔头在中线皮肤上加压标记穿刺点。这种标记方法可确保消毒后清晰可见

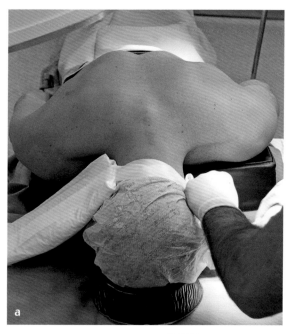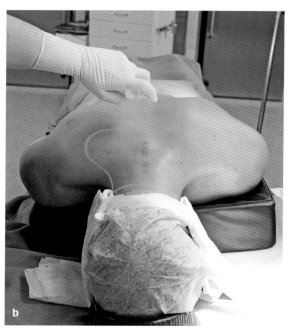

图7.36 颈椎硬膜外阻滞术头颈部最佳体位。患者需用帽子覆盖头发，消毒前用胶布在发线处固定帽子（a）。然后用无色消毒喷雾消毒皮肤（b）。消毒后标记点仍清晰可见

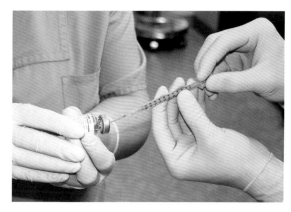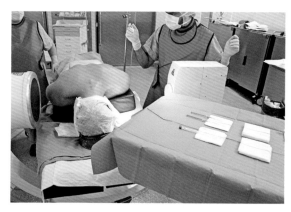

图7.37 用1 mL注射器抽取造影剂，取另一注射器抽取1 mL生理盐水和5~10 mg曲安奈德，操作时注意无菌

图7.38 侧位透视影像确定穿刺针深度

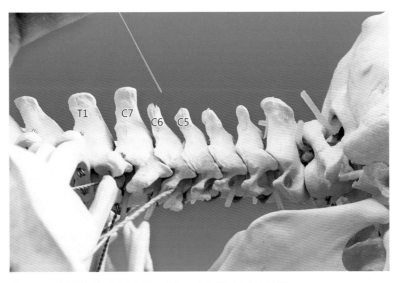

图 7.39 在骨性标本上显示 C5 和 C6 之间穿刺针的位置

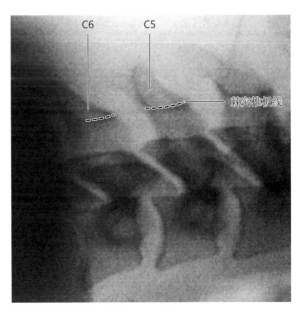

图 7.40 颈椎侧位片。如下位节段受到肩部阻挡，助手可向下牵拉双臂。穿刺针直达骨面，说明已到椎弓。此过程需在透视下进行

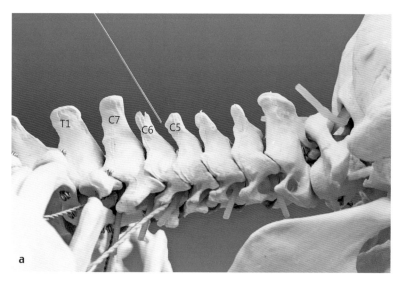

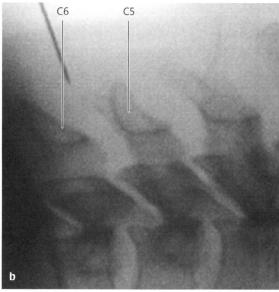

图**7.41** 穿刺过程中穿刺针的位置。在骨性标本上（a）
和侧位透视影像上（b）显示穿刺针位于C5和C6椎板

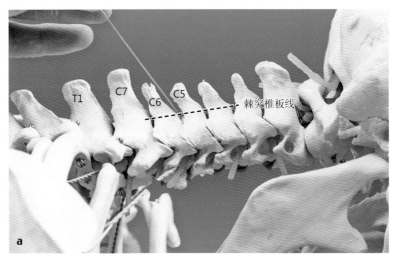

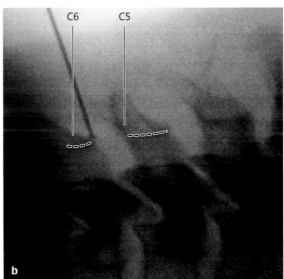

图 7.42 进一步进针后，在骨性标本上（a）和侧位透视影像上（b）显示穿刺针位于 C6 椎板上缘

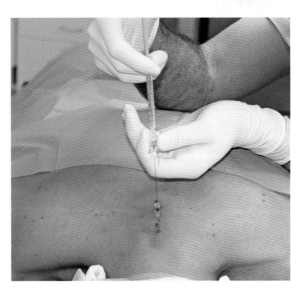

图 7.43 当穿刺针位于 C6 椎板上缘时，持续缓慢推注生理盐水，操作与腰椎硬膜外穿刺相似。若推注阻力突然消失，说明针尖已达硬膜外间隙

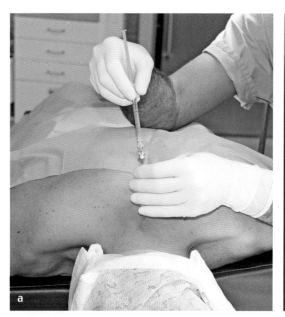
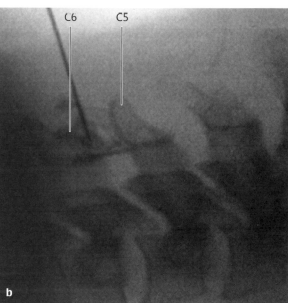
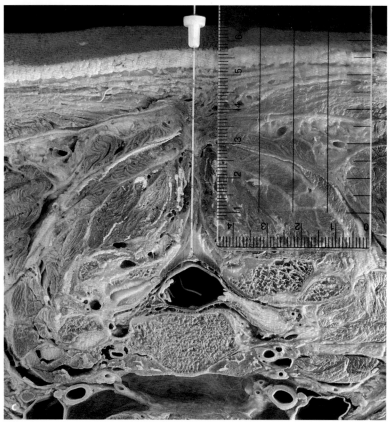

图7.44 随后，将生理盐水注射器更换为造影剂（a.用于脊髓造影的碘帕醇）注射器，必要时可通过连接管将其连接到Spinocan穿刺针套管上。回抽无异常后，推注1 mL造影剂行硬膜外造影（b）。此时可确定穿刺针的位置以及造影剂的弥散情况。正常情况下，造影剂会沿着棘突椎板线，在后方的硬膜外间隙呈线性弥散，图中显示的是C5和C6水平穿刺时造影剂形态。在解剖标本的横断面上，可见穿刺针最终位置位于硬膜外间隙（c）。位于棘突椎板线上的针尖已到达硬膜外间隙，深度约6 cm

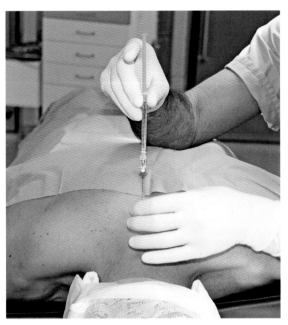

图7.45 将造影剂注射器更换为生理盐水激素混合液注射器。左手抵住患者，以保持穿刺针位置不变。回抽无异常后，推注 1 mL 含有 0.9% 生理盐水和 2~5 mg 曲安奈德混合液

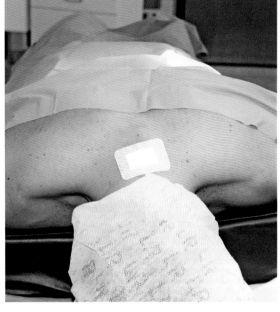

图7.46 颈椎硬膜外注射后的外观照。用小块敷料足以覆盖穿刺点。患者术后需行痛侧向下的侧卧位 30 分钟，有利于药物弥散至患侧的钩椎关节

7.4.3 颈椎小关节浸润阻滞术
原理
使用局麻药物（必要时可加入激素），将颈椎小关节囊附近的伤害感受器暂时阻断。

适应证
颈椎小关节浸润阻滞术适用于责任节段不明确的，伴有假性上肢放射痛的颈综合征，例如无法根据放射痛辨认出病变节段的。阻滞后可缓解双侧肩胛骨之间区域的疼痛，该区域受到脊神经背侧支的支配，该封闭术对此类疼痛效果较好。而这种疼痛会随着仰伸颈椎和轴向挤压小关节而加重。休门氏病或骨质疏松引起的胸椎后凸畸形往往会使颈椎前凸增大，从而诱发这种疼痛。

技术
穿刺时，患者取坐位或卧位。颈部不可过度前屈，以防椎板间隙打开过大。穿刺针在 C5-C6、C6-C7 后方棘突旁开 2 cm 处进针，可直达小关节。颈椎前凸过大往往是颈椎区假性放射痛的主要原因。穿刺时边回抽边予以浸润麻醉，直到针尖抵达骨面。以上操作也可在超声引导下进行（Grfka 1992）。

在每个穿刺点向关节突关节注入 0.5% 的局麻药物 2 mL。局麻药物需要的总量为 5~10 mL。开始前，还可将 10 mg 可的松与 10 mL 0.5% 的局麻药物混合，作为局麻混合液的激素成分。

阻滞术后
颈椎小关节浸润阻滞术后与颈脊神经镇痛术操作步骤相似。

颈椎小关节浸润阻滞术步骤
见图 7.47~ 图 7.62。

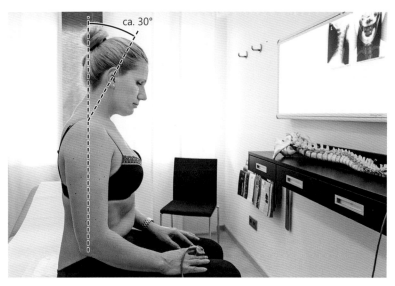

图7.47 注射时患者取坐位。颈部不可过度前屈（与颈脊神经镇痛术相反）。这样可以确保椎板间隙处于关闭的状态。颈椎正侧位片放置在观片灯上，片子方向与患者方向相一致（片子右侧＝患者右侧），以便穿刺时对照方向。使用脉氧仪监测血氧饱和度和脉率

7

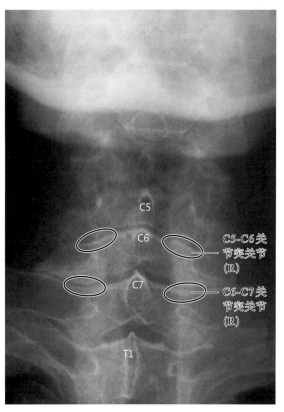

图7.48 下颈椎区的正位片。下颈椎关节面和关节囊区域见上图所示

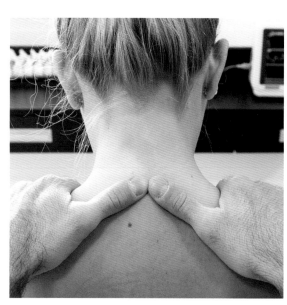

图7.49 用双手确定C7棘突的位置：双手自然放置在双肩，双侧拇指汇聚的点即为C7棘突

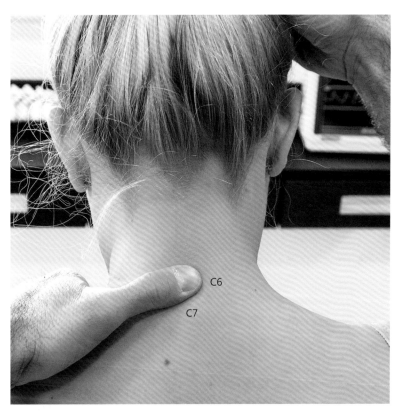

图7.50　进一步触诊以确定C6和C7棘突。屈曲颈椎时，C6棘突可以触及，仰伸颈椎时则不能触及。相反，C7棘突在屈曲和仰伸位使均可触及。C6和C7棘突可根据上述方法予以鉴别（见图7.9a-d）

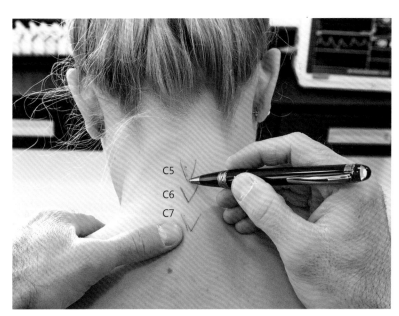

图7.51　标记C7、C6、C5棘突

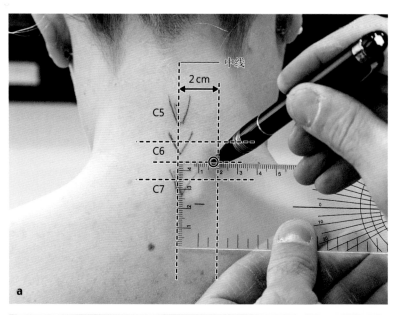

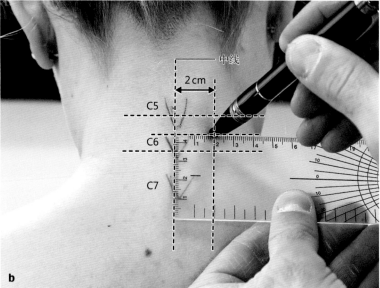

图7.52　穿刺点位于棘突连线旁开2 cm。如图所示：测量标记C6-C7（a）和C5-C6（b）右侧穿刺点

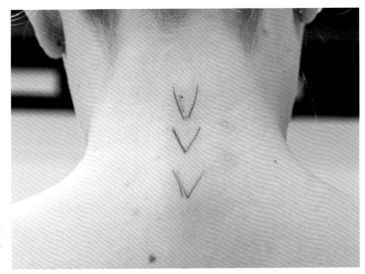

图 7.53 右侧C5-C6和C6-C7穿刺点示意图。在穿刺点处用去除笔尖的钢笔头在皮肤上加压做标记。这样即便消毒后，穿刺点仍可清晰可见

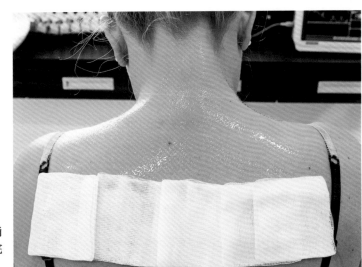

图 7.54 衣服上缘应铺上纱布，以免消毒液浸湿衣服。注射区域的皮肤应当完整无破损或感染

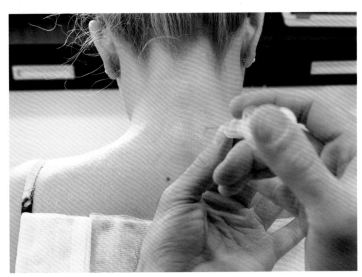

图 7.55 在皮肤表面垂直进针（位于C6-C7水平）

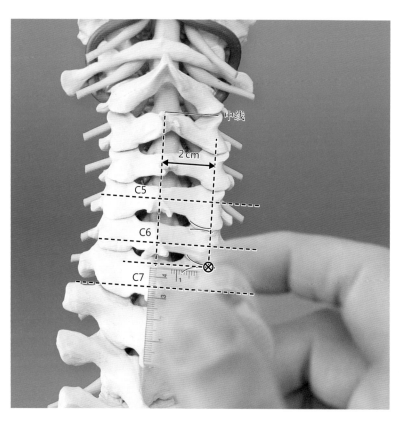

图7.56 如图所示，在棘突连线旁开2 cm处，C6-C7棘突间中线交点开始穿刺，穿刺针向外侧穿刺可抵达骨面，此时可将针尖略朝向内侧移动，保持深度无需加深

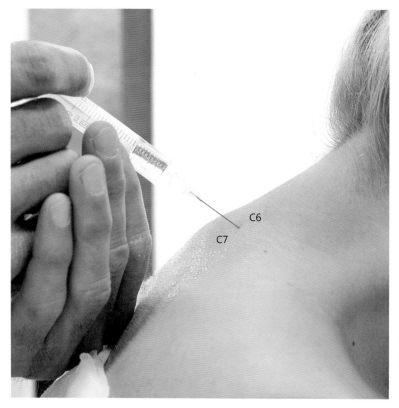

图7.57 C6-C7右侧小关节浸润阻滞术的侧面观。注射时应用左手抵住患者，缓慢进针，直至抵达骨面（深度4~5 cm），然后在小关节附近呈扇形注射

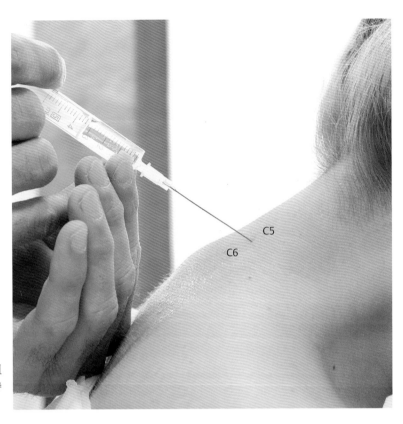

图 **7.58** C5-C6右侧小关节浸润阻滞术开始操作：侧面观。双手持注射器引导穿刺针方向

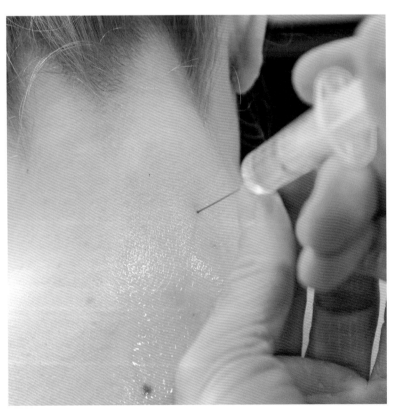

图 **7.59** C5-C6右侧小关节浸润阻滞术：后面观。逐渐进针直至抵达骨面

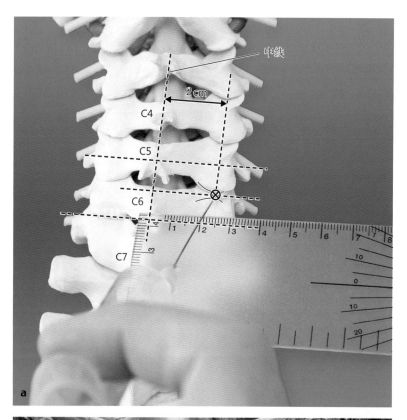

7

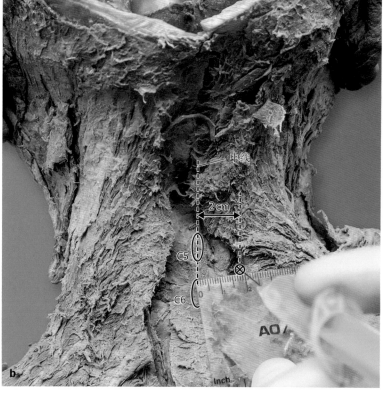

图7.60　（a）骨标本上显示穿刺针的最终位置以及解剖标本上显示穿刺针位于C5-C6水平，旁开中线2 cm行右侧小关节浸润阻滞术。（b）穿刺针抵达骨面之前，需经过皮肤、浅筋膜、深部肌肉层（肌肉厚度因患者而异）

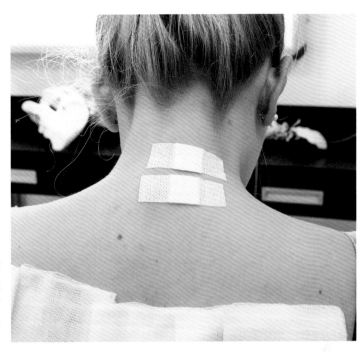

图7.61 C5-C6和C6-C7右侧小关节浸润阻滞术后观。穿刺点上覆盖小片状的抗过敏敷料，由于后续还需在同一部位行数次注射，在术后1小时应去除敷料，以免发生敷料引起的皮肤反应

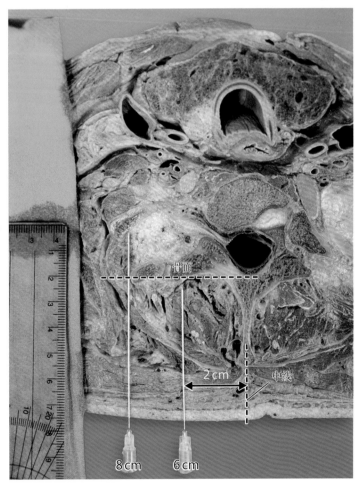

图7.62 在解剖标本上穿刺路径示意图（经C7的横断面）：旁开中线2 cm，穿刺针抵达骨面前，需经过皮肤、浅筋膜、深部肌肉层（肌肉厚度因患者而异）。皮肤到骨面的距离为4~6 cm。因此，穿刺针长度应需8 cm。脊神经阻滞则旁开中线为3.5~4 cm（见"颈椎脊神经镇痛术步骤"，见图7.7~图7.28）

7.4.4 枕神经、颈椎激痛点以及皮肤的浸润阻滞

对于颈部、肩部等继发性疼痛（见第1章，混合疼痛综合征）常使用治疗剂量的局麻药进行颈椎区域外的镇痛治疗。常见的穿刺镇痛区域为斜方肌、三角肌和菱形肌肌肉止点。枕部神经痛时，可使用利多卡因-可的松混合液在肩胛骨的上缘进行局部浸润阻滞。推拿按摩，联合马比佛卡因等局麻药物注射，可缓解颈肩部肌肉的紧张性疼痛，或一些相似麻醉药比如斜方肌上缘和菱形肌的疼痛使用1~2 mL低浓度的麻醉剂镇痛治疗（0.5%利多卡因、0.125%的布比卡因）。同时，建议在枕部行局部皮神经阻滞（图7.63~图7.74）。

与颈脊神经镇痛术和颈椎硬膜外注射一样，肌肉和肌肉附着点的注射也是一种有效可行的治疗，也可认为是上述两种治疗的一个补充。

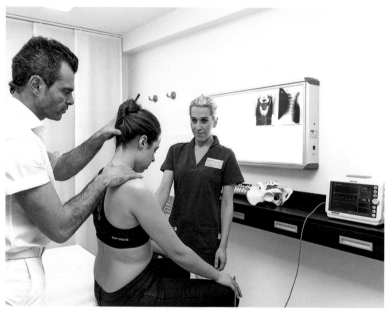

图7.63 枕神经注射时，患者取坐位，轻度屈颈，双臂自然下垂。充分显露颈肩部区域。颈椎正侧位片放置在观片灯上，片子方向与患者方向相一致（片子右侧=患者右侧），便于术中对照。助手可面向患者，使用脉氧仪监测血氧饱和度和脉率

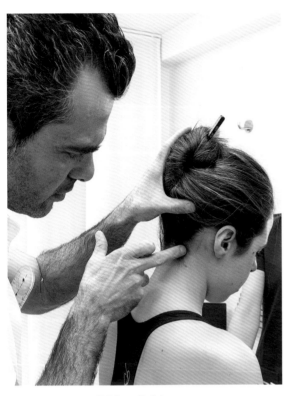

图7.64　触及右侧斜方肌的降部

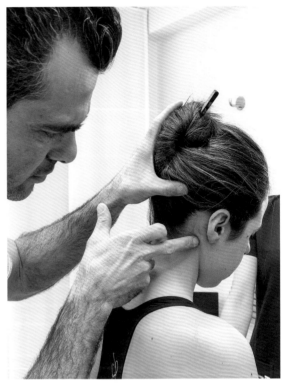

图7.65　触及右侧胸锁乳突肌

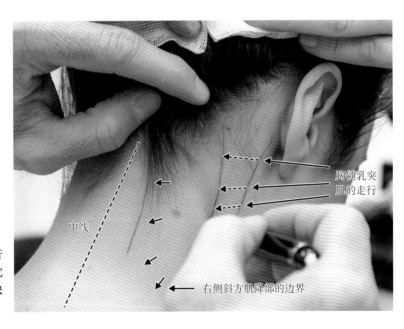

图7.66　标记胸锁乳突肌的走行
以及右侧斜方肌降部的边界。枕
小神经和枕大神经位于上述两块
肌肉之间

中线

胸锁乳突
肌的走行

右侧斜方肌降部的边界

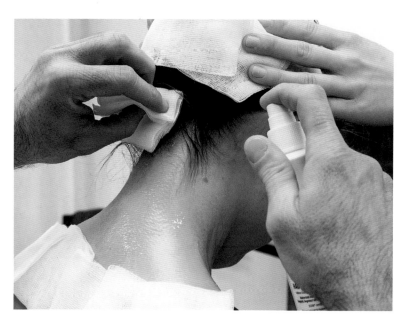

图7.67　使用无色的消毒喷雾进行消毒，铺上纱布保护衣服。注射区域的皮肤应当完整无破损或感染

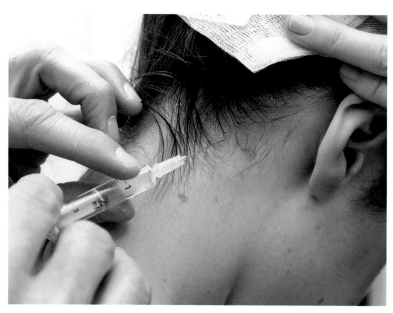

图7.68　枕神经注射阻滞时的手法。助手固定患者头部。双手控制注射器方向

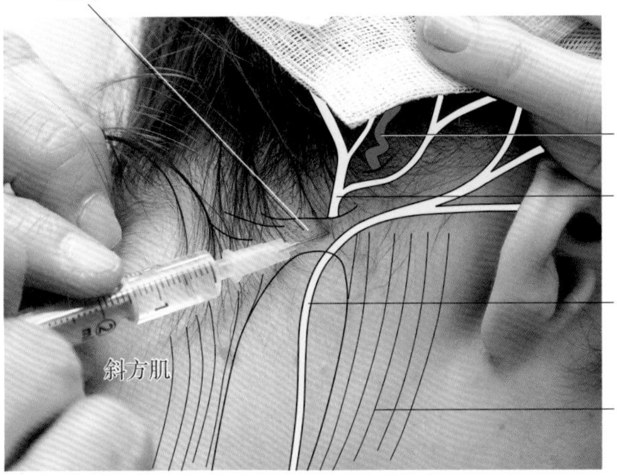

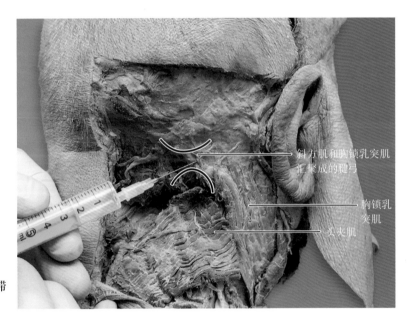

图7.69 注射点以及穿刺针的位置。枕大神经（第二脊神经的背侧支）的注射点位于皮下斜方肌和胸锁乳突肌汇聚成的腱弓下方，以及发自于颈丛的枕小神经横侧部的附近，该处同时也位于搏动的枕动脉内侧，旁开中线2~3横指

腱弓

枕动脉

枕大神经

枕小神经

胸锁乳突肌

斜方肌

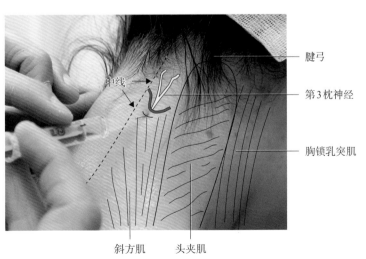

图7.70 解剖标本上显示枕部阻滞时穿刺针的位置

斜方肌和胸锁乳突肌汇聚成的腱弓

胸锁乳突肌

头夹肌

图7.71 穿过颈筋膜的第3枕神经激痛点阻滞。此神经为后方节段分支之一

腱弓

第3枕神经

胸锁乳突肌

中线

斜方肌　头夹肌

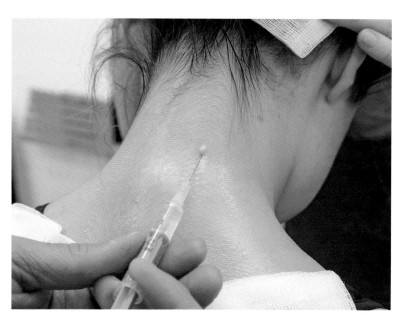

图7.72　在痉挛的右侧椎旁肌表面行皮肤浸润阻滞的手法。双手控制注射器方向

7

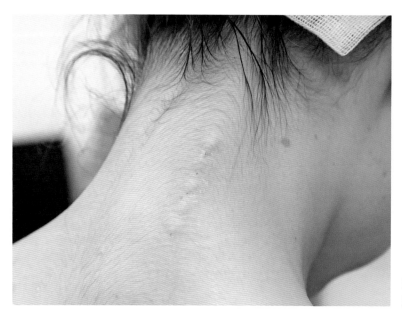

图7.73　右侧皮肤浸润阻滞完成后可见串珠样改变

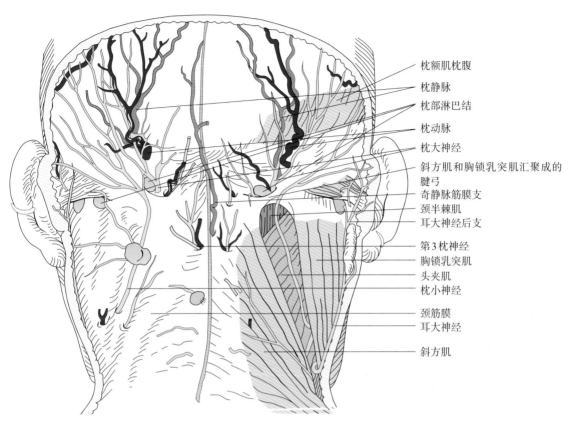

枕额肌枕腹

枕静脉

枕部淋巴结

枕动脉

枕大神经

斜方肌和胸锁乳突肌汇聚成的腱弓

奇静脉筋膜支

颈半棘肌

耳大神经后支

第3枕神经

胸锁乳突肌

头夹肌

枕小神经

颈筋膜

耳大神经

斜方肌

图7.74　枕颈部神经支配区的解剖示意图。左侧：皮下层。右侧：筋膜下层

（陈宇 译，金翔　郑根江 审校）

7

8 胸椎注射治疗
Thoracic Injection Therapy

相对于颈、腰椎痛，胸椎的急慢性疼痛较为少见，且疼痛程度较轻，仅占脊柱疼痛综合征的2%。在极少数情况下，保守治疗无效的神经根刺激（如肋间神经痛）需要手术治疗。

8.1 胸椎神经解剖学

胸段椎管相对狭窄，在脊髓及周围骨性结构和椎间盘之间形成一个狭长的硬膜外间隙。此间隙在T4~T9最狭窄。

胸椎关节由关节突关节以及椎体与肋骨间的关节（肋椎关节、肋横突关节）组成，肋横突关节由椎间孔下缘突出，神经根经此向外发出（图8.1）。

由于椎间孔的直径相对较大，在颈椎常见的骨性狭窄在胸椎中就很少见。椎间孔在胸椎不像颈椎和腰椎那样与椎间盘相邻。相反，它位于与椎体相同的水平（图8.2）。

如同颈椎中存在的那样，胸椎中也同样存在脊椎节段与脊髓节段在高度上的不一致。在T1~T6棘突之间，脊髓与对应的胸椎存在两个节段的高度差；在T7和T10棘突之间，该位移达到三个节段的高度差。胸髓神经的腹侧支，即肋间神经，支配着胸腔壁，包括肋间肌肉、肋横关节、胸膜壁层和皮肤。胸神经根受到刺激时，就会发展成所谓的肋间神经痛。

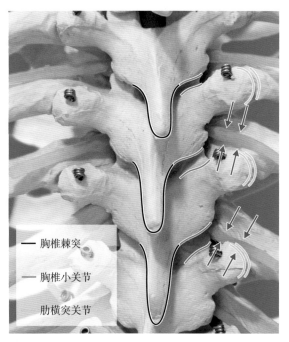

图8.1　中胸椎骨骼后视图。除了胸椎小关节外，胸椎还包含肋横突关节，此关节由椎间孔下缘突出，神经根经此向外发出

胸椎棘突

胸椎小关节

肋横突关节

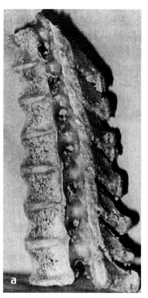
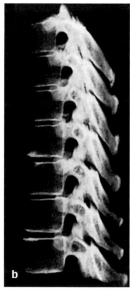

图8.2　（a）解剖标本胸椎矢状面（b）同一标本的X线侧位图。椎间孔不是紧邻于椎间盘，而是位于椎体水平

8.2 临床现象

胸椎神经根受损引起的症状以带状疼痛为特征，可能伴有痛觉分离障碍。它的结构学基础是基于皮节感觉支配方式。在胸段，单个皮节之间的界限并不像四肢的周围神经那样明确。退行性改变引起的肋间神经痛的另一个重要诊断标准是与胸椎的位置有关。拉伸胸椎关节、胸部伸展时疼痛减轻。随着负重和身体的某些旋转运动，疼痛加重。这提供了这种疾病该如何治疗的信息。

水平位打开绞索的胸椎小关节在治疗中是极其重要的。另外，所有类型的热疗被公认是有效的，因为热缓解了躯干肌肉的过度紧张，特别是躯干背部的伸肌，同时热刺激了血液流动。手法治疗是以上治疗的一个补充，包括牵引、加强躯干肌肉的物理治疗和局部注射治疗。

胸椎伤害感受器传入纤维引发的疼痛，要比神经根刺激引发的疼痛常见得多。这种形式的刺激源于不正确的姿势或负重，或在某些情况下，节段性功能障碍或退行性改变。它可导致胸椎极度疼痛和难以治疗的反射性疼痛综合征。

所谓的内脏脊柱疼痛综合征和与心理问题相关的疼痛综合征也可以在胸椎表现出来。

8.3 胸椎注射治疗

8.3.1 胸椎神经根镇痛

原则

向椎体后外侧的椎间孔关节突区注射局麻药（必要时可混合类固醇激素）。

指征

任何难治性的肋间神经痛或类似肋间神经带状分布区域的疼痛，不管是同侧或双侧放射痛均是胸椎肋间神经镇痛（thoracic spinal nerve analgesia，TSPA）治疗的指征。

方法

为了进行TSPA治疗，必须首先穿刺接触

到横突的表面。随着胸椎棘突角度的变化，棘突与横突的相对位置也在发生变化。T4~T9，棘突位于同一节段的横突尾端，至下一个节段的水平。而在高于T4水平或低于T9水平，横突与对应的棘突较为接近（Wolber 1999）。棘突和横突之间的纵向距离在2.5~3.5 cm（图8.3）。

在注射治疗之前，需要获取最近的胸椎X线片作定位之用。患者可以俯卧于脊柱后凸台上，处于后凸体位并全身放松，双臂垂于两侧。当不具备脊柱后凸台时，也可采用坐姿进行注射。

T1~T4神经根　定位棘突下缘，做一水平线。横突线在此线上棘突旁开3 cm处。胸椎X线片可以用于进一步定位使用。横突位于同一节段棘突下缘的头端2 cm处。将长6~8 cm的针垂直朝向相应的横突插入。当针尖突破深筋膜后，将针略微回缩。穿刺的方向是尾倾20°、内倾30°~40°。当针尖接触到骨面后，将针再插入1~2 cm，然后回抽，每个节段注射1~2.5 mL药物。

T5~T9神经根　定位T5、T6、T7、T8、T9棘突的下缘。横突的定位，首先在棘突下缘作一条水平的棘突线，在此线头端3 cm，棘突旁开3 cm处，即为横突的投影点（所谓双3 cm法）。先将针朝向横突垂直插入皮肤，接触骨面之后将针完全退出肌筋膜后，尾倾20°和内倾30°~40°角插入针头。当与骨面的接触消失后，将针再深入1~2 cm，然后回抽无血液后，注射1~2.5 mL/节段。

对于没有经验的医生来说，明确与横突的接触是一个要点。在胸椎节段，横突的隆起处明显比小关节突更靠背侧（图8.4）。因此，在胸椎小关节浸润术时（详见下文"胸椎小关节浸润"）横突的接触可用于定位，以帮助医生确定进针深度。换句话说，与横突的骨接触深度不会深于与小关节突的骨接触深度（图8.5a，b）。因此，在TSPA术的第一步，应当首先与横突发生骨面接触。

胸椎神经镇痛的效果　患者可能主诉节段

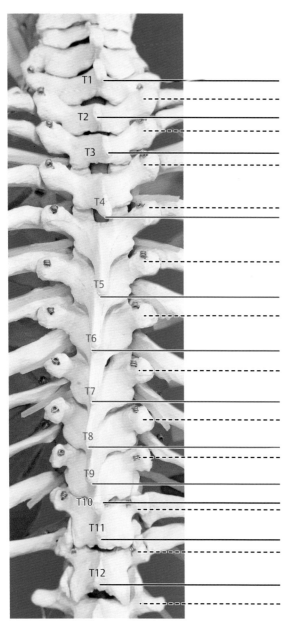

T1
T2
T3
T4
T5
T6
T7
T8
T9
T10
T11
T12

— T4~9棘突
— T1~3 和 T10~12棘突
- - - 横突

图8.3 胸椎骨骼后视图。棘突与横突的位置关系：T4~T9，棘突位于下位脊椎横突的下方。这两个解剖点的距离在T4以上或T9以下更为接近

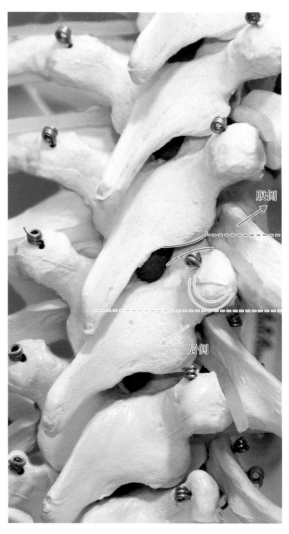

腹侧

后侧

图8.4 上胸椎骨骼右后外侧图。在胸椎节段，横突的骨性隆起明显位于小关节突的后方，即在浸润过程中，与横突的骨性接触深度不能超过与小关节突的骨性接触深度

8

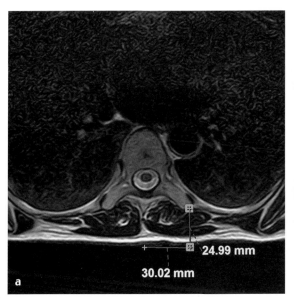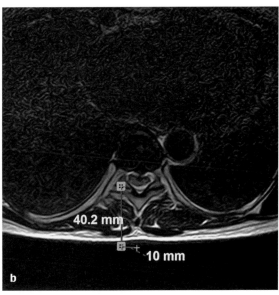

图8.5 胸椎MRI横突图像。a.横突位于椎旁3 cm，深度约2.5 cm。b.胸椎小关节位于椎旁1 cm更深处（约4 cm深）

性感觉异常。为达到充分的镇痛效果，每节段应浸润1~2 mL。由于麻醉剂会扩散，只要针头达到靶点的几毫米范围内，都能获得最佳阻滞效果。

TSPA注射步骤
见图8.6~图8.26。

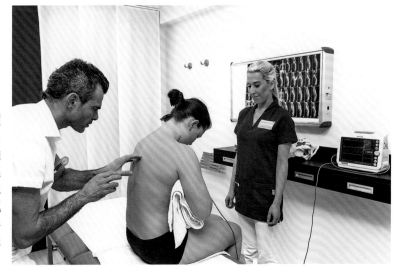

图8.6 TSPA是在患者坐下来，颈椎和胸椎屈曲的情况下进行的。患者的双臂垂在身体两侧。颈椎屈曲，更容易触及脊椎的突起（如C7棘突）。医生的助手站在患者的前面。用脉搏血氧计监测氧饱和度和心率。主治医生或助手在整个过程中口头问询并监护患者的情况

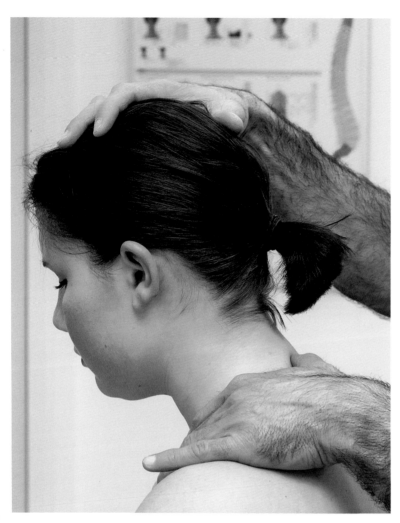

图8.7 定位C7棘突时手法（图7.9）

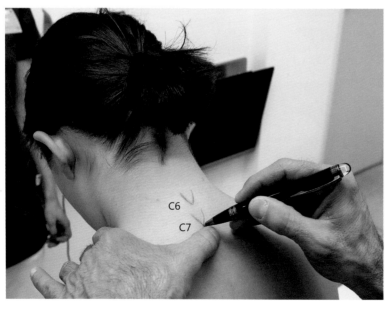

图8.8 标记C6和C7棘突尖端

8

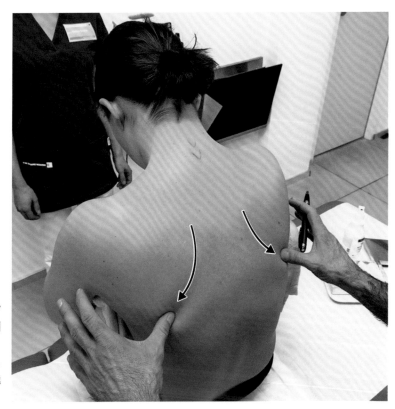

图 8.9 为了更好地触及和定位 T7 的棘突,可用两个拇指从中线划过肩胛骨内侧缘(margo 内侧肌),向外侧滑至肩胛骨下缘(下角)。T7 棘突即位于此水平。使用 X 线定位则可以更可靠地识别 T7 棘突

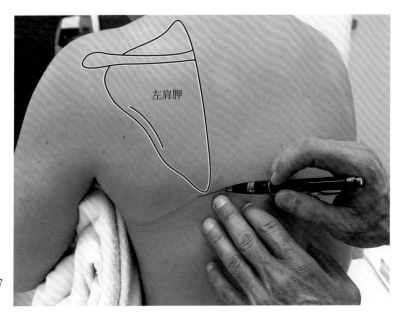

左肩胛

图 8.10 标记左肩胛骨下缘。T7 棘突位于此水平

8

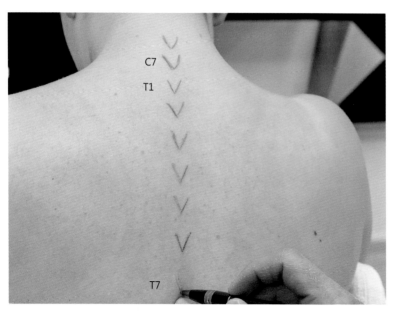

图 8.11 触诊后，标记其余棘突直至 T7 棘突

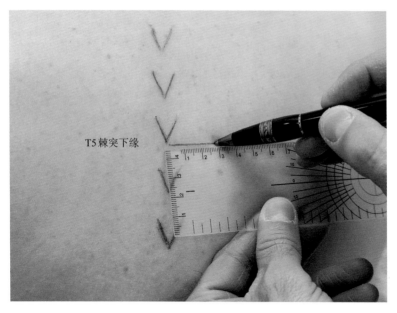

图 8.12 在右手侧标记 T5 对应的穿刺点。将直尺水平放置于 T5 下缘，过 T5 棘突下缘做一条水平线。由于横突旁线位于棘突水平旁开 3 cm 处。故在水平右侧旁开 3 cm 处进行标记

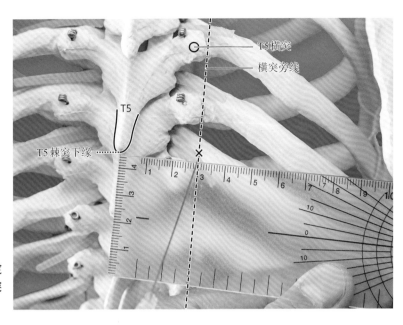

图8.13　在骨骼解剖示意图上定位横突旁线位置，其位于T5棘突下缘水平旁开3 cm处

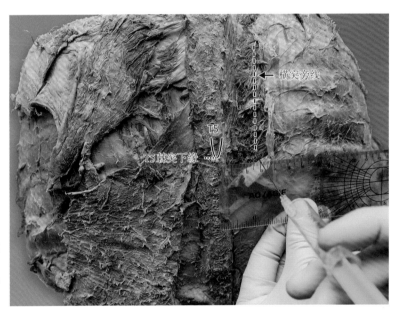

图8.14　在解剖标本上定位横突旁线位置（后视图），其位于T5棘突下缘（蓝点标记处）水平旁开3 cm处

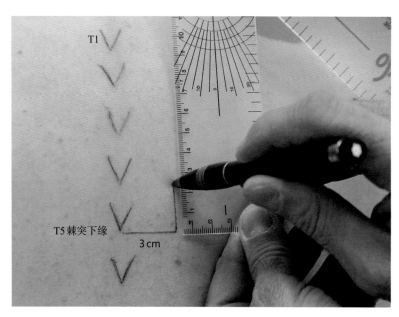

图8.15 T5横突的体表投影位于棘突下缘水平旁开3 cm，再向头端垂直上移3 cm处（即3-3原则）。做一条长度为3 cm的垂线，该垂线末端即为T5右侧TSPA穿刺点。用记号笔标记穿刺点，并确保标记点在消毒后仍可见

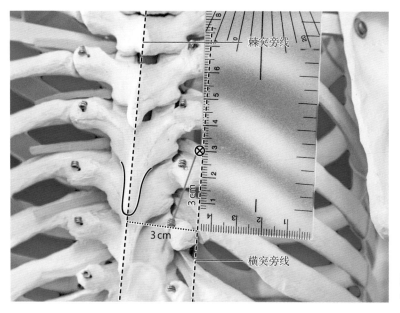

图8.16 在骨骼解剖示意图上定位右侧T5横突穿刺点

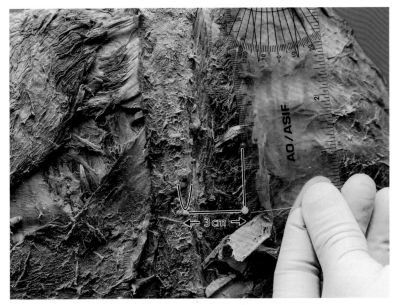

图8.17 在解剖标本上定位对应穿刺点。T5横突（红点标记处）位于棘突下缘水平旁开3 cm，再向头端垂直上移3 cm处（即3-3原则）。T5右侧TSPA穿刺点即在该垂线末端

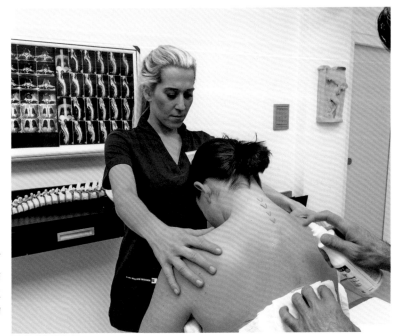

图8.18 将手术铺巾置于穿刺点下方。消毒穿刺部位及周围皮肤，确认背部皮肤，尤其是注射部位处皮肤无破损及感染性疾病。助手协助固定患者头部及上半身位置

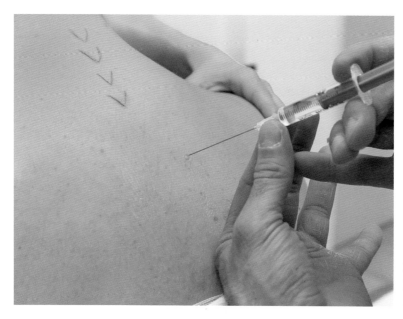

图8.19　首先，将穿刺针向横突方向垂直插入，直至触及横突。随后将穿刺针与注射器连接，此时左手背侧紧贴患者背部固定穿刺针。以此确保患者突然活动时穿刺针与患者的相对位置不会发生改变

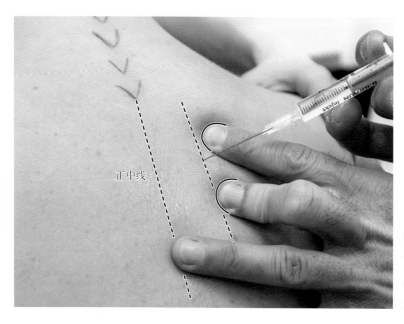

正中线

图8.20　通过两指法保护第4-5肋间隙与第5-6肋间隙。为了能到达脊神经所在位置，首先应将穿刺针退回至皮下。随后内倾30°~40°角再次进针

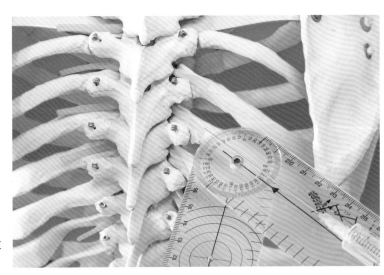

图 8.21　在骨骼解剖示意图上定位进针方向：穿刺针内倾40°

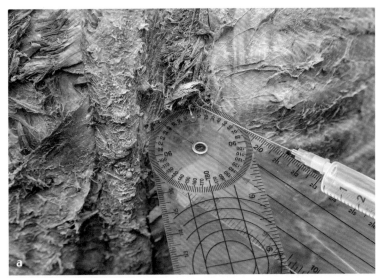

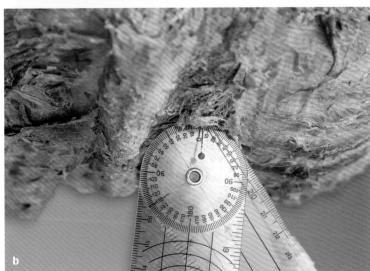

图 8.22　在解剖标本上定位进针方向［后视图（a），头侧视图（b）］：穿刺针内倾40°夹角。穿刺点根据"3-3原则"确认（红点标记处）

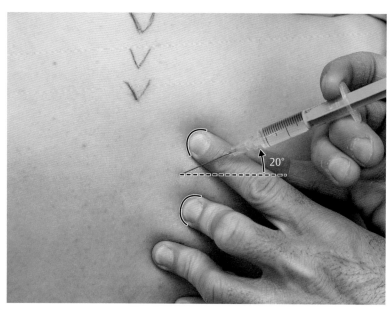

图8.23 为了到达脊神经所在位置，当穿刺针接触到横突后，略向后退回，并将穿刺针向头侧倾斜20°，绕过横突，继续向尾侧进针1~2 cm。此过程中继续使用两指法保护肋间隙。完成上述操作后，回抽确认无血液、无空气、无脑脊液后，注入1~2.5 mL药物

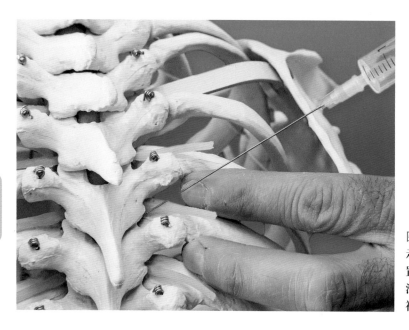

图8.24 在骨骼解剖示意图上显示TSPA时，穿刺针最终到达位置。穿刺过程中，全程使用两指法保护肋间隙，并最终到达胸椎神经处

8

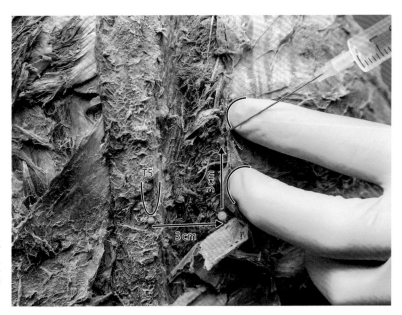

图8.25　在解剖标本上标记进行
T5右侧TSPA时，穿刺针最终位
置。穿刺过程中，全程使用两指
法保护肋间隙

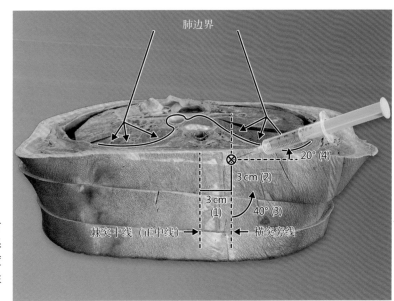

图8.26　在解剖标本上标记T5右
侧TSPA的全程步骤（1-4）。在保
证各步骤穿刺点位置与进针角度
的前提下，造成肺损伤的可能性
较低

8.3.2　胸椎小关节浸润麻醉
原理

单纯使用局麻药或在必要时联用类固醇类
药物对胸椎关节突关节囊内的伤害感受器进行
暂时性阻滞。

适应证

由胸椎关节突关节囊发生病变所引起的一
系列症状，比如：

- 胸椎小关节综合征

- 无运动缺失的胸椎椎旁肌肉紧张
- 胸部假性放射性症状

方法

患者取坐位维持胸椎后凸状态，或者俯卧
于可以维持患者胸椎后凸的治疗床上。穿刺点
位于棘突上缘平面，椎旁1~1.5 cm处。穿刺过
程中，可使用影像学技术进行定位。首先，在
穿刺点位置垂直进针，进针深度约为6~8 cm，
直至触及骨性结构或关节囊，此时即到达胸椎

关节突关节囊位置。对于体型较瘦的患者，进针深度为3~4 cm，但对于体型肥胖的患者进针深度则至少为8 cm。当穿刺针进入关节囊后，患者会感受到典型的放射性疼痛。此时无需调整穿刺针位置进入关节囊或至关节囊

周围，回抽后进行注射，每个节段注射量为1~2 mL，如此即可获得良好的关节周围或关节囊内的浸润麻醉效果。

胸椎小关节浸润麻醉步骤

见图8.27~图8.37。

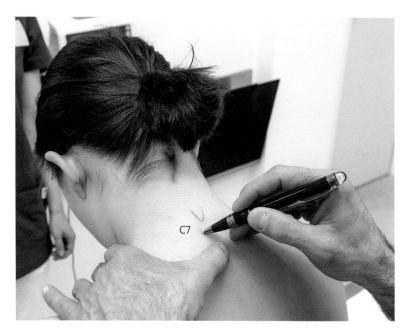

图8.27 进行胸椎小关节封闭时，患者保持坐位，颈椎及胸椎保持屈曲状态。上肢自然下垂置于身体两侧。保持颈椎屈曲状态便于定位C7棘突位置。整个操作过程中，使用脉搏氧饱和度仪监护患者血氧及脉搏，并且保证患者在整个过程中可以配合医生的指令进行活动。标记C7棘突的位置（具体方法见图7.9）

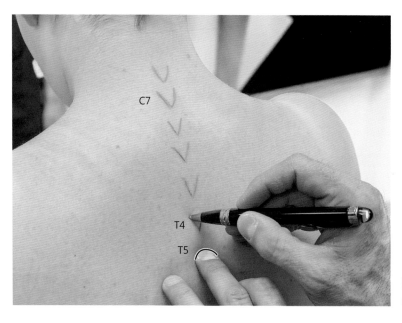

图8.28 按照相同的方式标记其余椎体棘突位置

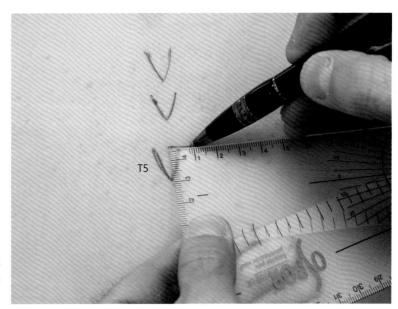

图 8.29 标记 T5 右侧的穿刺点。穿刺点位于 T5 胸椎棘突上缘水平旁开 1~1.5 cm 处。必要时进行影像学辅助定位

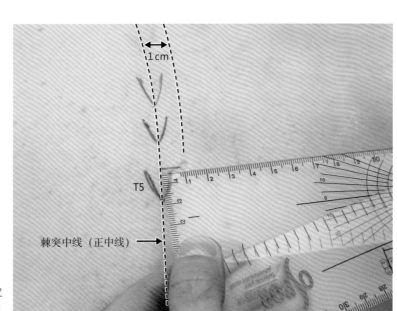

图 8.30 用记号笔标记穿刺点位置，并确保标记点在消毒后仍可见

8

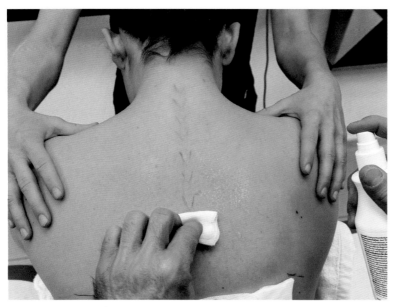

图8.31 将纱布固定于穿刺点的下方，用无色消毒喷雾消毒皮肤。穿刺部位的皮肤务必无破损、无感染。助手站在患者前方，面对患者

8

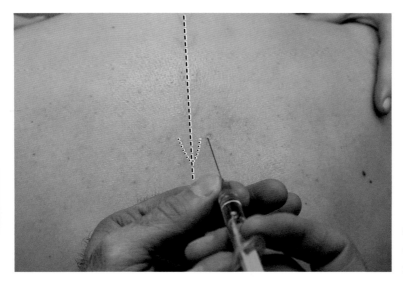

图8.32 将一根6~8 cm的注射器垂直插入标记好的穿刺部位。左手放在患者背上，用双手引导针头插入

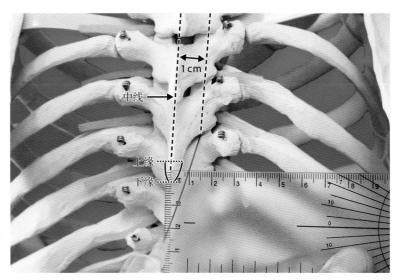

图8.33 在骨骼解剖示意图显示穿刺针进入胸椎关节突的位置。关节突复合体位于中线旁开1~1.5 cm处，与棘突上缘在同一水平

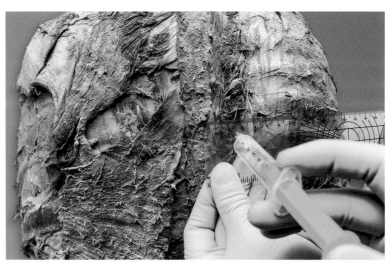

图8.34 在解剖标本上显示穿刺针进入胸椎关节突的位置。T5 棘突下缘用蓝色记号钉标记。关节突复合体位于中线旁开1~1.5 cm处，与棘突上缘同一水平（绿色记号钉）

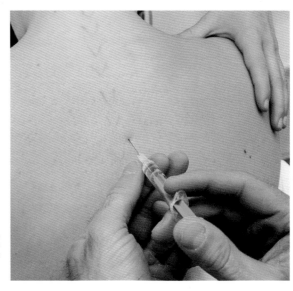

图8.35 插入穿刺针，直至触到骨和关节囊。体型瘦的患者插入3~4 cm即可到达关节突，而肥胖患者则需要至少8 cm的深度

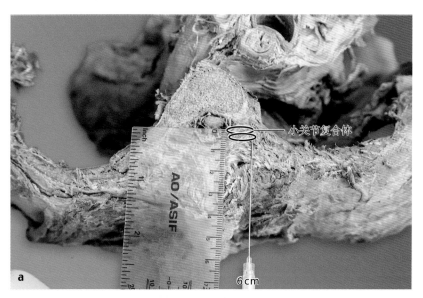

小关节复合体

6 cm

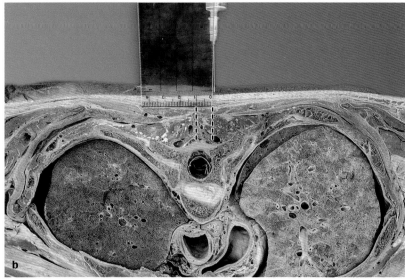

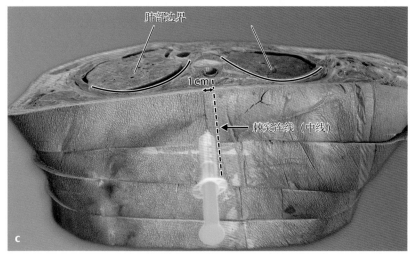

肺部边界

1 cm

棘突连线（中线）

图8.36 在胸部解剖标本上显示穿刺针插入胸椎小关节的位置。分别是尾侧视图（a）、横断位（b）和后视图（c）。注射部位始终严格位于椎旁 1 cm 处。胸椎关节至少有3~4 cm深，因此需要至少6~8 cm的注射器

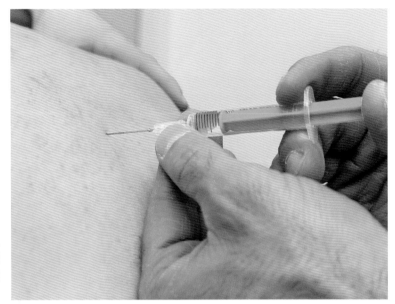

图8.37 当针头与骨面接触后，回吸一下，双手辅助将1~2 mL局麻药以扇形浸润方式注射到关节突关节囊的后方

8.3.3 肋横突封闭

原则

使用局麻药或必要时联用类固醇类药物对肋横关节囊内的伤害感受器进行暂时性阻滞。

技术

除第11和第12肋骨外，所有肋骨均在横突处与椎骨相连接（肋横突关节）。

在注射之前需要触诊肋横突关节或相关疼痛刺激部位（如肋提肌）。肋横关节的伤害感受器可通过手法触诊诱发疼痛，好发部位位于T5~T9。

以棘突为平面，肋横突关节成角40°~60°。因此注射部位必须足够靠外侧，X线片有助于定位。

当患者取后凸体位时，在棘突线外侧3 cm处（即横突线）为注射部位。注射穿刺点按"双3 cm法"确定（见上文胸椎神经根镇痛）。使用"二指法"技术可保护肋间隙，以防止针头穿入胸膜内。根据患者的体型，一般选择6~8 cm的注射针头。针头以50°~60°的角度向内插入，直至接触到关节囊。回抽无血后，建议注射1~2 mL（不超过）局麻药，必要时可混合类固醇激素。也可在关节囊周围注射最多2 mL局麻药进行封闭。

肋横突封闭步骤

见图8.38~图8.48。

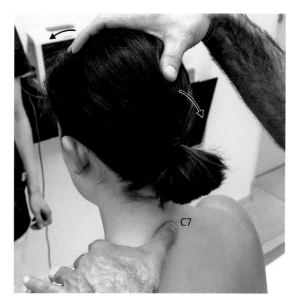

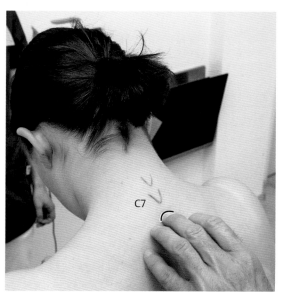

图8.38 让患者坐下，颈椎和胸椎屈曲，手臂下垂于两侧。屈曲颈椎更易触及椎骨突出部位（C7棘突）。使用脉搏血氧仪监测患者血氧饱和度和脉搏。定位C7棘突隆起处（参见图7.9）

图8.39 标记C6和C7棘突尖部，并触摸棘突下方的隆起

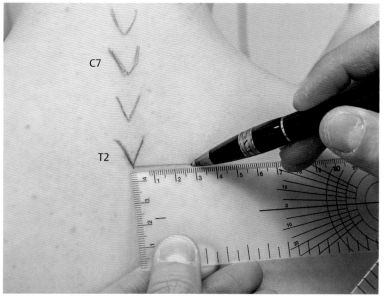

图8.40 穿刺点在T2右侧水平位置。将直尺水平放置在T2下缘，定位T2棘突下缘与右侧横突连线。横突连线位于T2棘突下缘水平及椎旁3 cm处，在椎旁右侧3 cm处标记

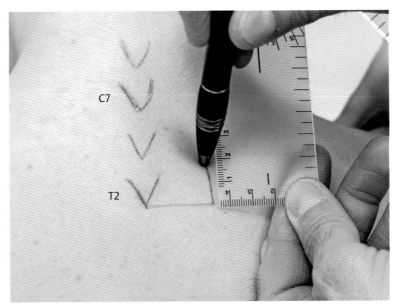

图 8.41　对应的 T2 横突位于横突连线末端上方 2 cm 处。该方法适用于 T1 和 T4 之间的注射（见第 8.3.1 胸椎脊神经镇痛）。作 3 cm 横突连线的垂直线，其垂线末端作为右侧 T2 肋横突封闭（CTB）的注射部位，记号笔做标记

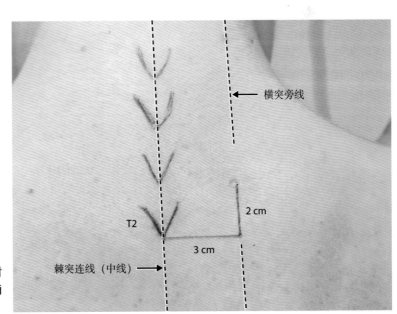

图 8.42　标记右侧 T2 处肋横突封闭（CTB）的注射部位。皮肤消毒后标记仍可见

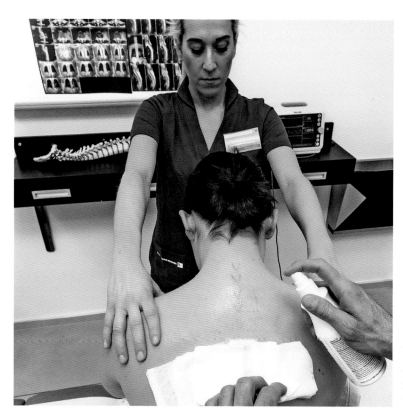

图8.43　敷料置于穿刺部位下方，然后用无色消毒喷雾消毒皮肤。皮肤必须无破溃、无感染，尤其是穿刺部位。助手站在患者前方，协助固定患者的头部和躯干

8

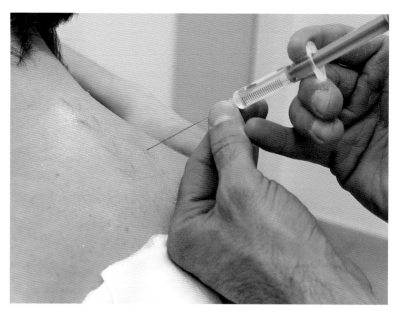

图8.44　将穿刺针先垂直刺入皮肤，指向横突。双手辅助引导注射器，左手抵住患者确保稳定

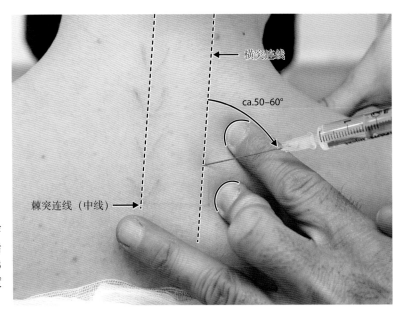

横突连线

ca.50–60°

棘突连线（中线）

图 8.45　为了抵达肋横突关节，穿刺针针头首先要尽可能内倾。然后借助双指技术保护 T1-T2 和 T2-T3 肋间隙。穿刺针以 50°~60° 的角度内倾插入，直至到达关节囊

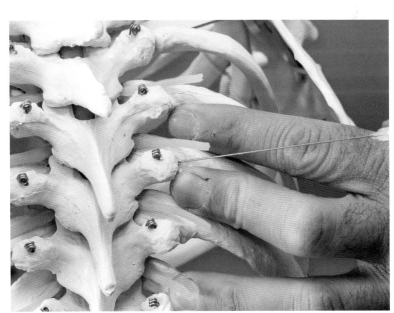

图 8.46　骨骼模型上显示，在肋横突封闭（CTB）时借助二指法保护肋间隙

8

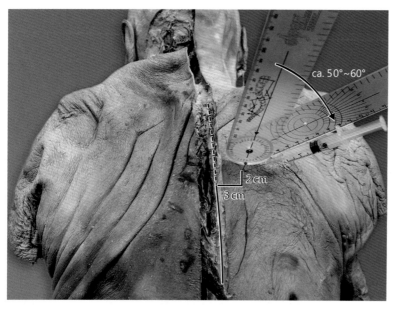

图8.47　胸腔解剖标本显示针头穿刺位置（后面观）：横突连线位于棘突连线外侧2 cm处。先从棘突下缘水平向右旁开3 cm画一条直线，T1~T4的横突则位于该水平线终点向头侧垂直线的2 cm处（红色针头）。在肋横突关节处向内50°~60°进针，直至进入关节囊内

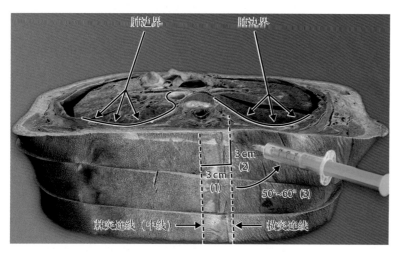

图8.48　解剖标本（后面观）展示了最终进针位置（T4~T9之间的区域）和CTB注射步骤（1~3）。"双3 cm方法"（椎旁3 cm，头侧3 cm）适用于这个区域。应准确衡量距离和角度，降低肺损伤的风险

（王云洁　刘卓超　陈恺哲　译，陈宇　陈华江　审校）

9 腰椎注射治疗
Lumbar Injection Therapy

腰痛主要起源于下腰椎的两个运动节段，即L4-L5与L5-S1。明显的形态与功能异常发生于此处的主要原因之一是因为下腰椎承载着异常的负荷，其次则由于此处紧邻脊神经及其传出纤维。骶髂关节（SIJs）也参与了上述腰痛的形成。从功能学角度来说，骶髂关节隶属于下腰椎运动节段，脊神经背侧支与S1神经根相连。该区域肌肉骨骼系统和神经系统之间的特殊结构关系不仅对疼痛医生，而且对外科医生都特别重要。

9.1 特殊的腰椎神经解剖

椎体与椎间盘共同构成了椎管的前缘，其后缘则由黄韧带与椎弓构成。椎管两侧为椎弓根与椎间孔。腰椎椎管是呈圆柱形，其形状和容积随着躯干运动而改变：躯干屈曲则腰椎管容积增加，躯干后伸则椎管容积减少。

腰椎管内主要容纳有硬膜囊、神经根及硬膜外组织。硬膜外组织主要包括静脉及脂肪组织，它们包绕着神经根，确保即使在腰椎剧烈运动时，神经根也不会碰触到椎管骨缘。

在腰椎，脊髓节段相对于与之对应的椎体运动节段的位置差异是最大的。脊髓末端仅延伸至L1-L2椎体水平。脊神经在蛛网膜下腔行经一段较长的距离后，通过与之对应的椎体的下位椎间孔离开椎管，在蛛网膜下腔内将要离开椎管的脊神经通常位于相对外侧的位置。因此在进行腰椎后正中穿刺或脊髓造影，或经硬膜椎间盘穿刺时，无需担心神经损伤。

旁中央椎间盘突出或脱垂会引起脊神经鞘内压迫和更深层的神经根综合征。下位的脊神经与终丝（即脊髓延伸至第2尾椎骨的终末纤维）被合称为马尾。

在离开硬膜囊后，神经根的走行方向与节段有关。越靠下的神经根在离开硬膜囊时所成的角度越小。这就解释了为什么在腰椎运动节段，每个神经根和椎间盘之间都呈现出不同的结构关系。L4神经根从硬膜上的发出点位于L4椎体水平，L5神经根的发出点则位于L4椎体下缘，而S1神经根在L5椎体下缘发出并离开硬膜囊（图9.1）。

L4-L5椎间盘突出（图9.1，箭头）主要压迫的是L5神经根。因为L4神经根走行于L4-L5椎间盘的上方，所以只有当突出非常巨大或偏外上方时才会干扰到L4神经根。然而，L5与S1神经根则多同时被L5-S1椎间盘突出所影响，哪怕只是较小的偏外侧突出（图9.1，

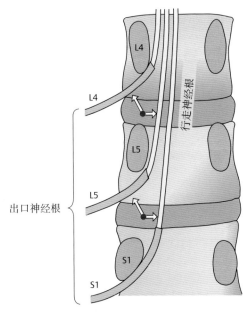

图9.1 下腰椎椎管内神经根的走行与发出路径。行走神经根在椎管内、鞘内、鞘外垂直走行，跨越椎间盘。椎弓根内侧缘外侧的脊神经根被称为出口神经根，其走行斜向水平位置。S1神经根作为行走神经根一直延伸至其位于骶管的出口

箭头）。L5神经根位于椎间孔的上部，直接位于椎间盘外层上。L5神经根在L5-S1椎间孔内的可自由活动空间非常小。腰椎神经根仅在上述两个尾侧节段最容易受到椎间盘的影响：在此处椎间盘压迫的危险性最大。

脊神经离开椎间孔并发出传出神经支的椎间孔关节区是令学者们特别感兴趣的区域。脊神经离开椎间孔后，直接分为较厚的腹侧支、略薄的背侧支以及很小的窦椎神经。脊神经背侧支进一步分为延伸至关节突关节的背外侧支以及延伸至棘突的背内侧支（图9.2）。返支（脊膜支、窦椎神经；见图9.3）经由椎间孔，再次返回椎管，并分布于纤维环的后部、后纵韧带及硬膜。

图9.3（第2腰神经）显示脊神经及其分支如何延伸至肌肉和关节，如何通过下腰椎椎间孔关节突关节区的交通支与交感干相连。位于关节囊、后纵韧带以及椎体骨膜中的伤害感受器邻近各类传入神经纤维的近端处。由于椎间盘退变，肌肉骨骼系统的形态与功能紊乱可导致关节囊与椎体外缘发生反应性改变。同时，当传入纤维长时间受到刺激后，这可能激

惹伤害感受器，从而导致神经痛。自主神经反应直接或间接参与了神经痛的形成，因为脊膜支和交感干之间的交通支受到激惹并通过脊髓的伤害反射弧传导（见"1.3.2 从急性疼痛演变到慢性疼痛：感受器的敏感化"）。

下腰椎运动节段的椎间孔关节突关节区在慢性腰痛和坐骨神经痛的发生与治疗中尤为重要。显然，伤害性神经痛的相关结构彼此非常接近，因此适合局部治疗，例如，浸润注射治疗。

9.2 腰痛的常规治疗

常规治疗措施，如卧床休息、热疗、按摩、电疗和止痛药物治疗，在某种程度上可以缓解"疼痛－肌肉紧张－疼痛"的恶性循环，从而解决轻症患者的疼痛问题。当患者平躺，腰椎前凸变平、髋膝关节屈曲时，腰椎间盘承受的负荷最小。因此，使用Fowler体位被推荐作为最初的治疗手段（图9.4a、b）。

热疗，以泥浆包、热垫或红外线治疗的形式，起到缓解疼痛和肌肉紧张的作用。

当疼痛非常剧烈时，服用止痛药和抗炎药

9

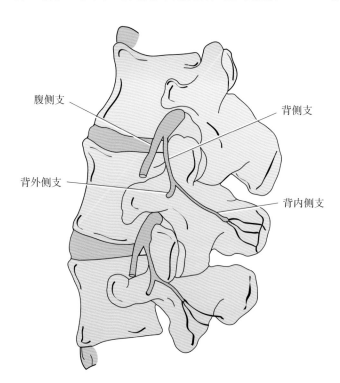

腹侧支

背侧支

背外侧支

背内侧支

图9.2　腰椎脊神经腹侧支和背侧支（经Bogduk 1997许可）

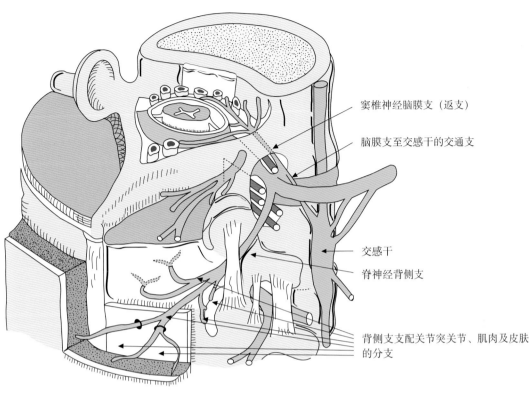

窦椎神经脑膜支（返支）

脑膜支至交感干的交通支

交感干

脊神经背侧支

背侧支支配关节突关节、肌肉及皮肤
的分支

图9.3　脊神经及其分支（经Bogduk 1997许可）

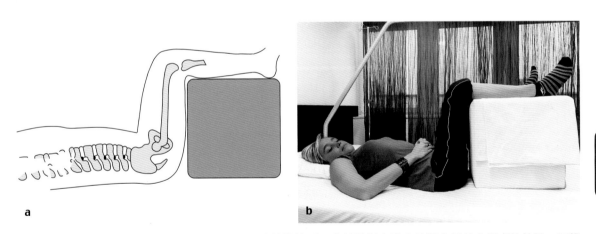

a

b

9

图9.4　Fowler体位：髋关节和膝关节呈直角、阶梯状放置。坐骨神经在这个位置上呈最大程度的放松。腰椎前凸变平，进而使椎间孔和腰椎管容积增大。关节突关节囊的负荷减轻。注意：当运动困难时，一定要考虑预防血栓，可使用低剂量肝素和抗血栓长袜

可作为额外的治疗手段（见"4.11 多模式联合治疗"）。

按摩和电疗优先用于通过体位、热疗及止痛药等后，急性症状已得到明显缓解的腰痛患者。常使用高频、低频和干扰电流来进行电疗（见"4.4 电疗"）。

超声可用于韧带性和肌腱止点类疾病，尤其适用于棘间韧带区域和腰背部短肌。双动态电流对于神经根及其分支有较强的镇痛作用。利用短波辐射可以刺激到较深位置的脊髓结构。

手法治疗用于当存在局部关节突关节或骶髂关节的急性症状时，或当另一种功能紊乱成为关注焦点时的腰椎疼痛。而上述功能紊乱可以通过手法评估技术予以准确判断（见2.2）。当存在椎间盘内髓核移位、突出以及脱垂时，应谨慎使用手法治疗，因为手法治疗有时可能会加重椎间盘突出的程度。

如果纤维环完好无损，使用牵引治疗能使移位的椎间盘组织回复到椎间盘中。腰椎牵引有多种可供选择的方法，包括自重牵引、固定于髂骨嵴上的持续牵引装置或牵引带（Krämer 1997）。既往在倾斜的床上或牵引台上进行牵引，或使用Perl设备进行牵引，但现在已逐渐被更易于处置的屈曲立方体所取代，该立方体以同样的方式复位突出的腰椎间盘，并可同时施以热疗。

根据治疗的进展情况以及定期重复评估的临床神经症状，医师可以个体化地选择适宜患者的骨科辅助治疗设备。

屈曲矫形器的支撑与矫形功能在治疗由椎间盘突出和关节突关节过度前凸所引起的急性与慢性腰痛中非常有用。屈曲矫形器的应用指征为术后节段性不稳，如椎间盘切除术后、经皮髓核切除术后或化学髓核消融术后等。椎体运动节段后部高度降低所致退行性腰椎不稳也是矫形器使用的指征之一，其可以通过增加椎间盘腹侧压力、使腰椎前凸变平来减少椎体运动节段的负荷。腰椎前凸变平可以扩大椎间孔及椎管容积（图9.5a-d）。

在物理治疗过程中，采用中立位牵引可以减轻疼痛。通常是在放松的下肢抬高的Fowler体位下进行这　操作的（图9.6）。事实上，当出现急性疼痛时这是唯一可能可以实现的牵引初始体位。患者被安置在这个初始体位上，可以尝试正常移动同时又能固定受影响的脊柱区域。随着症状开始减轻，其他的初始牵引体位可以被应用直至腰椎前凸再次恢复正常。

腰椎运动计划（MIPFR）

腰背痛行为学习训练的第一条规则是要"保持运动"。有鉴于此，在不引起疼痛的腰部活

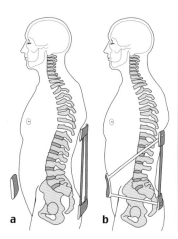
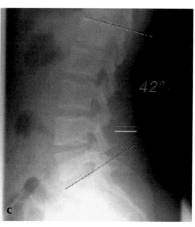
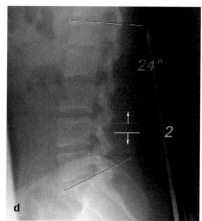

图9.5 屈曲矫形器用于治疗腰椎间盘后部高度丢失和关节突关节受压引起的急性和慢性疼痛。上述效果可以通过使用带有耻骨上腹部垫（a，b）的矫形器来获得，该腹部垫将腹部推入。矫形器笔直的腰背部组件可使腰椎前凸变平（c，d）。增加腹内压可使椎间盘内压力降低约30%

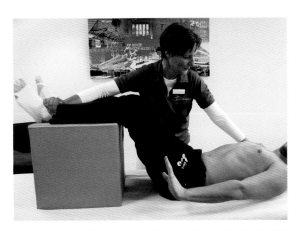

图9.6　在无痛体位下（治疗立方体）进行本体感觉神经肌肉促进疗法（PNF）

动范围内活动（MIPFR；见3.5章），可尝试进行各种类型的运动训练。慢性腰痛运动计划的核心是腰部"轻柔"的运动方式，主要为线性运动，如游泳、慢跑和骑自行车。但不要建议患者在运动中做出腰椎过度前凸或胸椎后凸伴有旋转的动作，其他类型的运动方式也是合适的。个人治疗计划中推荐的运动或锻炼类型应该是患者在初步评估中提到的喜欢的运动或锻炼类型，以便能坚持每日有规律地进行运动或锻炼。

9.3　腰痛的特殊治疗

9.3.1　腰椎局部疼痛综合征（局部腰椎综合征，非特异性腰痛）

根据定义，局部腰椎综合征引起的疼痛仅局限于腰骶部，例如，不存在下肢放射痛。腰痛多见于其起源部位，据此我们可以绘制出常见的伤害性疼痛临床图谱。

疼痛多起源于关节突关节囊、后纵韧带和棘间韧带的伤害感受器，肌肉附着点和腰部长、短肌中的本体伤害感受器受到继发性影响，脊膜支和脊神经背侧支的敏感神经纤维首先受影响。腰部伸肌的长期反射性肌紧张的感受，会引起患者不愉快和疼痛难耐。这些患者在某些体位下会引发腰痛、肌紧张，以及腰椎活动受限。在局部腰椎综合征中所存在的各类症状通常被概括为"非特异性腰痛"，特别是

当检查者无法准确地判断疼痛来源时。

为了针对腰痛进行靶向局部治疗，明确疼痛的准确来源至关重要，例如关节突关节、腰部肌肉或骶髂关节。重要的判断信息主要来源于病史和手法治疗评估。许多研究者已经指出了关节突关节在腰痛发生发展中的重要作用（Ghormley 1933；Badley 1941；Mooney and Robertson 1976；McCall et al 1979；Carrera 1980；Young and King 1983；Lau et al 1985；Moran et al 1988）。

症状有时会突然发生，例如，当躯干突然旋转时，或在没有任何特殊原因的情况下逐渐出现。在主观评估中，患者在众多的诱发因素中常常会提及暴露于寒冷或较长时间地维持某一特定姿势等。在体检过程中，患者可以很清楚地定位疼痛的初始部位。疼痛常在一侧骶髂关节和腰部伸肌较为严重。这一区域的感觉主要由L5和S1神经根后支所支配。对神经根背侧支的持续性刺激会导致神经根支配区域的疼痛，进而造成疼痛扩散至下肢近端并呈非节段性分布，例如臀部区域。患者出现棘突和沿骶髂关节后部的典型压痛点。此外，腰部伸肌明显受到一定的张力作用且腰椎活动受限。当出现急性疼痛综合征时，运动反应会使患者立即采取躯干轻度屈曲的姿势，在某些情况下，还会出现侧屈（图9.7）。这种保护性的姿势不需要矫正，因为它代表了机体的保护性反射，旨在防止关节囊和后纵韧带中的伤害感受器进一步受到刺激。

9.3.2　急性腰痛的治疗

急性局部腰椎综合征的主要治疗目的是立即消除疼痛，从一开始就阻断疼痛向慢性迁延的过程。作用于外周的镇痛药（见4.11）阻断痛觉和疼痛信号在疼痛触发点的分布。同时，推荐在疼痛来源部位进行局部浸润给药。疼痛的来源可以通过手法治疗评估和诊断性封闭来明确。当出现急性关节韧带源性腰痛时，通常怀疑是L4-L5和L5-S1之间出现了棘突间韧带嵌顿或发生了关节突关节囊的嵌顿。当一侧腰

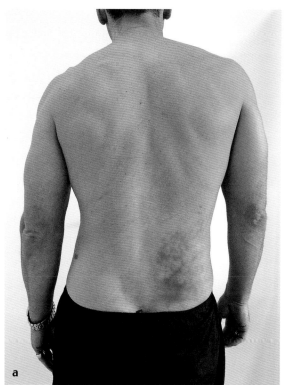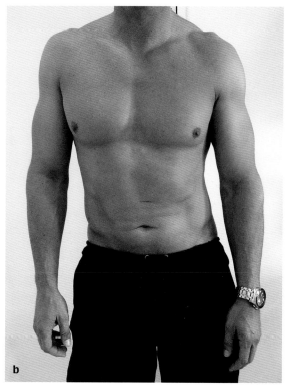

图9.7 急性腰椎综合征（腰痛）患者的代偿姿势，躯干略微前屈伴侧屈

痛较为剧烈时，不对称性腰部伸肌紧张和单侧骶髂关节受累通常是最为主要的原因之一。在麻醉药物局部浸润以及协同电疗的支持下，运动疗法（手法治疗）可以有效防止关节突关节和骶髂关节的早期疼痛，防止出现慢性疼痛迁延，否则这样的疼痛需要行脊神经后支的射频消融术。

在这一阶段，患者建议早期接受腰部行为训练，因为不正确的姿势和行为习惯会引起更加严重的疼痛。患者应该从一开始就熟悉这些规则以防止疼痛复发和演变为慢性疼痛。只要他们不尝试繁重的体力劳动，即使是急性腰痛患者，只要遵循从腰部行为训练所学到的姿势和运动准则，他们也可以追求他们自己所习惯的生活方式（只需稍加限制）。他们可以继续走、坐、站，以及完成轻中度的体力劳动。

急性腰痛的对照研究（Coomes 1961；Gilbert et al 1985；Postacchini et al 1988；Deyo et al 1991；Szpalski and Hayez 1992；Malmivaara et al 1995；Wilkinson 1995）表明，卧床休息和制动会阻碍治愈过程，而不是帮助治愈。因此，使用中枢抑制药物的治疗方法显然是不合适的。重点应放在局部伤害性区域的治疗上。医生应该从符合这一概念的治疗方法中选择他们最熟悉和最舒适的方法。

急性腰痛的疼痛治疗：
- 止痛药
- 疼痛缓解姿势
- 低温疗法（热疗）
- 局部浸润疗法（触发点、关节面、骶髂关节）
- 手法治疗（牵引）

9.3.3 慢性腰痛的治疗

持续数周或数月的疼痛有演变成慢性疼痛的风险。此时，患者会发现很难再维持他们所习惯的生活方式了，且出现不可避免的心理上的不安。疼痛特性出现改变呈持续性存在，有时甚至在晚上也不减弱。

最初，疼痛选择性地局限于关节突关节或骶髂关节周围，而后发展为腰部弥漫性疼痛，蔓延到整个腰骶部。疼痛甚至可以扩散至一侧或双侧肢体，形成假性神经根性疼痛。腰部伸肌和肢体近端肌肉的持续性肌紧张会造成骨盆、棘突的嵌顿性腱病，甚至最终造成躯干上部也出现嵌顿性腱病。

在"多模式疼痛管理"的背景下的跨学科治疗计划对治疗慢性腰痛越来越重要（见"11.3 多模式项目"）。

多模式疼痛治疗的目标是在生理、心理和社会层面上的功能恢复。对于患者来说，这可能还包括恢复工作能力，更好地理解慢性疼痛，学会合理地应用疼痛药物，以及增强自尊心。

在个别情况下，如果经过深思熟虑，可以进行注射治疗。

慢性腰椎综合征的疼痛治疗：

- 热敷
- 局部注射
- 运动疗法
- 腰部行为训练疗法
- 心理治疗
- 进行性肌肉放松

9.3.4 腰椎神经根综合征的疼痛治疗

疼痛扩散到腿部皮节表明脊神经受到刺激，尤其神经根腹侧支。这就是神经痛的节段分布性临床图谱。一般来说，最下方的两个腰椎运动节段的脊神经最常受累，患者因而产生坐骨神经症状。

腰椎神经根综合征通常由椎间盘突出或脱垂和/或侧隐窝和椎间孔骨性结构狭窄引起。在大多数情况下，与椎间盘源性坐骨神经痛相关的临床症状会突然发生并迅速出现神经痛的特征。脊神经的传入纤维迅速转变为伤害感受器。腰椎神经根综合征的特征为位置依赖性疼痛，伴有沿皮节分布的麻木或蚁爬感（图9.8）。神经痛可因外部因素加重，如轴向负荷、姿势突然改变和屈曲躯干。

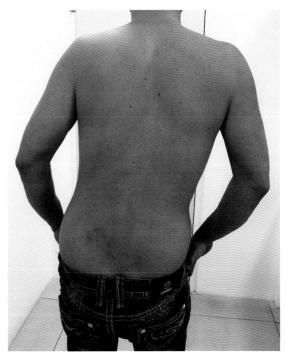

图9.8 右侧急性坐骨神经痛的典型代偿姿势

在腰椎神经根综合征中，由于存在神经痛，疼痛的慢性化形成是可以预先确定的。腰椎神经根综合征是一种慢性原发性疾病，当原有的传导神经转变为遍布伤害感受器的神经便意味着已进入了疼痛的慢性化进程。随着病情的持续时间延长，就越不可能通过简单的干预措施，如手法、牵引或阻滞，来快速改善疼痛。持续刺激脊神经根会导致继发性运动和自主反应症状。随着时间推移，对疼痛的感知和处理过程发生了中枢性改变。在某些情况下，无法再观察到诸如影响疼痛程度的不同体位和疼痛的昼夜变化模式等特征；即疼痛呈现持续性，并出现相关的心理症状。持续的不适姿势不仅在腰部，也会在躯干上部引起肌紧张和嵌顿性腱病。

腰椎神经根综合征的疼痛治疗的靶点不仅是周围疼痛感受，还主要包括疼痛信号的传递和处理过程；腰椎脊神经局部注射镇痛药（LSPA）和硬膜外注射为主要焦点。在急性和慢性腰椎神经根综合征中，建议直接针对神经根压迫点进行处理（见"11 多模式脊柱治疗"）。

9

9.3.5 腰椎管狭窄症的疼痛治疗

腰椎管狭窄引起的特征性疼痛会随着行走和站立时的负重量而变化，并且所有涉及躯干屈曲（使腰椎前凸变平）的姿势都会使疼痛减轻，这有别于由循环障碍引起的缺血性疼痛。腿痛是主要症状，双侧下肢疼痛，尤其当疼痛位于大腿前方时，提示存在中央椎管狭窄。而在侧方椎管狭窄的患者中，疼痛常沿同侧下肢皮节分布。腿部疼痛通常在行走几步后便会发生，因此也被描述为脊柱源性间歇性跛行。

腰椎管狭窄的可能原因包括骨性受累（椎弓根、椎体）和软组织结构受累（椎间盘、结缔组织）。椎管狭窄会发生在单个或多个节段，这取决于病因。在大多数情况下，硬膜外空间的特征性狭窄通常由来自于椎管后方的黄韧带增厚和来自于椎管前方的椎间盘退变性突出共同构成（图9.9）。上述两种"突出"均参与了退行性狭窄的发生发展。腰椎前凸过大放大了

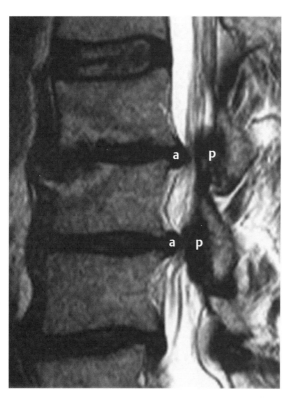

图9.9　腰椎矢状位MRI断面。 由于前方椎间盘突出（a）以及后方黄韧带增厚（P），造成了椎管在两个节段出现狭窄

上述问题。上述变形最初并无症状，被称为代偿性椎管狭窄。由于老年性腹肌无力造成腰椎前凸增加，同时少量椎间盘内容物移位会慢慢扩大进而导致一个或多个椎间盘突出，姿势和行为改变同时伴随腰椎前凸的增加，进一步缩小了椎管内神经结构可用空间。这种情况会一直持续直到没有更多的可用空间，并导致与压迫相关的疼痛出现（Krämer et al 2012）。

9.3.6　失代偿性椎管狭窄

与压迫相关的神经根水肿和充血的硬膜外静脉丛导致腰椎管狭窄症状迅速进展，同时伴有双腿的剧烈疼痛（Krämer et al 2004）。上述情况发生在单个或多个腰椎节段中。由于主要是脊神经受损，因此疼痛主要为神经痛。根据Porter（1985）的研究，与椎管狭窄相关的神经源性间歇性跛行从未超过一定的严重程度，不会导致截瘫。

由于神经痛的特性，作用于中枢神经系统的镇痛药物成为了腰椎管狭窄症的疼痛治疗的一部分，其目的在于维持患者（主要是老年患者）的运动能力。椎管内静脉回流障碍应使用促血液流动的药物治疗。对于椎管内受损的脊神经根，硬膜外注射是最佳的给药方式。对于涉及多个节段的中央型椎管狭窄，使用后入路硬膜外注射是比较合适的，因为该技术可以同时在多个节段进行治疗。当患者出现侧方椎管狭窄合并侧隐窝或椎间孔内单一脊神经根压迫时，推荐使用硬膜外神经旁注射。脊神经镇痛药和关节突关节浸润是对上述治疗的补充，主要用以解决腰椎过度前凸和腰肌紧张（Theodorids 2012）。

疼痛的病因治疗旨在减少腰椎前凸，从而明显增加腰椎管容积。这样还可以额外复位椎管前方突出的椎间盘以及椎管后方增厚的黄韧带。当患者平卧于Fowler体位或在站立和行走时佩戴屈曲矫形器时，腰椎前凸会立即变平。物理治疗主要集中于增强腹部肌肉。每天两次固定循环的MIPFR（早晨和下午各30分钟）是对物理治疗计划的补充（表9.1）。

当保守治疗无效时，可以选择手术来增大腰椎管的容积。在过去，通常切除多个椎板来达到扩大椎管容积的作用。如今，手术干预仅限于在受影响的节段进行微创减压。这主要基于椎管狭窄仅由受累的椎间盘或侧隐窝变窄引起。

表9.1　椎管狭窄的疼痛治疗

缓解症状	病因治疗
心理疼痛疗法 中枢镇痛	Fowler体位
刺激静脉血流	在无痛体位进行物理治疗
硬膜外注射	固定循环的MIPFR
脊神经镇痛	屈曲矫形器
关节突关节浸润	减压手术

注：MIPFR，无痛运动范围内的运动。

9.3.7 脊柱术后患者的疼痛疗法

这些患者即使在一次或数次椎间盘手术或手术融合后仍会感到腰部和腿部疼痛。慢性疼痛既来自椎体运动段的周围伤害感受器，也来自于发生变性的神经纤维。因此，伤害性和神经病理性疼痛症状并存。术后患者疼痛慢性化的特殊特征是脊柱手术（开放性椎间盘手术或脊柱融合手术）涉及已经敏化的伤害感受器和已经转变为伤害感受器的神经纤维。术中对伤口区域的伤害感受器和变性神经的直接术中损伤会进一步造成永久性损害。手术后瘢痕组织形成，也可能累及先前已发生病变的神经结构（图9.10）。这些已变性的神经和敏化的伤害感受器（由于瘢痕组织中的张力的反复刺激）构成了脊柱术后患者慢性疼痛的病理和解剖学基础。

疼痛的特征与严重程度

在这些情况下，疼痛的特征一般是双侧的假性根性放射痛或与根性放射痛的混合症状。通常累及多根神经根。神经功能障碍有可能是前次手术所造成的，不一定归因于当前的临床病症。严重的神经系统障碍非常罕见：尽管神

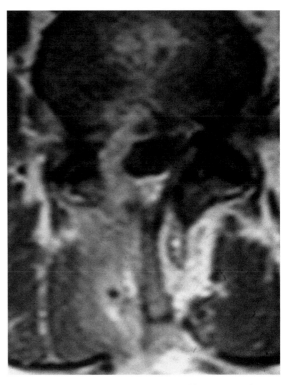

图9.10　L4~L5节段开放性腰椎间盘摘除术后综合征患者的MRI扫描。右侧可见手术瘢痕。瘢痕自皮肤、通过皮下组织和腰部伸肌一直延续至腰椎管内。而后瘢痕组织进一步延伸，自硬脑膜和椎管之间穿过，同时影响出口和行走神经根，一直延伸至椎间盘。退行性或手术后造成的不稳定的椎间活动，将应力向前方传导至瘢痕以及瘢痕包裹的病理性改变的神经根。同样地，腰部肌肉运动通过瘢痕牵扯向后方传导至神经根

经根被瘢痕组织扭曲、卡压，但并未完全断裂。假性神经根放射痛和伤害感受器的疼痛放大效应可能由于节段性不稳导致关节突关节囊以及后纵韧带内的伤害感受器受刺激所致。由于脊神经根及其分支（目前已被前次手术疤痕组织部分固定）在再次手术过程中又会被再次游离和松解，但同时产生的大量游离神经末梢，又会导致患者出现腰部活动受限。

> **注**
>
> 沿硬脑膜和神经根的一连串结缔组织可被比作风铃，任何粗心大意的操作都可能会使风铃响起来。

伤害感受器和传入纤维处于持续性激惹状态。炎症和水肿过程导致脊神经肿胀，进一步缩小了椎管内的空间，恶性循环就开始了。坐骨神经根在躯干屈曲时的活动度受到影响的最大。当患者腿部伸直抬高时或双腿伸直坐着时，上述特征就显得非常的明显。在严重的术后疼痛综合征中，下肢仅抬高至10°~20°时，便会出现双侧Lasègue试验阳性。椎管内硬膜囊和神经根的活动性通常非常有限，甚至颈部屈曲就会使典型的临床症状累及范围进一步扩大（图9.11）。

椎间盘切除术后综合征的临床症状：

- 双侧，混合性假放射性/神经根性症状
- 双侧Lasègue试验阳性
- 不能弯曲躯干或伸直双腿坐着
- MRI和CT提示硬膜外瘢痕

一次或多次椎间盘手术后，存在明显的椎间盘切除综合征的患者通常遭受了严重的功能损害：他们不能正常地坐、站或躺下（图9.12）。由于他们没有严重的神经功能障碍，这些患者通常被称为"老年神经病"或被归类为患有心理障碍。

椎间盘切除术后综合征的严重程度主要由损伤的主观水平决定。诸如神经功能障碍、瘢痕形成和不稳定等客观标准通常无法对其严重程度进行准确评估。要确定患者的痛苦程度，可能需要与患者进行几次会面交谈。躺着和坐着时的直腿抬高测试是相对可靠的，可以通过观察患者坐着伸直腿部，脱下、穿上鞋子和袜子，以及在其他活动中屈曲躯干时的情况来明确直腿抬高测试的结果（表9.2）。

治疗方法

既往腰椎术后问题患者的疼痛治疗方法需兼顾多个方面。治疗需要对应患者混合的伤害性和神经痛性症状，以及疼痛传递和感知的相关显著变化。使用作用于外周或中枢的止痛药，取决于伤害性成分还是神经痛性成分。由于中枢敏化过程经常发展迅速，所以大多数患者报告说只有作用于中枢的镇痛药才能缓解疼痛（Theodoridis et al 2004）。

局部注射治疗直接影响既往手术的椎体运动节段的伤害性疼痛和神经痛。在受累节段使

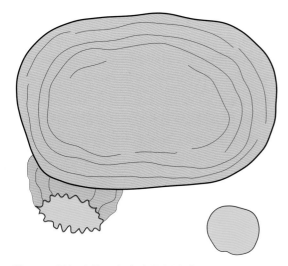

图9.11 椎间盘体积和密度的微小变化会引起椎间盘和神经根的反应，因为上述两个结构被瘢痕组织紧密连接在了一起

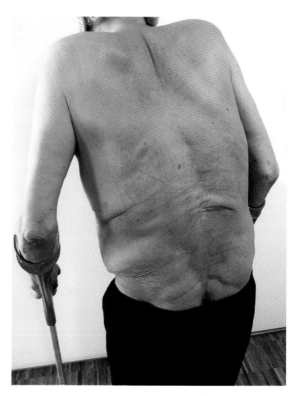

图9.12 数次椎间盘手术后出现明显的椎间盘切除术后综合征的患者，其日常生活能力明显限制，只能使用助行器行走

表9.2 椎间盘切除术后综合征的严重程度分级

分级	疼痛	Lasègue 试验	药物治疗	功能能力	专家意见	DD（%）
I	无静息痛，负重时轻度疼痛	阴性	偶尔	重体力劳动及竞技运动受限	能工作，但无法胜任重体力劳动	<20
II	轻度静息痛，负重时严重疼痛	阳性	经常出现轻度疼痛，偶尔疼痛较重	可胜任脊柱不负重的工作，不建议运动	经常不能工作，不能胜任脊柱负重的工作	30~80
III	持续性严重疼痛	<30°，阳性	持续严重疼痛	助步器，生活需要他人辅助	丧失日常生活能力	100

注：DD，残疾程度。
资料来源：取材自Krämer et al.，2014。

用硬膜外注射和脊神经阻滞的有效性已得到充分证实。当使用loss-of-resistance（阻力消失）技术进行椎板间入路硬膜外注射时，注射位置必须在原手术部位头端1~2个节段或通过骶管进行（即硬膜外骶管注射），因为原手术部位硬膜外通常已发生粘连。硬膜外神经旁注射技术是最佳的直接用于神经根受压水肿的治疗方法。如果术后MRI或CT仍显示存在巨大的椎间盘突出引起的硬膜广泛凹陷，可考虑行椎间盘内注射。

慢性疼痛主要起源于神经根背侧支，治疗方法包括关节突关节浸润和瘢痕浸润。

为治疗不稳定（椎间盘切除术后综合征的第二致病因素），尝试使用躯干矫形器是值得的。屈曲矫形器可以减缓椎体运动节段后部负荷。在无痛体位同步开展物理治疗与等长稳定训练，通过强化训练来锻炼躯干肌肉。最终目的是让这些肌肉替代矫形器的功能，以稳定既往手术治疗的椎体节段。

多方面疼痛治疗在椎间盘切除术后综合征的治疗中是合理的，因为该综合征的病因和发病机制涉及多个方面，并且它同样有着多方面的症状。所有不会对患者造成额外伤害的干预措施尤为重要。应尽可能激活身体自身的疼痛抑制机制。应对和减轻疼痛的所有心理治疗措施，以及使用个体化定制的运动计划（MIPFR；表9.3）。

表9.3 脊柱手术后问题患者的疼痛治疗

缓解症状	病因治疗
镇痛药（中枢作用和外周作用）	稳定躯干肌，物理治疗
心理疼痛疗法	心理疼痛疗法
局部注射	腰部行为训练
替代药物治疗	矫形器（临时）
运动治疗	融合手术

9.3.8 腰椎融合术后疼痛

当所有旨在稳固术后不稳定节段的保守措施均失败时，在上述椎体运动节段行后路、前路或前后路脊柱融合是可供选择的外科治疗手段。当出现创伤后不稳定和畸形（如脊椎滑脱）时，也可进行上述手术治疗。尽管如此，目前主要适应证仍然是既往接受过一次或多次椎间盘手术的问题患者。通过消除不稳定，通常可以缓解椎间盘切除术后综合征的大部分疼痛。然而，起源于邻近节段或骶髂关节的新的疼痛症状经常因此而出现。这种类型的疼痛被称为融合后综合征（Krämer 1997）。上述疼痛主要来源于融合部位、骶髂关节和新生瘢痕组织附近的节段性不稳定，同时还合并有椎间盘切除术后综合征的残余疼痛。

9

对于上述特殊的术后问题患者，疼痛治疗方法与椎间盘切除术后综合征的治疗方法基本相同。主要的局部症状必须通过临床神经检查，特别是试验性局部浸润来确定。且这些患者的心理治疗尤为重要。在经历了多次甚至是非常复杂的手术后，他们对任何类型的医疗干预都持怀疑态度，倾向于长期服用中枢镇痛药。

锻炼计划

锻炼计划旨在利用有限的无痛范围，严重疼痛的腰椎手术患者可以再次进行某些锻炼。主要包括游泳、骑自行车和某些适当的锻炼，而不必在运动期间或运动后增加疼痛的风险。教练应着重于通过向患者介绍其他运动模式来扩大患者可能的运动范围，例如：

- 在最小负载下慢跑
- 水中慢跑
- 卧位 Thera-Band 锻炼

对许多患者来说，能够更频繁地活动而不感到疼痛是一种积极的体验。

9.4 腰椎注射疗法

9.4.1 腰椎脊神经镇痛

原则

通过后外侧入路向椎体运动节段的椎间孔关节区注射局部麻醉药物（必要时，与类固醇混合作为非常规应用）。

体表特征的和解剖学标志决定了注射角度和入针途径。LSPA 不同于 Reischauer（1953）和 Macnab and Dall（1971）技术，在该技术中针头自非矢状位方向以一定角度插入，进针点在脊柱中线旁开8~10 cm处，针头以大约60°的角度插入。使用这种方法，注射针通常在腰椎后外侧部分与骨组织相接触。

适应证

所有急性、慢性局部和根性腰椎综合征都是LSPA的适应证。并且骨质疏松性骨折、腰椎峡部裂、肿瘤相关疼痛、椎管狭窄和炎症性病理改变（尤其是在关节突关节囊区）等引起

的其他形式的腰椎运动节段刺激，对 LSPA 也有很好的反馈。

LSPA适应证：

- 局部腰椎综合征
- 腰椎神经根综合征
- 骨质疏松症
- 脊椎滑脱
- 肿瘤
- 椎管狭窄
- 脊椎风湿性炎症改变
- 椎间盘切除术后综合征

技术

根据软组织的深度，针头的长度为10~15 cm（通常为12 cm）。为了到达下腰椎的椎间孔，最好是在髂嵴水平、脊柱中线旁开8 cm处入针。与水平面呈60°角、在垂直面上则根据不同节段的受累神经根选择不同角度，置入穿刺针。例如为行L3神经根浸润，针头在垂直面上以0°角置入（图9.51~图9.53）。

为行L4神经根浸润，针头在垂直面上以30°角置入（图9.40~图9.50）。

针头在L5横突上方1~2 cm处插入，直至接触到骨面。针尖通常置于关节突关节外侧，之后分别置于椎间孔和椎体侧壁。以上三处阻滞点毗邻腹侧神经根、背侧支的传出纤维、脊膜支和延伸至交感干的交通支。

为了在L5神经根离开L5~S1椎间孔时浸润L5神经根，针尖需在L5横突下方、与垂直面成50°~60°角。针头插入直至骨面，此处为椎体或关节突关节外侧面（图9.14~图9.39）。

CT监测下的脊神经镇痛治疗研究（图9.13a~c）已证实注射液可通过椎间孔，准确地在L5/S1椎间盘突出压迫神经的位置弥散至横穿的S1神经根。

在椎间孔区域，神经根鞘可能被穿刺针刺伤。因此，在入针过程中需不间断地尝试抽吸，特别是在操作的最后阶段。当针与神经根接触时，患者会突然产生放射至下肢的剧痛。这种疼痛现象可以很大程度上通过缓慢的持续性预注射和抽吸来进行预防。因此，建议注射时使

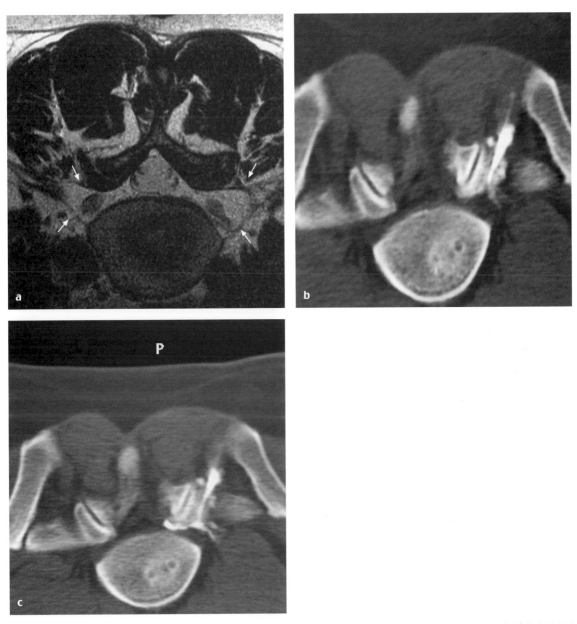

图 9.13 右侧后外侧入路 L5/S1 神经旁注射。筛状筋膜的 MRI 影像（箭头）。该筋膜将神经周围间隙与深层腰部固有肌肉和椎旁脂肪组织（a）充分隔开。当筋膜未被刺破时，造影剂会返流至针头（b）。当针再插入几毫米并穿破筋膜（c）时，造影剂可以准确地在神经周围弥散

用总量10 mL的稀释局麻药，因为最终通常只有4~5 mL可真正用于靶点注射。一旦准确定位针头的最终位置，就可以根据当前的临床情况加用更持久的局麻药（如布比卡因）和/或糖皮质激素（非常规应用，如10 mg曲安奈德）。

腰椎脊神经镇痛效果

尽管局部麻醉剂是后外侧给药，但后纵韧带、纤维环后部和关节囊中的伤害感受器也会经由脊膜支被间接影响到。如我们使用造影剂的CT检测所示，一部分注射液弥散到了脊神经的近端，影响脊神经节和交通支。仅有一部分注射液通过椎间孔到达硬膜外。

椎旁入路LSPA给药后，患者感到腰部和腿部疼痛减轻，当使用0.5%~1%的局麻药时，疼痛缓解平均可以维持3.5小时。在我们调查的患者中（Krämer，1997年）约有50%的患者也会感到明显腰部及受累侧腿部的肌肉放松以及主观温暖。在所有病例中，8%的患者会出现暂时性瘫痪或跛行症状。必须事先让患者意识到这一点，并采取相应的预防措施。

注

LSPA的目的不是像准备手术时那样完全镇痛和麻痹腰椎神经，而是减轻疼痛和使腰椎运动节段受到激惹的神经结构脱敏。

腰椎脊神经镇痛药物注射操作

L5神经根的脊神经镇痛见图9.14~图9.39。

L4神经根的脊神经镇痛见图9.40~图9.50（例2）。

L3神经根的脊神经镇痛见图9.51~图9.54。

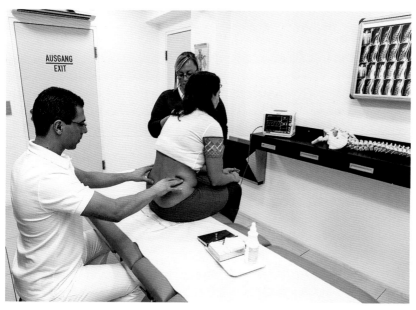

图9.14 检查者坐在患者的正后方，患者坐在较高的检查床上。医生的助手站在患者面前。血氧饱和度和脉搏频率由脉搏血氧仪监测。在整个操作过程中，治疗师或助手不断口头督导患者。检查者必须能够轻柔地用双手触诊髂嵴和骶髂关节的边缘。上述操作步骤也适用于LSPA

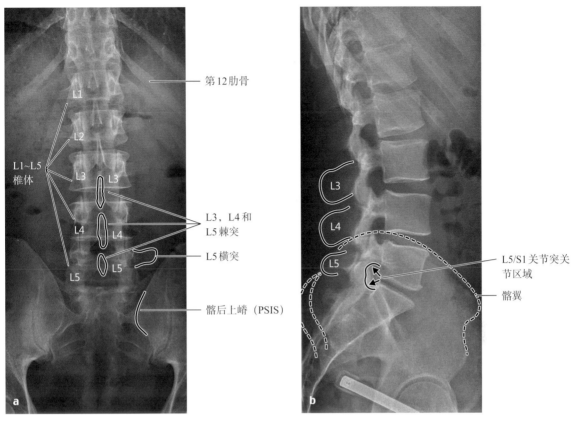

图 9.15　腰椎正侧位X线片（a）根据医生的角度特地反向放置显示（X线片右侧＝医生右侧），医生从后位观察并触诊患者坐位时的下腰椎区域。注意在脊柱侧凸、腰椎交界部位畸形和移行椎出现时，解剖标志物的变化。腰椎侧位片（b）：对于腰椎神经根阻滞，注射部位在高于髂嵴的L4棘突水平上

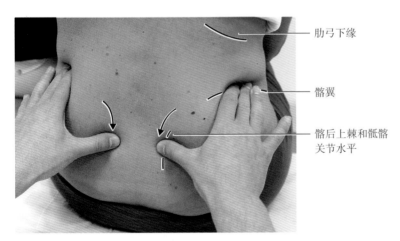

图 9.16　从医生坐位时的角度来观察下腰椎区域。患者的背部充分暴露，因此可以很容易地发现并触及肋弓下缘、腰部、髂后上棘（PSISs）和骶髂关节（SIJ）。皮肤必须无破损，无感染迹象。拇指从侧面滑过髂后嵴，位于髂棘和骶中嵴之间的沟内。示指和中指触及髂嵴

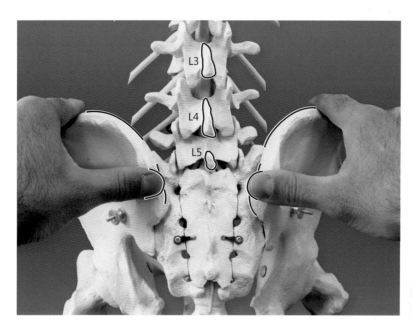

图9.17　双手触诊显示在骨骼上的髂后上棘和髂嵴

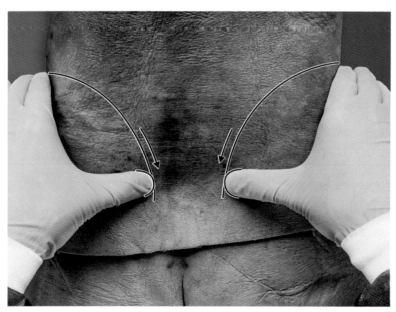

图9.18　用双手触诊解剖标本上最重要的解剖标志点。拇指沿着髂后上棘滑动，直到触及髂后上棘。示指和中指触诊髂嵴

9

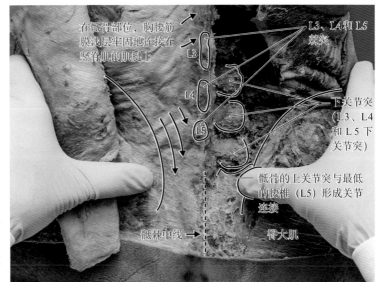

图9.19 在与图9.18同一腰椎解剖标本上双手触诊髂后上棘和髂嵴，在一个更低的视角。在这个标本上可以看到髂嵴与L3、L4、L5棘突之间的比例和距离。腰椎神经根阻滞针必须穿过较大的后躯干肌肉，到达下腰椎的椎间孔区域。这些触及的解剖学标志点与小关节和出口神经根有关

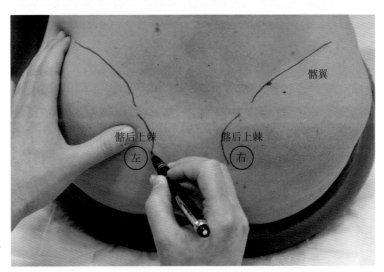

图9.20 沿髂嵴和髂后上棘标出触诊点

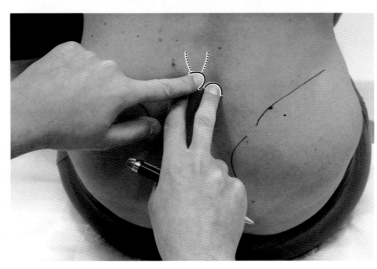

图9.21 定位L3、L4和L5的棘突顶点。触诊开始于髂嵴水平（L4水平）。一只手的示指和中指的指尖分别置于棘突的左侧和右侧。用另一只手的示指轻轻按压，同时触及棘突的顶点，以保持与棘突的接触。手指从头侧到尾侧滑过并触诊棘间隙

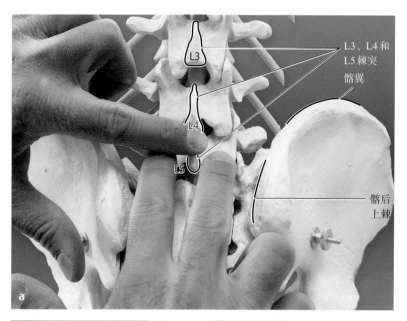

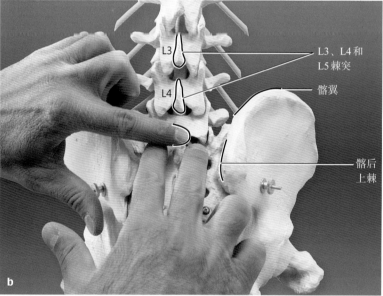

图9.22 在骨骼模型上触诊L4（a）和L5（b）棘突的顶点。触诊时，L4棘突的形状较L5棘突稍长，L5棘突摸起来更圆。用这种触诊技术，只要患者坐着稍微后凸，就可以触诊棘突，即使是肥胖患者

9

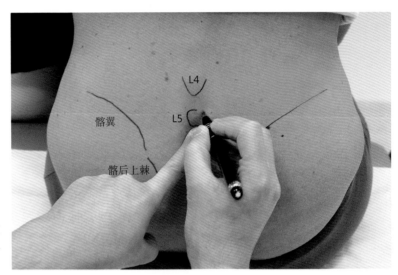

图9.23 标记L4和L5棘突的顶点与髂骨的关系。髂翼连线对应L4棘突水平

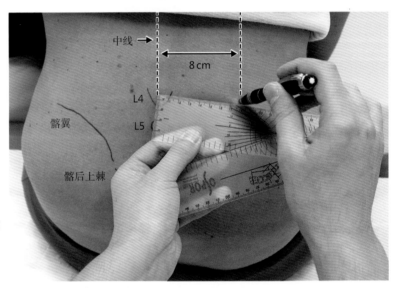

图9.24 下腰椎椎间孔阻滞的进针点选择在髂嵴水平旁开中线约8 cm处。进针点的位置必须根据每个患者躯干的宽度个性化选择；8 cm是平均值。使用记号笔来标记注射部位：在消毒后，标记的位置仍然划痕可见

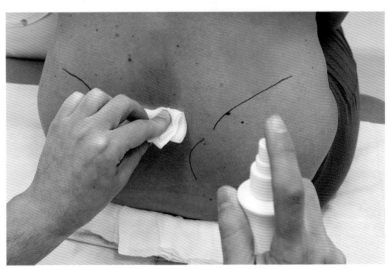

图9.25 覆盖纱布保护患者衣服。多次喷洒消毒剂消毒皮肤

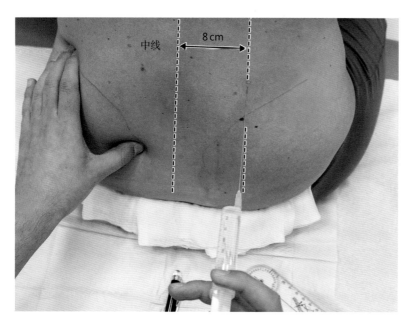

图9.26 在确定针头水平面上的最终进针角度之前（见图9.29），建议将针头垂直与皮肤的标记点上，而不要扎入皮肤

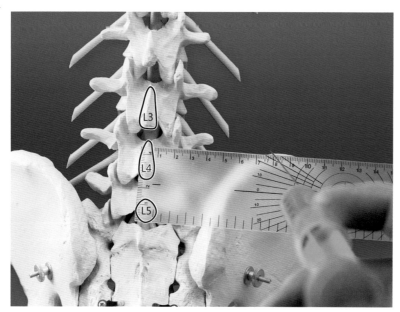

图9.27 骨骼模型演示：L3、L4、L5和S1神经根的椎间孔区域距离正中线平均8 cm，直接位于髂嵴后段前方

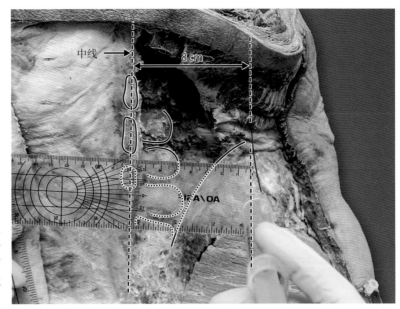

图9.28 解剖标本的演示：医生
必须通过认真地触诊以确保进针
点在髂嵴之上。即使是L5~S1节
段，当进针角度合适依旧能到达
椎间孔

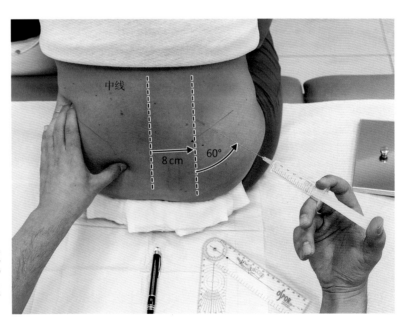

图9.29 患者后视图：针头垂直
于皮肤（图9.26），然后内聚60°
水平方向进针。可将量角器以
60°放置在治疗床上用以参考

9

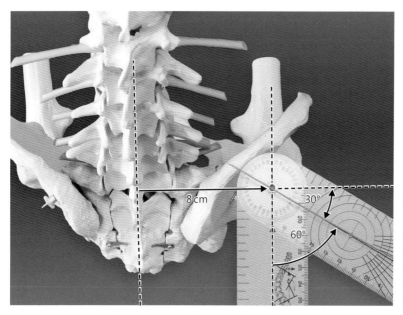

图9.30 骨骼模型的后视图：使用量角器将针定位在60°。从图中可以清楚地看出，如果内聚角度过小（例如，30°~40°），注射的部位会在椎间孔的外侧，这增加了器官损伤的风险。建议在医生还在学习该技术（学习曲线）时使用量角器

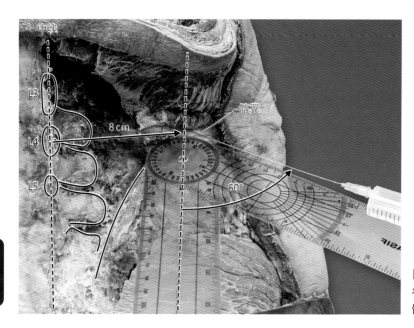

图9.31 在解剖标本上用量角器将针定位在60°，注射部位位于髂嵴正上方中线旁开8 cm处

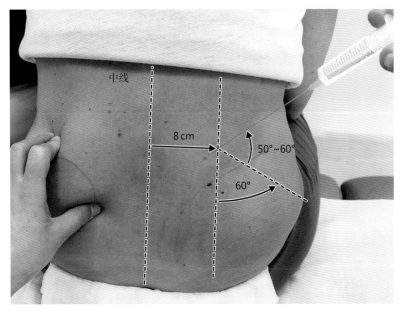

图 9.32　演示 L5~S1 椎间孔区的 L5 神经根阻滞的进针部位和角度。进针点位于髂嵴正上方，旁开中线 8cm 处，内聚 60°，将注射器尾倾 50°~60°。在刺破皮肤之前，通过挤压患者对侧的皮肤（门控）来分散注意力。在告知患者将要进针后（"你现在会感到针刺"），应尽快进针

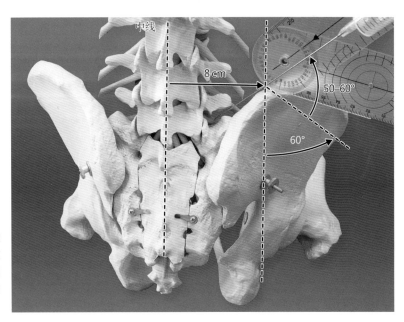

图 9.33　在骨骼上演示 L5~S1 椎间孔神经根阻滞的进针方向。定位 L5~S1 椎间孔区域。针尖指向 L5 出口神经根和右侧 S1 行走神经根

9

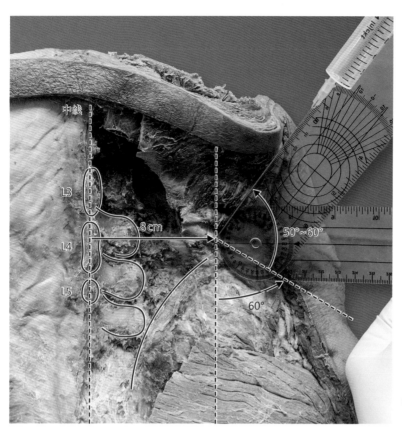

图9.34 解剖标本上显示L5~S1椎间孔神经根阻滞的进针方向（后视图）

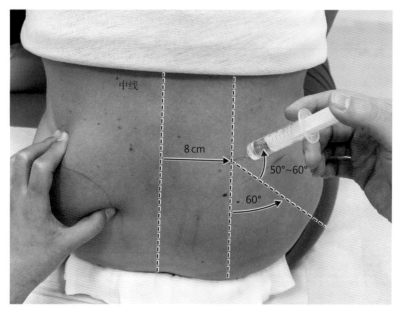

图9.35 在患者身上演示L5~S1椎间孔区的L5神经根阻滞技术。在皮肤被刺破时以及腰椎神经根阻滞的最后阶段，通过挤压对侧的皮肤（门控）来分散患者注意力。由进针引起的疼痛可以通过边注射（药物）边进针（负压进针）来控制，直到触及椎间孔周围的骨质。预先注射药物还可防止触碰神经根导致的疼痛。按预先的角度进针，极少会直接触碰到神经根，因为椎弓根附近的横突会遮挡出口神经根

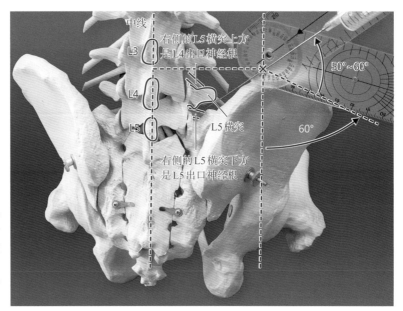

图9.36 在骨骼模型上演示L5~S1椎间孔神经根阻滞所需的进针点位（后视图）。L5~S1椎间孔位于L5横突下缘和骶骨上缘之间，有L5出口神经根和内侧的S1行走神经根

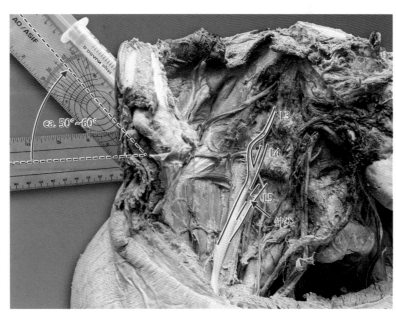

图9.37 在解剖标本上显示的进针的位置（前视图）。针尖指向L5~S1椎间孔区域。图中可见右侧L5出口神经根

9

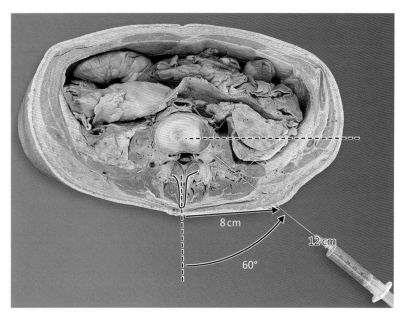

图9.38 在解剖标本上显示进针部位（腰椎横断面）：（进针需穿过）旁开中线8 cm的皮肤，皮下脂肪组织，肌肉（根据患者体质厚度差异尤其大），直到针尖触及椎间孔周围骨质。因此，针的长度至少需要12 cm

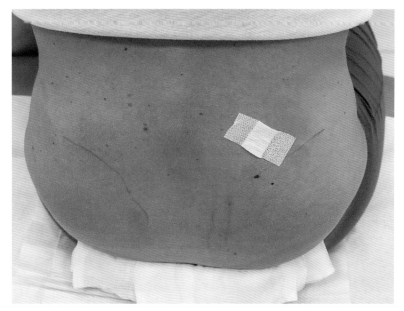

图9.39 腰椎神经根阻滞结束后，针眼粘贴一张非致敏性的胶布敷料，一小时后揭去。腰椎神经根阻滞术是一种微创治疗严重疼痛的方式，作为日间手术，注射部位应每天护理和检查

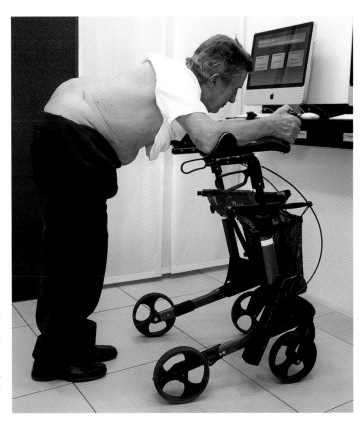

图9.40 患者有帕金森病且躯干明显前驱。腰椎减压术后出现左侧L4神经根及部分L3神经根的刺激症状，且进行性加重。即使这种解剖结构，使用现有的影像资料，无需实时影像引导，也可进行脊神经根的阻滞治疗

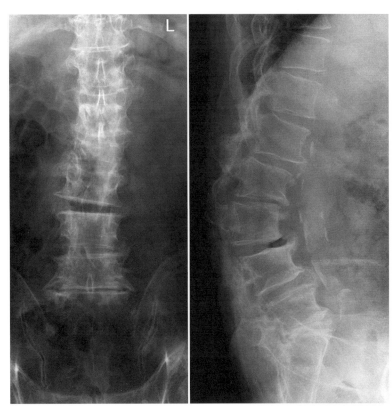

图9.41 腰椎正侧位X线片。L5棘突是下腰椎唯一清晰可见的棘突。L3~L4间隙前段有明显的真空征，并有明显后凸

9

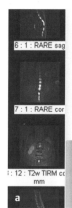
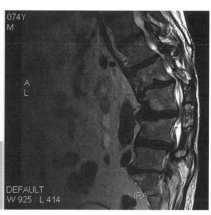

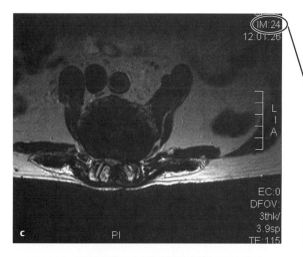
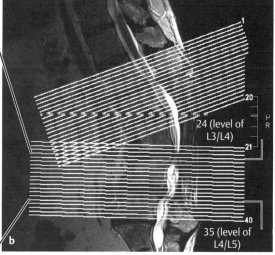

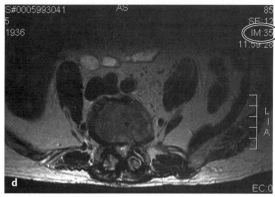

图**9.42**　腰椎MRI。在矢状面上（a），L3~L4节段有明显的脊柱后凸，L2~L3以及L3~L4节段有进行性终板炎。L3~L4节段有椎管狭窄，左侧（c）为重；L4~L5（d）节段的椎管狭窄也较为明显并伴有骨性椎管的狭窄；见定位图（b）IM24、IM35

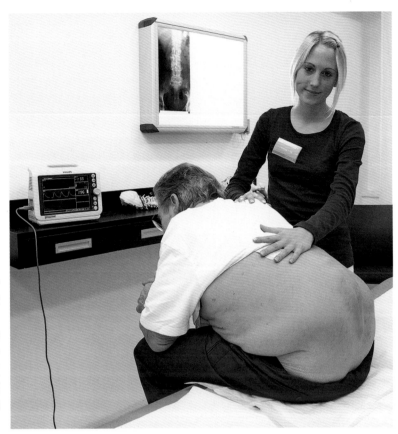

图9.43 患者坐在较高的诊查椅上。助手站在患者旁边。用脉搏血氧仪监测血氧饱和度和脉搏。当医生从后面评估并触诊患者的下腰椎区域时，腰椎正位X线片根据治疗医生的视线角度特地反向悬挂（右＝右）。注意在脊柱侧凸、腰椎交界部位畸形和移行椎出现时，解剖标志物的变化

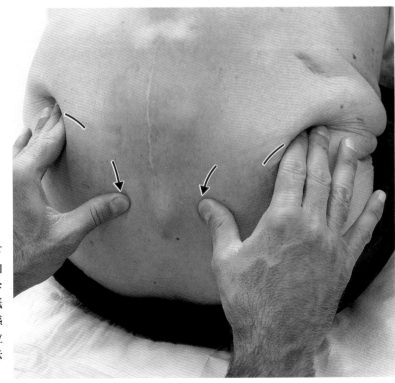

图9.44 从医师坐位的角度看下腰椎区域。双手触诊髂后上棘和髂嵴。可以很容易地评估和触诊肋弓下端、腰部、髂后上棘和骶髂关节。皮肤必须无破损，无感染。拇指从侧面滑过髂后棘，位于髂棘和骶中嵴之间的沟内。示指和中指触及髂嵴

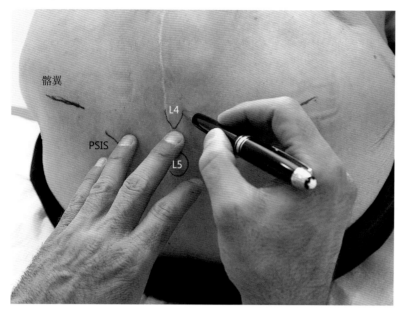

图 9.45 标记出髂嵴和髂后上棘以及 L4、L5 棘突

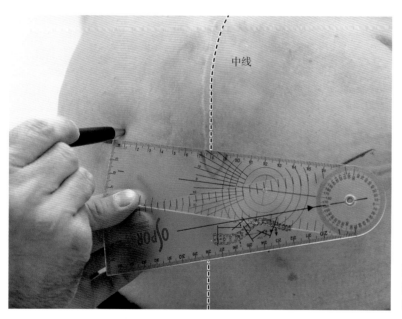

图 9.46 用记号笔在髂嵴水平旁开中线 8 cm 处标记进针点。在消毒后，仍然可以看到标记的位置

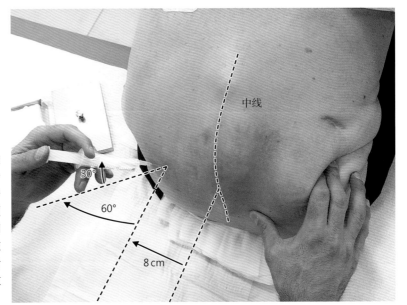

图 9.47 在患者左侧行 L4-L5 椎间孔区域的神经根阻滞术。进针点位于髂嵴正上方，中线旁开 8 cm 处；进针方向内聚 60°，头倾角度约 30°，直至 L4-L5 椎间孔和 L4 出口神经根处。在皮肤被刺破时以及腰椎神经根阻滞的最后阶段，通过挤压对侧的皮肤来分散患者注意力，刺破皮肤动作要快

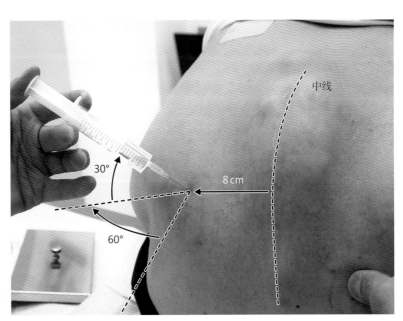

图 9.48 向下进针，至 L5 横突上 1~2 cm，直至接触到骨质

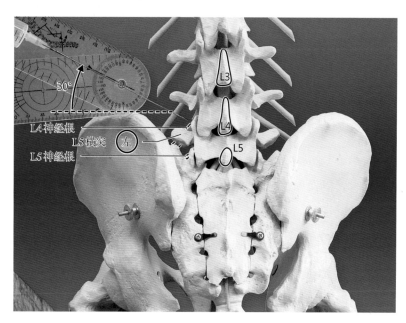

图9.49　左侧骨骼模型所示的是L4-L5椎间孔神经根阻滞时针的最终位置（后视图）。针尖位于L5上关节突的外侧，紧邻L4-L5椎间孔或位于椎体侧壁

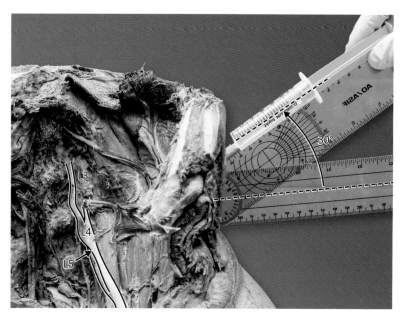

图9.50　解剖标本显示L4-L5椎间孔神经根阻滞时，针的位置（前视图），针尖指向L4神经根

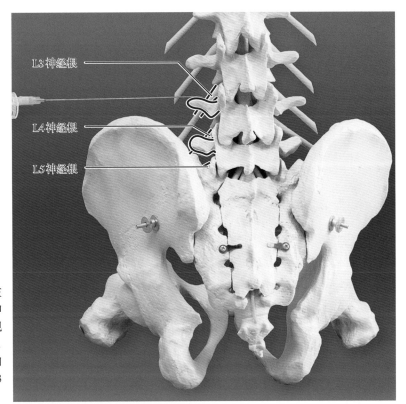

图 9.51　在骨骼模型上演示，左侧的 L3-L4 关节突关节区和 L3 神经根阻滞所需要的针位（后视图）。注射部位位于髂嵴正上方，旁开中线 8 cm 处，水平进针，内倾 60°，到达 L3-L4 椎间孔和 L3 出口神经根处

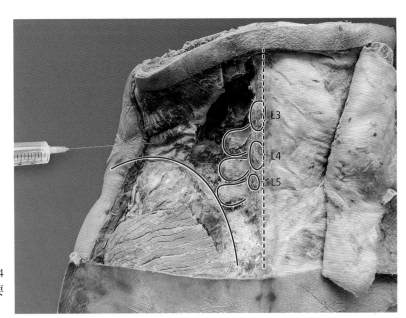

图 9.52　解剖标本上显示 L3-L4 椎间孔区的 L3 神经根阻滞所需的进针点位（后视图）

9

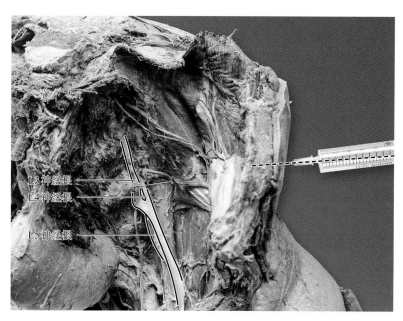

L3神经根
L4神经根
L5神经根

图9.53 盆腔标本：解剖学标本上显示汇合的神经根（前视图），针尖指向左侧L3神经根。下方是左侧L4和L5神经根

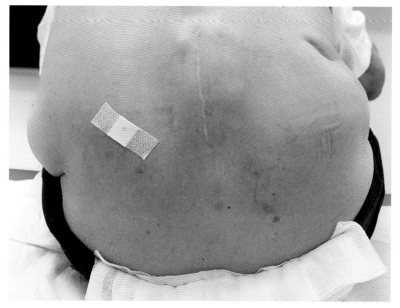

图9.54 将针取出，针眼贴上非致敏性敷贴，并在1小时后去除

9

9.4.2 神经根造影

原则

用于脊神经根在椎间孔出口部位的成像和阻滞。

适应证

该局部注射仅需给药一次。该技术可用于诊断性局部注射，既可以鉴别受累神经根，也可以作为选择不同手术方式的依据，从而确定除了融合之外是否还应考虑神经根减压。

Macnab和Dall（1971）最初将这种周围神经阻滞用于诊断。van Akkerveeken（1989）后来又将其用于治疗。

操作

患者俯卧位，腹部垫一个垫子，使得腰椎前凸变直。在手术室的影像监测下，将一根细长的穿刺针插入直至L5横突，然后进一步插入，可到达上方的（L4）或下方的（L5）的神经根。一旦诱发出典型的放射痛（记忆痛），便将造影剂注射到神经鞘管中，以确认针的位置并验证正确的神经根。然后，将针头稍微回缩，并在回抽后将2~5 mL的局麻药注入神经周围，以缓解先前引起的疼痛。如果无即刻手术计划，可注射10 mg可的松混悬液（注意可的松混悬液为超适应证用药）（图9.55）。

9.4.3 腰椎关节突关节封闭

原则

使用局麻药，必要时加用类固醇来暂时封闭腰椎关节突关节囊中的疼痛感受器。

适应证

源于关节突关节的症状，如小关节综合征，过度前凸相关的腰痛，假性根痛综合征。

操作

患者俯卧位，腹部垫一个垫子，使得腰椎前凸变直。垂直插入一根6~8 cm的细穿刺针，直至关节突关节囊；进针点在椎旁2~2.5 cm的棘突之间。当穿刺针刺入关节或关节囊时，患者会诱发出典型的放射痛。无需确认针尖在关节内的位置。关节和关节囊周围的封闭疗效较好。

低位的4~6个腰椎关节突关节通常可同时封闭：每个关节注射2 mL的局麻药加可的松悬混液。当短期重复注射时，可单独使用长效局麻药。屈曲体位患者的治疗通常联合关节突关节封闭治疗。目的是减少腰椎前凸，可以通过以下方式实现：将患者置于福勒（氏）位置，从无痛的姿势开始运动，和使用屈曲矫形器。

实践证实，对于此技术，不必使用影像监测。可以在超声引导下进针到关节突关节复合体的背侧行封闭治疗（Grifka et al，1999）。

腰椎关节突关节封闭的流程

见图9.56~图9.80。

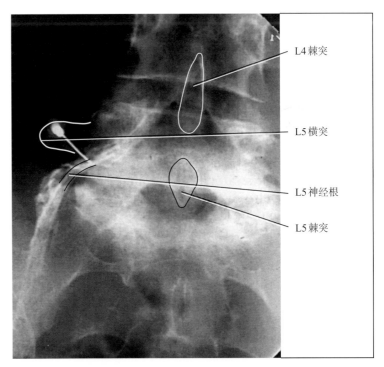

L4棘突

L5横突

L5神经根

L5棘突

图9.55 L5神经根造影。该技术可用于诊断，以确定受损的神经根；当神经根在椎间孔受压时，也可用于治疗疼痛

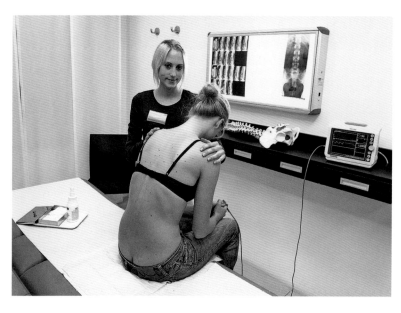

图9.56 患者坐在较高的检查床上。助手站在患者旁边。用脉搏血氧计监测血氧饱和度和脉搏

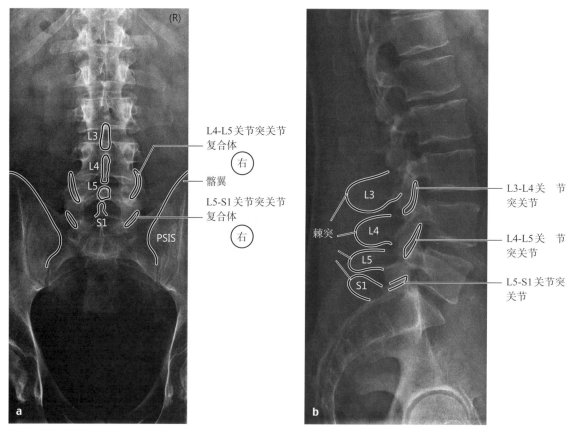

图9.57 （a、b）腰椎关节突关节封闭所需的腰椎正侧位片，在确定相关解剖标志物后进行封闭治疗。片子应该反向放置（右＝右）。医生一边看片子，一边看患者的背部。注意有无脊柱侧凸、畸形、移行椎和关节突关节位置不对称。在腰椎侧位片（b）中，矢状面上棘突的大小以及深部的腰椎关节突关节可以清楚地识别

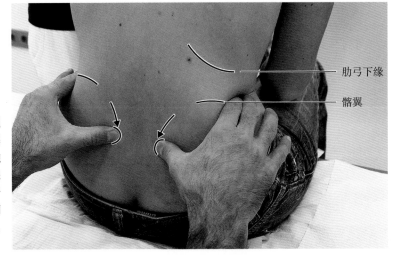

图9.58　从医生坐位时的角度来观察下腰椎区域。患者的背部充分暴露，因此可以很容易地发现并触及肋弓下缘、腰部、髂翼和骶髂关节。拇指从侧面滑过髂后棘，位于髂棘和骶中嵴之间的沟内。示指和中指触及髂嵴。皮肤必须无破损，无感染迹象

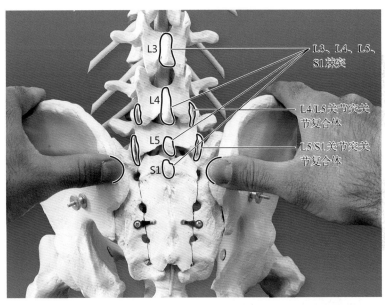

图9.59　在骨骼模型上演示双手触诊髂后上棘和髂翼

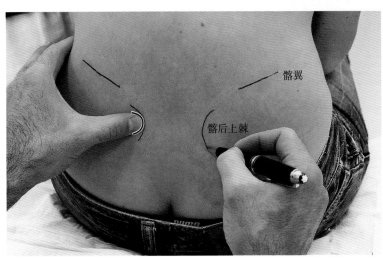

图9.60　沿髂翼和髂后上棘标出解剖标志物

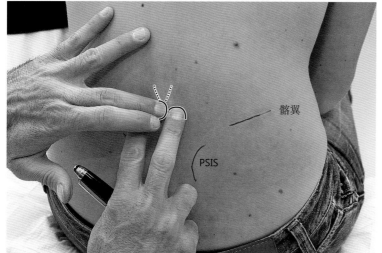

图9.61　定位L3、L4和L5棘突的顶点。髂嵴之间的连接线对应于L4棘突的。触诊从这个层面开始。一只手的示指和中指的指尖分别置于棘突的左侧和右侧。用另一只手的示指轻轻按压，同时触及棘突的顶点，以保持与棘突的接触。手指从头侧到尾侧滑过并触诊棘间隙

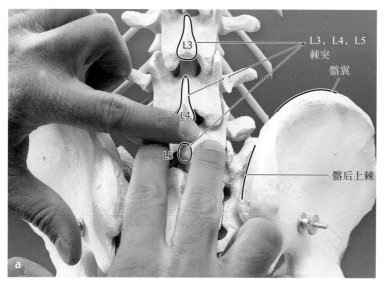

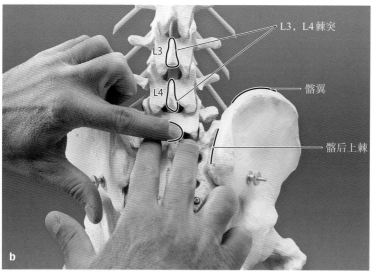

图9.62　在骨骼模型上触诊L4（a）和L5（b）棘突的顶点。触诊时，L4棘突的形状较L5棘突稍长，L5棘突摸起来更圆。用这种触诊技术，只要患者坐着稍微后凸，就可以触诊棘突，即使是肥胖患者

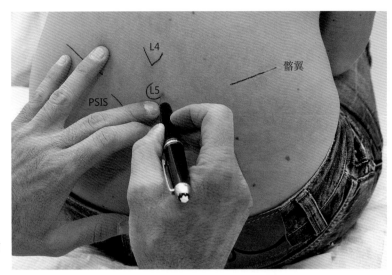

图9.63　标记L4和L5棘突顶点与髂翼的连线

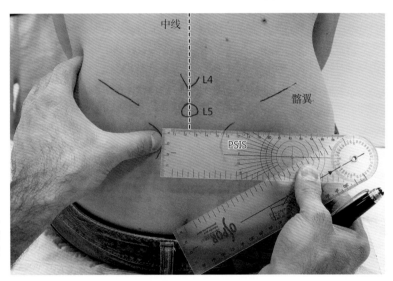

图9.64　定位下腰椎关节突关节复合体。L3-L4、L4-L5和L5-S1关节突关节的骨面相对较宽，基本位于棘突中线旁开2~2.5 cm处

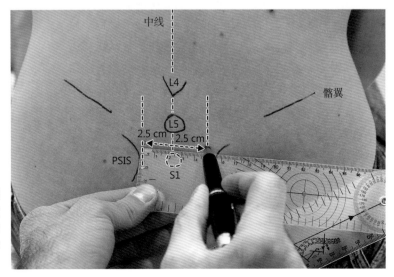

图9.65　定位双侧的L5-S1关节突关节。L5-S1关节突关节复合体位于L5和S1棘突之间，中线旁开约2.5 cm处。用笔芯回缩状态的签字笔旋转戳出进针点

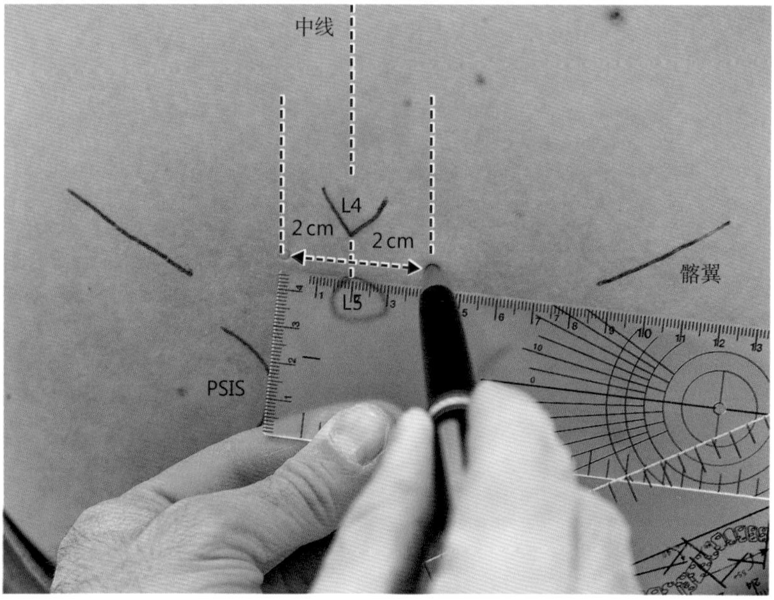

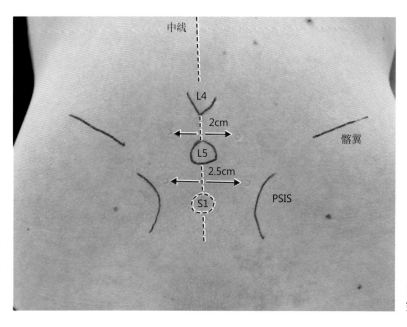

图 9.66 定位双侧的 L4-L5 关节突关节。L4-L5 关节突复合体位于 L4 和 L5 棘突之间，中线旁开约 2 cm 处。旋转签字笔（笔芯回缩状态），标记 L4-L5 水平关节突关节封闭的进针点。即使消毒后，仍然可以看到标记的印迹

图 9.67 两侧 L4-L5 和 L5-S1 关节突关节封闭进针点的印迹一览

9

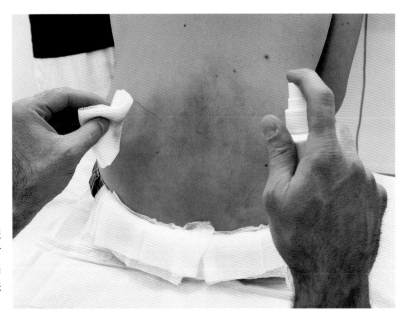

图 9.68 覆盖纱布保护患者衣服的。然后开始消毒。皮肤消毒时可能会擦去墨水标记，但这种戳出的标记（L4-L5和L5-S1处双侧关节突关节阻滞进针点）不会消失

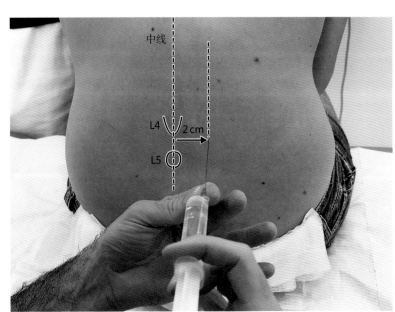

图 9.69 右侧L4-L5关节突关节封闭。双手把持注射系统。针要刺入皮肤时告知患者。应尽快克服皮肤阻力刺入皮肤。针头垂直插入L4-L5的右侧皮肤表面标记的进针点

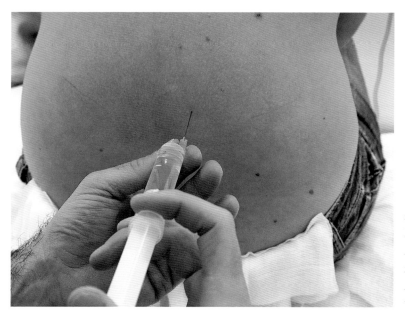

图9.70 针尖刺入皮肤后，预注射少量局麻药，继续垂直插入，直到触及骨质/关节囊。触及骨质后回抽，然后呈扇形在关节突关节囊内注入约2.5 mL局麻药。关节囊被完全浸润。关节囊就像一个盖子，覆盖在关节部位

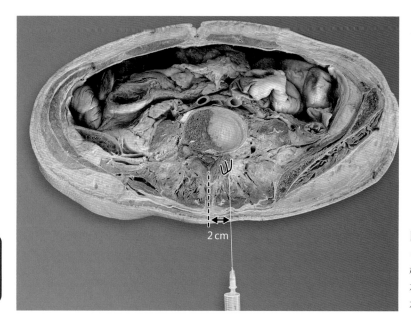

2 cm

图9.71 腰椎和骨盆解剖标本（横切面）：解剖标本上显示在腰椎关节突关节封闭时针的位置。在此标本中，关节突关节复合体在中线旁开2 cm处

9

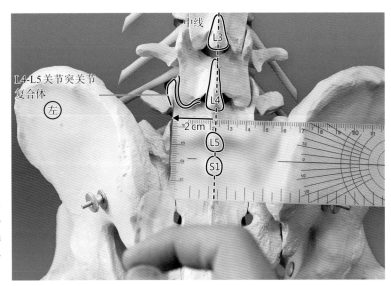

图 9.72 骨骼模型示意图：（针尖）触及左侧 L4-L5 关节突复合体的骨质。关节突关节复合体位于中线旁开 2 cm 处。因此穿刺针无法进一步插入

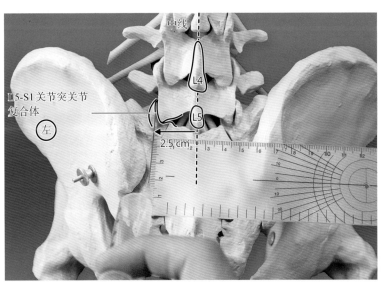

图 9.73 骨骼模型示意图：穿刺针位于左侧 L5-S1。关节突关节复合体位于中线旁开 2.5 cm 处

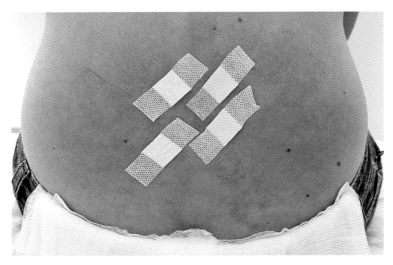

图 9.74 针眼覆盖非致敏性胶布，1 小时后去除。注射部位无皮肤反应

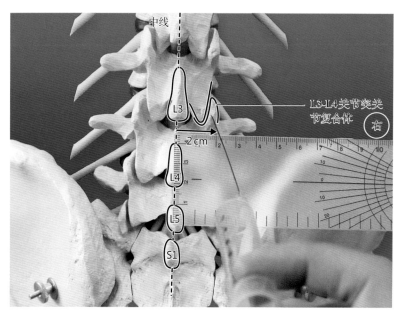

图 9.75 骨骼模型示意图：右侧 L3-L4 关节突关节封闭。该节段的关节突关节复合体也位于中线旁开 2 cm 处

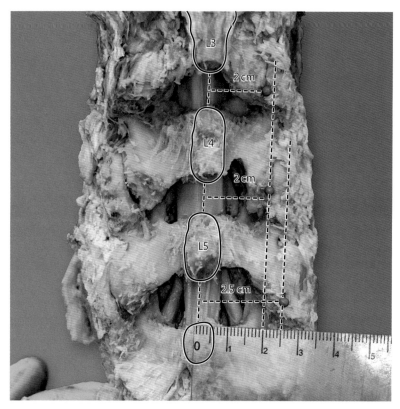

图 9.76 解剖标本示意图：图示腰椎关节突关节封闭（进针点的至中线）的距离。蓝色标记针分别置于 L3-L4、L4-L5 和 L5-S1 关节突关节的间隙，分别在 L3-L4、L4-L5 和 L5-S1 棘突间隙连线中点右侧旁开 2 cm 和 2.5 cm 处

9

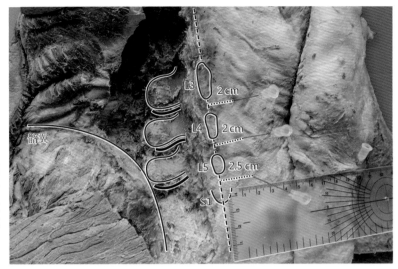

图9.77 解剖标本示意图：右侧 L3-L4、L4-L5、L5-S1关节突关节 封闭的进针点位。左斜视图。左 侧L3-L4、L4-L5、L5-S1关节突 关节复合体已经切开（进针时）， 必须确定触及骨质

图9.78 解剖标本示意图：右侧 L3-L4、L4-L5、L5-S1关节突关 节囊封闭。右斜视图。L3-L4和 L4-L5关节突关节复合体的中点 分别位于L3-L4和L4-L5棘突间 隙连线中点旁开2 cm处。L5-S1 关节突关节复合体的中点位于 L5-S1棘突间隙连线中点旁开 2.5 cm处。注射部位明显位于椎 板间隙外侧缘的外侧。相对于出 口神经根，椎板间隙位于内侧一 些；而出口神经根的位置在更外 侧，更深一些的部位。关节突关 节囊封闭理想的注射部位在上下 关节突关节面之间的过渡点，而 检测证实距离棘突间2 cm之内的 区域不能注射

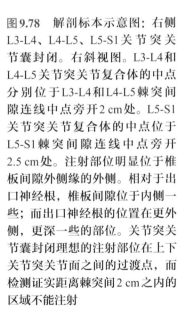

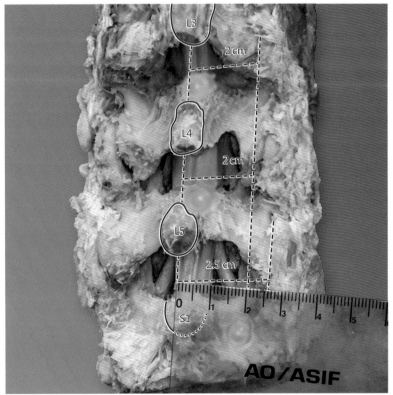

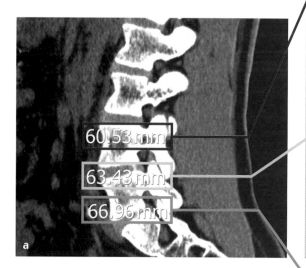

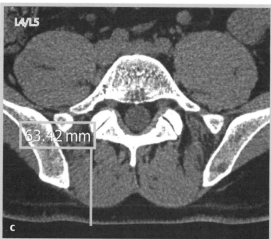

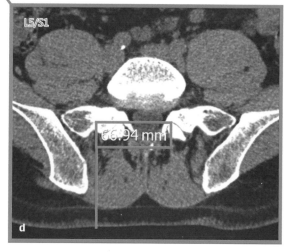

图9.79 （a-d）通过患者的CT扫描测量腰椎关节突关节封闭所需的注射深度。分别在L3-L4、L4-L5和L5-S1节段进行测量。在腰椎进行关节突关节封闭时，通常需要长度为8 cm的穿刺针

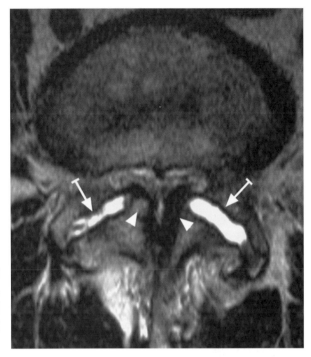

图9.80　由活动性的关节突关节炎导致的椎管狭窄出现症状（三角形）时，建议采用关节突关节封闭。当关节渗出液（箭头）明显时，可以在透视或CT引导下进行注射。关节渗出液在MRI上显示为透明的积液（Kramer and Koster 2001; Kramer et al 2004）

9.4.4　骶髂关节的韧带封闭（骶髂关节封闭）

原则

阻滞骶髂关节后方韧带群的韧带与骨的附着点，以及注射部位的髂腰韧带的活化的疼痛感受器。

适应证

- 骶髂关节封闭
- 腰椎局部症候群
- 骶髂关节综合征
- 假性根痛综合征
- 手法治疗的补充
- 骶髂关节炎

操作

骶髂关节背部韧带群的最佳进针点在同侧的髂后上棘和S1棘突之间的中点。标记该点，然后将针以与皮肤表面成大约45°的内倾角插入。

穿刺针边插入边回抽，直至触及韧带或骨质，局麻药会充分扩散到骶髂关节整个的背部韧带群中。

疗效

在封闭治疗过程中，由于穿刺或压力将永久性地刺激骶髂关节韧带系统，导致韧带在骨附着点的疼痛感受器被激活。这通常会导致局部或假性根痛脊柱综合征或骶髂关节综合征。尽管上述韧带封闭不会在骶髂关节区域引起严重问题，但骶髂关节内注射更易出现问题，最好在影像引导下进行注射。尽管关节周围韧带封闭治疗通常是有效的，特别是在骶髂关节部位，但这种治疗要遵循严格的指征。

骶髂关节封闭的步骤

见图9.81~图9.104。

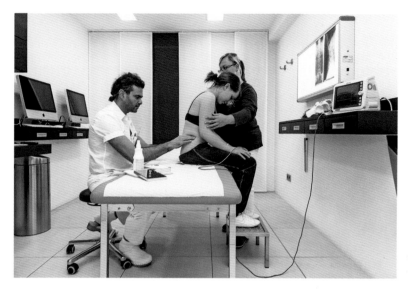

图9.81　医师在患者的正后方，患者坐在较高的检查床上。医师必须能够舒适地触及双侧髂翼和骶髂关节的边界

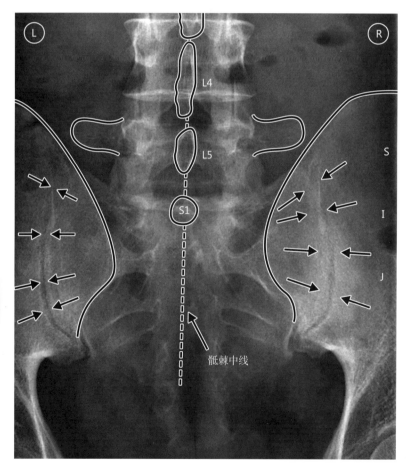

图9.82　当骶髂关节封闭时，应提供下腰椎和骶髂关节的正位X线片。根据医生角度，将X线片反向放置（右＝右），医生从后方评估并触诊患者坐位的下腰椎区域。X线片用于排除该区域的特定疾病，并用于注射时的定位

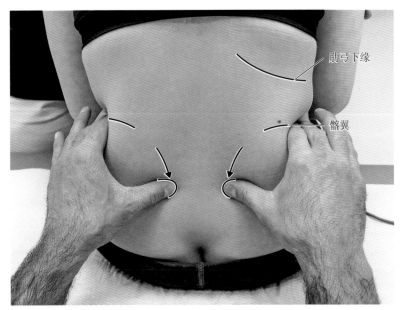

肋弓下缘

髂翼

图 9.83　患者坐位时的双手触诊和定位。拇指从侧面向中间滑动，滑过髂后棘至髂脊和骶嵴内侧间的沟。示指和中指触及髂翼

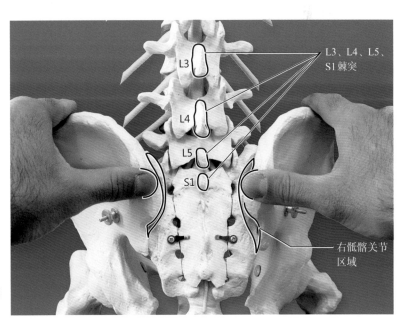

L3、L4、L5、S1棘突

右骶髂关节区域

图 9.84　在骨模型上演示双手触诊髂后上棘和髂翼

9

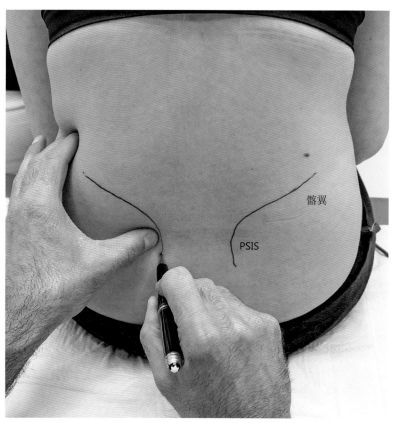

图9.85 在两侧标出髂翼和髂后上棘

9

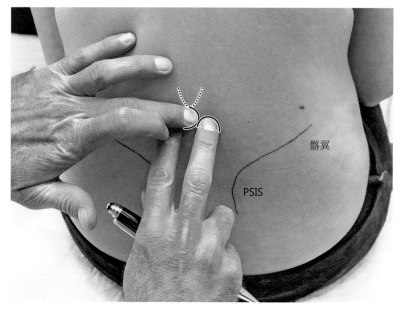

图9.86 定位L3、L4和L5棘突的顶点。髂嵴之间的连接线对应于L4棘突的。一只手的示指和中指的指尖分别置于棘突的左侧和右侧。用另一只手的示指轻轻按压，同时触及棘突的顶点，以保持与棘突的接触。手指从头侧到尾侧滑过并触诊棘间隙（参见图9.61和图9.26 a、b）

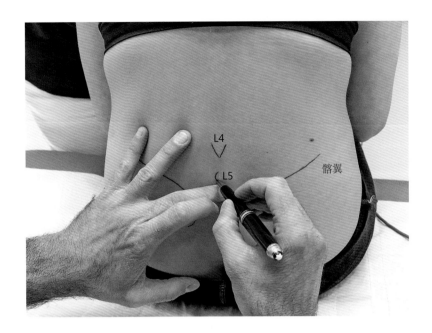

图 9.87 标记 L4 和 L5 的棘突

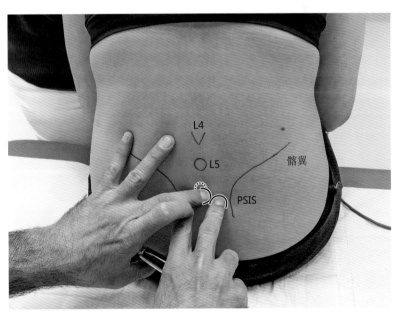

图 9.88 在髂后上棘水平上定位
和标记 S1 棘突

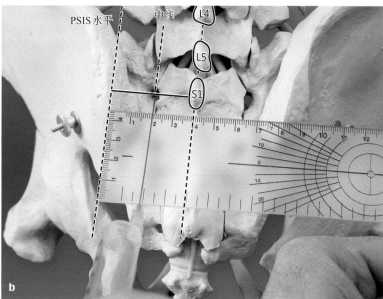

图 9.89 如图所示，用笔芯回缩状态的签字笔（a）戳出进针点，进针点位于同侧髂后上棘（PSIS）和 S1 棘突连线的中点。如骨骼所示（b），在 S1 水平上，PSIS 和 S1 棘突连线的中点

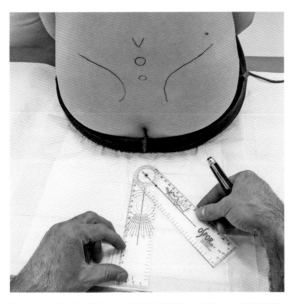

图9.90 患者后视图：从标记进针点开始，骶髂关节封闭进针方向为外倾45°。将测角器设置为45°，放置在诊疗床上作为参考

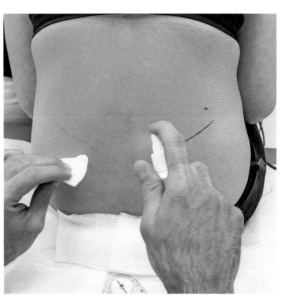

图9.91 纱布覆盖用于保护患者衣服。然后开始消毒。皮肤消毒时会擦去墨水记号，但左侧骶髂关节封闭进针点的压痕仍保留

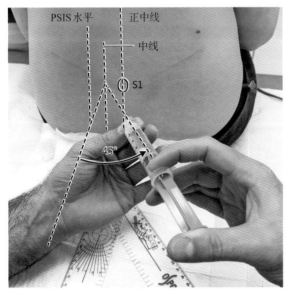

图9.92 在进针点将穿刺针放置在患者水平面上外倾45°

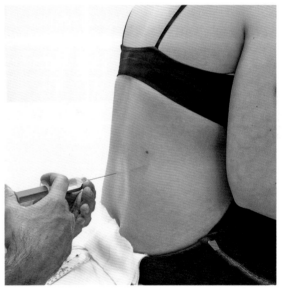

图9.93 骶髂关节封闭的侧视图。针头迅速穿入皮肤，然后进一步插入，直到触及骶髂关节后部骨质。在寻找骶髂关节间隙时，用两只手来引导注射系统。进针方向一定要在水平面上，扇形注射约3 mL局麻药进行浸润

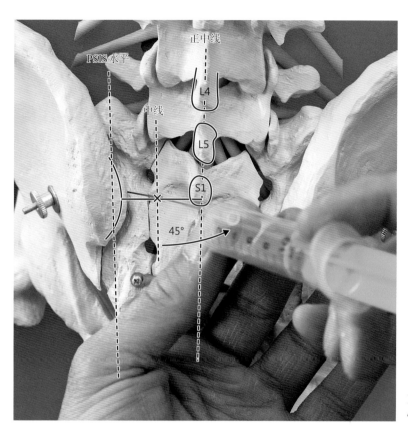

图 9.94 在骨骼模型上演示进针方位。进针呈45°，直接对准右侧骶髂关节的中间部分

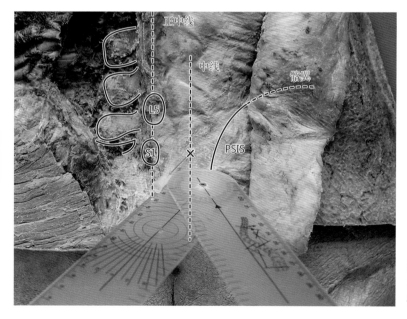

图 9.95 在解剖标本上演示进针方位。进针呈45°，直接对准右侧骶髂关节的中间部分

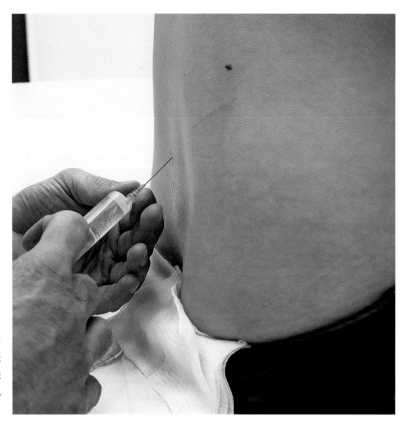

图9.96 然后将穿刺针退至皮下。用双手压低注射器，增加头倾角度，再次插入，直到触及骨质/关节囊。用这种方法可以达到骶髂关节的上部。再呈扇形注射2~3 mL局麻药浸润周围组织

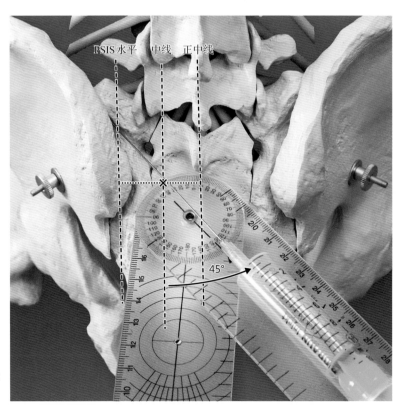

图9.97 在骨骼模型上演示骶髂关节上部的封闭

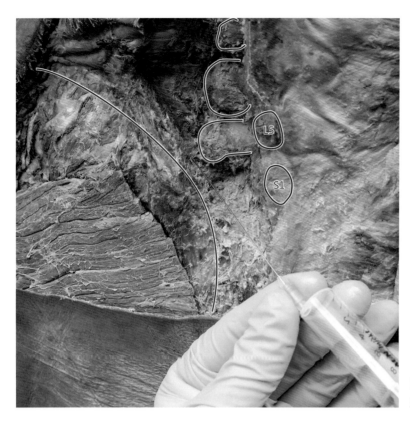

图9.98　在解剖标本上演示骶髂关节上部的封闭

9

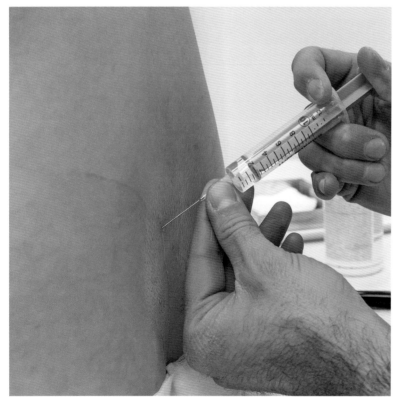

图9.99　再次将穿刺针退至皮下，双手举高注射器，增加尾倾角度，再次插入，直到触及骨质/关节囊。用这种方法可以达到骶髂关节的下部。呈扇形注入剩余的局麻药

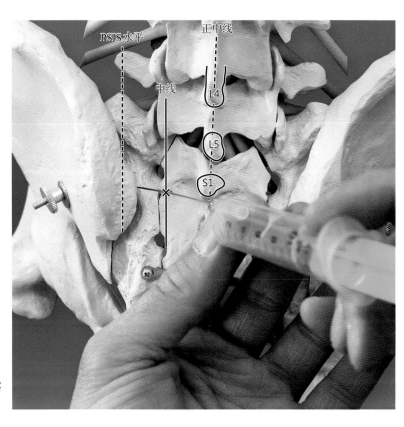

图9.100 在骨骼模型上演示骶髂
关节下部的封闭

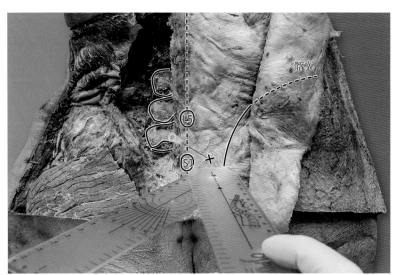

图9.101 在解剖标本上演示骶髂
关节下部的封闭。左边的软组织
已被去除。骶髂关节的内外侧缘
很大一部分是由骶骨和尾骨组成
的。因此，不必担心穿刺针偏外
插入软组织，偏内插入椎管

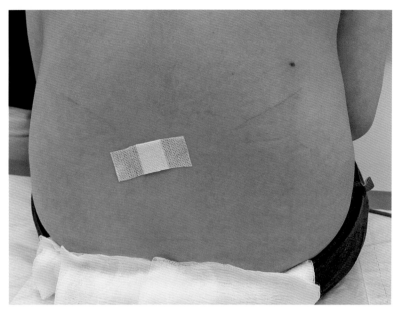

图9.102 非致敏性敷贴粘贴一小时后去除

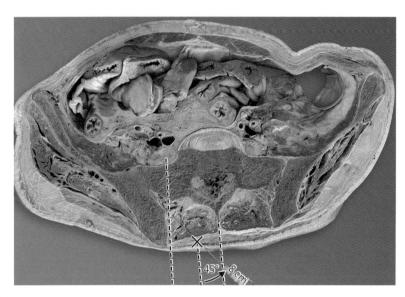

图9.103 在骨盆解剖标本上显示进针方位（S1水平的横切面）：进针点位于髂后上棘和S1棘突连线的中点。进针呈45°，直接对准右侧骶髂关节的中间部分

9

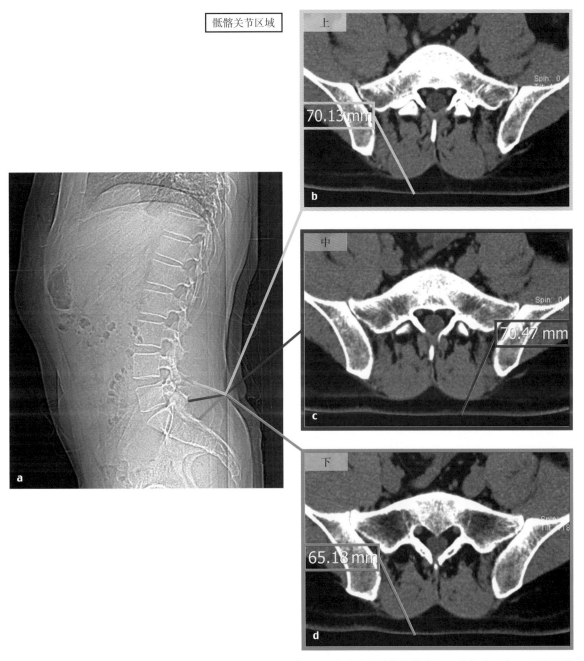

骶髂关节区域

图9.104 使用CT扫描测量骶髂关节封闭所需的进针深度。分别测量骶髂关节的上部、中部和下部。骶髂关节封闭时，通常需要8 cm长的穿刺针

9.4.5 骶管硬膜外阻滞

原则

通过骶骨裂孔，将药物注入腰椎硬膜外间隙。

使用这种方法，用局麻药阻滞骶丛的下部。由此产生的不敏感性通常局限于沿鞍状麻醉线的S3~S5神经根。当骨盆升高时，注射的物质（生理盐水加可的松混悬液）可向头端弥散。在这种情况下，药物可作用于下腰椎的硬膜外间隙。

适应证

主要用于尾痛或坐骨神经痛的病例，以及椎间盘切除术后综合征或融合术后综合征等术后症状。

操作

骶管是椎管的延续。它始于S1水平，终于骶骨和尾骨之间。其后缘是融合在一起的前四节骶骨的横突和棘突及其骨膜，前缘是五节骶骨椎体的骨膜。

第五节骶骨的关节突形成骶角。骶骨裂孔是骶管的出口，位于两个骶角之间。体型偏瘦的患者容易触及以上结构。骶骨裂孔位于连接两个髂后上棘的等边三角形的尾端。这有助于定向进针位置，尤其是肥胖患者（图9.105）。

患者侧卧或膝肘位。一根8~10 cm的穿刺针穿过结缔组织板后进入骶管。回抽确保没有刺入血管或蛛网膜下腔（充满脑脊液）。

骶管硬膜外阻滞的疗效

在椎间盘术后或融合术后综合征的患者中，我们使用骶骨裂孔作为麻醉入路，特别是在硬膜外麻醉时。当融合术后椎板间的通路被植骨块阻塞时，骶骨裂孔是到达腰椎硬膜外间隙的唯一通路。

骶管技术的缺点是必须给予相当大剂量的药物，以确保目标神经根达到有效浓度。骶管硬膜外注射造影剂和CT引导显示，注射液均匀分布于硬膜外间隙，并积聚在一个较大的区域，尤其是在腰椎下段（图9.106）。

骶管技术的另一个缺点是穿刺针位于肛裂的深处，感染风险较高。

骶管硬膜外阻滞步骤

见图9.107~9.125。

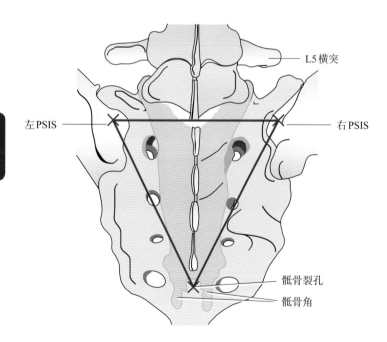

图9.105 位于骶角之间的骶骨裂孔

左PSIS
右PSIS
L5横突
骶骨裂孔
骶骨角

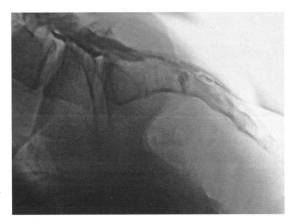

图9.106 透视引导下骶管硬膜外阻滞：针头经骶骨裂孔穿入骶管硬膜外间隙

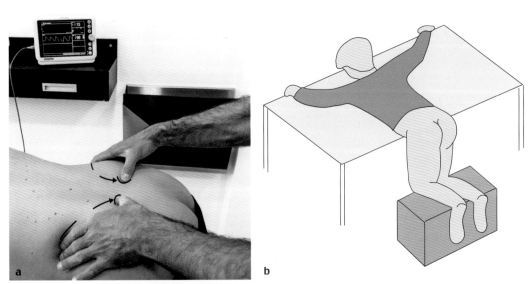

图9.107 a.医生直接站在患者身后，患者跪在凳子上，上身趴在较高的检查床上。使用脉搏血氧仪监护。医生必须能够充分地触诊双侧髂翼和骶髂关节的边缘。即使是肥胖患者，在这个体位也可以触及髂翼、髂后上棘和棘突。b.一位患者在接受骶管硬膜外阻滞时跪在检查凳上，上半身趴在检查床上

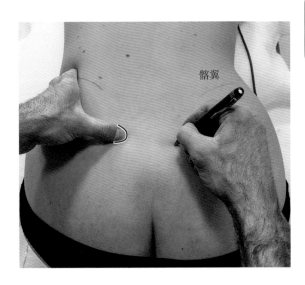

图9.108 标记双侧髂翼和髂后上棘

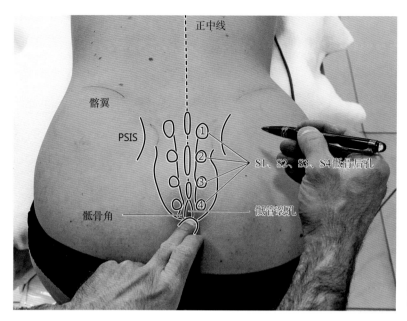

图9.109 触诊骶嵴中线至两侧骶骨角

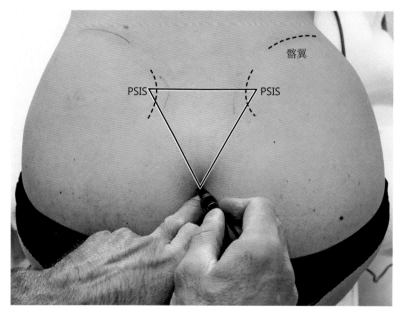

图9.110 用笔芯回缩状态的签字笔标记进针点（骶管出口点）。骶骨裂孔位于连接两个髂后上棘的等边三角形的尾端

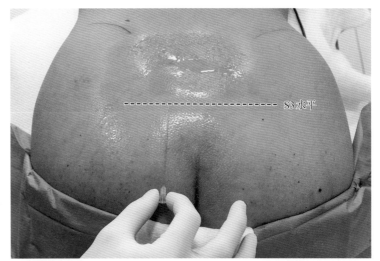

图9.111　臀裂处放置纱布保护肛门黏膜。随后进行彻底消毒（至少3分钟）。为了确定进针深度，在骶骨上平行于骶骨裂孔放置一根无菌穿刺针（8 cm）。骶骨上放置穿刺针的尖端平齐S3水平

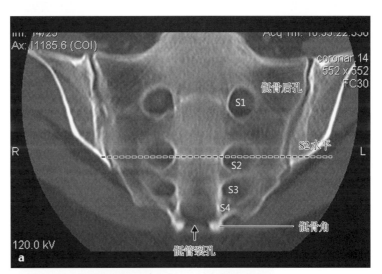

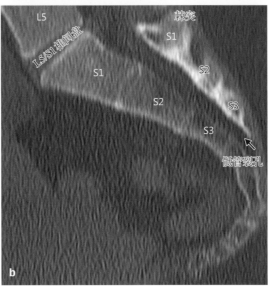

图9.112　CT扫描显示S1~S4骶后孔及两个骶角（a）。硬脊膜终止于S2水平（参见图9.125）。CT矢状面显示骶裂孔（b）。针尖不应超过S3水平

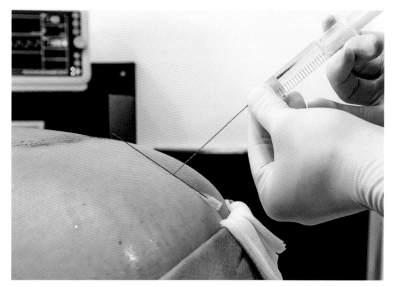

图9.113　穿刺针以约70°穿入骶骨裂孔远侧标记部位的中线，直到触及骨质。两只手引导穿刺。必要时左手可按在患者身上。为了确定注射深度，一根8 cm长的无菌穿刺针平行置于骶骨裂孔。注意：应避免皮下注射局麻药，因为这会增加触及骶骨角的难度

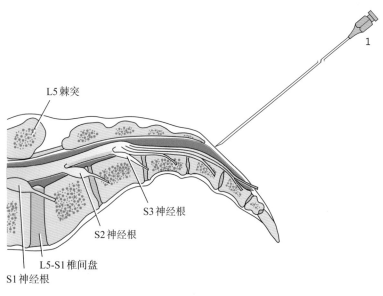

图9.114　图示在穿刺针入骶骨裂孔之前的位置（1）

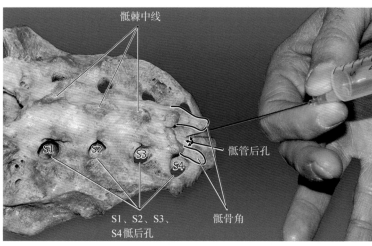

图9.115　在骨骼标本上演示穿刺针入骶骨裂孔之前的位置

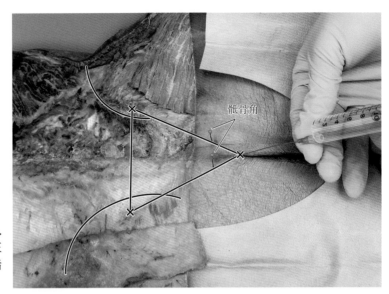

图9.116 解剖标本上演示穿刺针入骶骨裂孔之前的位置，位于臀裂正上方。蓝色标记针标记两侧的髂后上棘和骶骨角

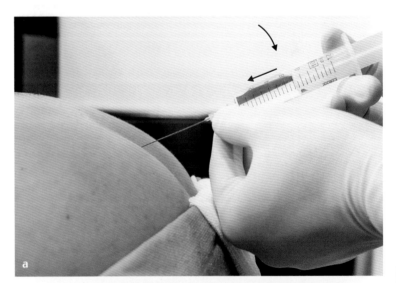

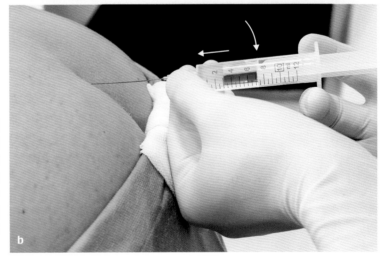

图9.117 进针后轻轻回抽，向下减少进针角度，寻找骶骨角之间的骶骨裂孔（a）。感觉到来自骶尾筋膜的阻力。突破阻力，穿刺针于是进入骶骨（b），持续的回抽下穿刺针插入骶管3~4 cm。穿刺针尖不应超过S2的水平，甚至不应超过S3的水平。警惕：穿入硬脊膜

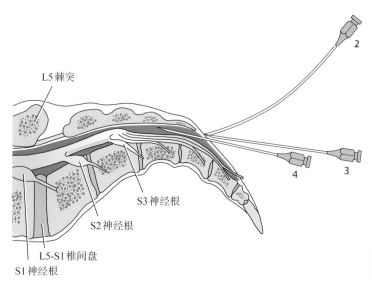

L5 棘突

S3 神经根

S2 神经根

L5-S1 椎间盘

S1 神经根

图9.118 插入骶骨裂孔和深入骶骨后穿刺针不同位置（2、3、4）的示意图

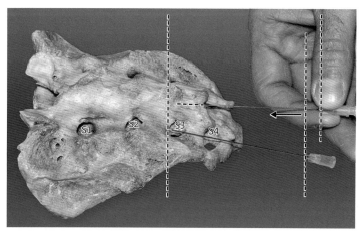

图9.119 在骨骼标本上演示穿刺针穿入骶骨裂孔后的位置。另放置一根针平行于穿刺针位于骶骨裂孔上方用于定位。该针不应该超过S3的水平

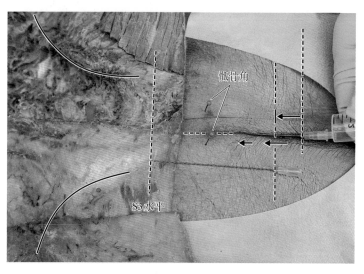

骶骨角

S3 水平

图9.120 在解剖标本上演示，将穿刺针插入臀裂正上方的骶裂孔后的位置。蓝色标记针分别标记了两侧的髂后上棘和骶骨角。相邻的定位针的针尖位于S3水平。穿刺针插入直至浅蓝色透明塑料针套达到与定位针相同的水平。穿刺针最终穿入深度只有3~4 cm

图9.121 通过将另一只手平放于骶骨之上（假定针头将在此处结束），并在尝试回抽时注射少量麻药，可以防止针的不正确位置（例如误入后方的软组织）。当没有血液或脑脊液自动或在抽吸后从套管末端流出时，可以缓慢注入药物。进针部位正确时，推药是无阻力的。在注入药物时，患者经常会反馈脚上有针刺或大腿有牵拉痛

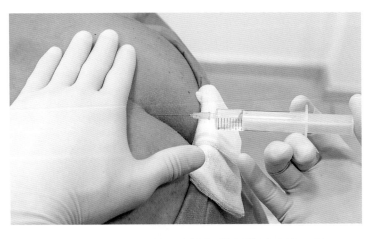

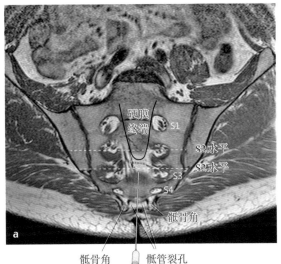

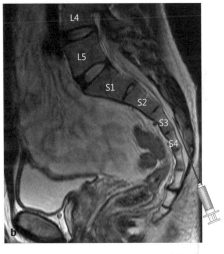

图9.122 MRI扫描的骶骨横断面（a）和矢状面（b）显示的穿刺针最终位置。硬脊膜终止于S2水平（已描绘）。穿刺针位于两个骶骨角之间，其针尖在S3水平。为了避免穿入硬膜的危险，穿刺针不能超过S3的水平

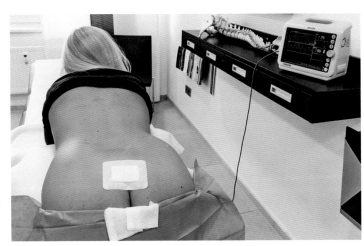

图9.123 拔出针后，用非致敏性胶布敷料覆盖针眼，并在1小时后去除

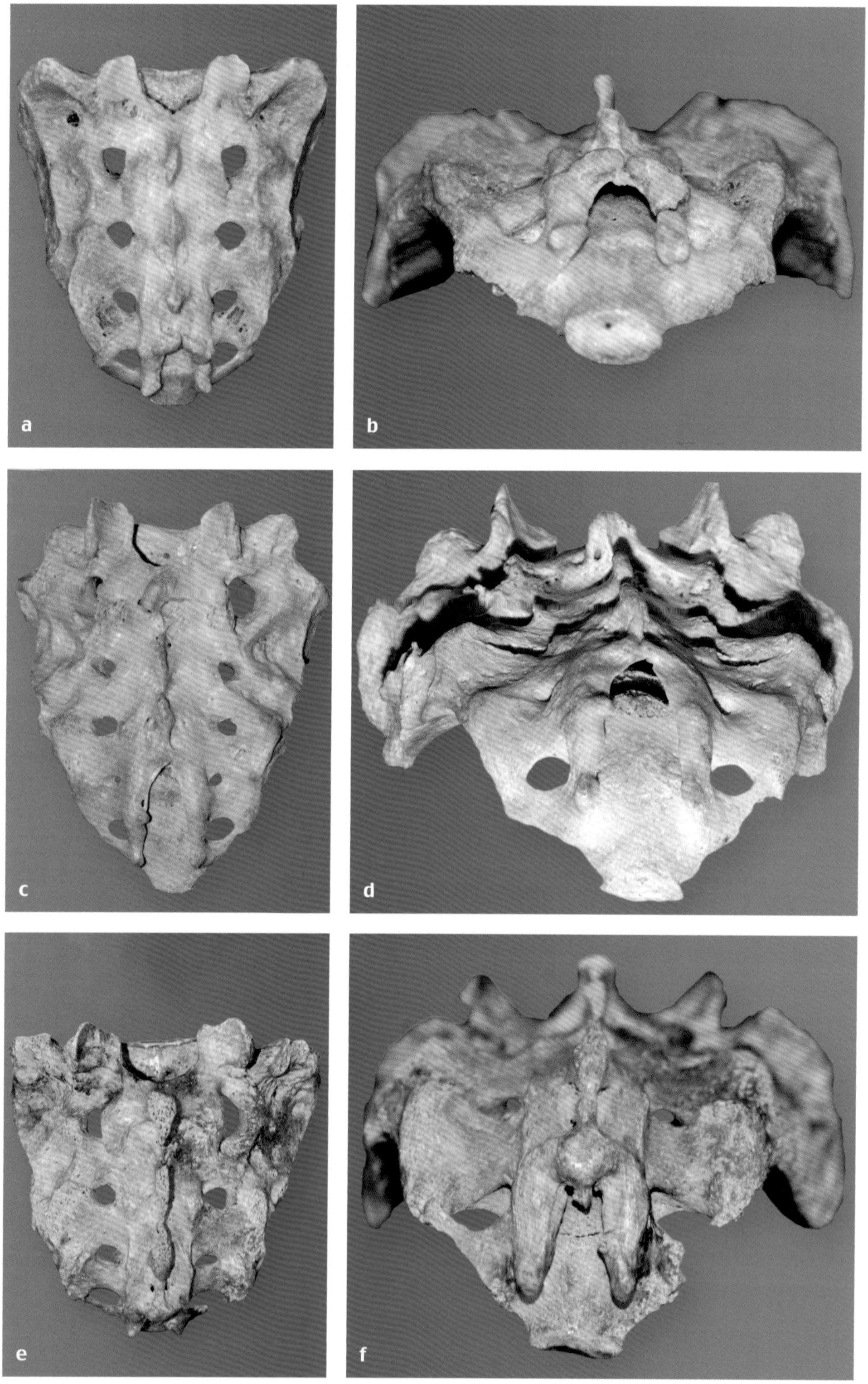

图 9.124　展示三种不同的解剖标本，以说明骶骨在不同程度的骶骨裂孔弯曲情况下可能存在的解剖学差异

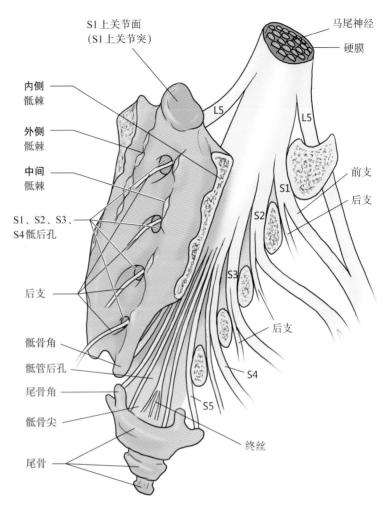

图9.125　骶骨与出口骶神经根的解剖。为了展示骶管，切除了右侧骶后壁。硬脊膜终止于S2水平

9.4.6 后路硬膜外阻滞（后-外入路）

原则

阻滞治疗经病变腰椎运动节段的椎板间隙后方进入硬膜外间隙。

在硬膜外麻醉和腰神经根综合征的骨科疼痛治疗中，穿刺针经椎板间隙进入腰椎管后硬膜外腔是常用的入路。硬膜外麻醉通过硬膜外导管用高浓度局部麻醉剂浸润主要的正常神经根，实现完全镇痛。相反，骨科疼痛治疗的目的是通过重复的个体化注射，用激素浸润受压的神经根。必要时，注射稀释的局麻药混合类固醇（超适应证用药），以降低对疼痛的敏

感性。

适应证

后路椎板间阻滞技术可同时到达多个神经根。在某些情况下，这种情况甚至可以发生在双侧。因此，这种治疗方式主要适用于中央管狭窄和多神经根综合征。

操作

根据受累的神经根，选择L5-S1、L4-L5或更高节段的椎板间入路。对于腰椎管狭窄的病例，我们通常选择L3-L4或L4-L5。应提供腰椎正侧位片并插在读片灯上，以显示相应节段的椎板间隙，并评估间隙是否对称。在没有

椎板间隙的情况下（例如椎板重叠），治疗应选择能够更容易进入相邻节段。为了实现靶向的节段/硬膜外阻滞，治疗过程与腰椎穿刺相同。患者坐位。穿刺针（或直接注射器针头系统）插入受累节段棘突之间，穿过黄韧带，进入硬膜外间隙。不应刺破硬脊膜。为了避免刺穿硬膜，在穿入黄韧带之前或穿入时取下穿刺针内芯，连接充有药物的针筒，在维持注射压力的同时进一步插入针头，直到注射压力突然下降（阻力丧失）。一旦确定了针头正确的位置，根据需要注射局麻药加生理盐水和/或可的松混悬液。

后路硬膜外阻滞技术的缺点是必须注入大剂量的药物，以确保受累神经根到达所需浓度。使用造影剂和后路硬膜外阻滞的CT引导显示，注射液均匀分布在硬膜外腔，并积聚在一个较大的区域，尤其是在后方（图9.126a、b）。

后路硬膜外阻滞步骤
见图9.127～图9.156。

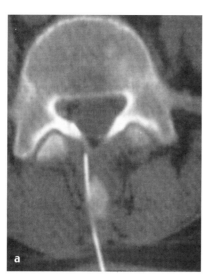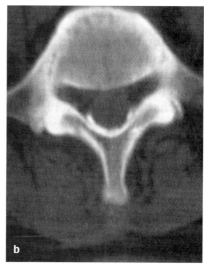

图9.126 CT扫描显示的后路硬膜外阻滞。造影剂主要积聚在硬膜外腔后方

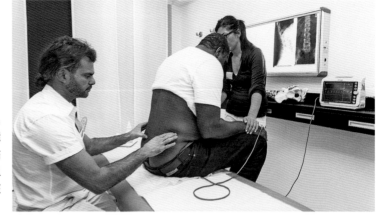

图9.127 患者、医生和助手的位置。患者应坐在高检查床上，以便医生能坐着舒适地触诊髂翼。医生的助手站在患者的前面。用脉搏血氧仪监测血氧饱和度和脉搏频率。医生或助手在整个治疗中不断与患者交流进行监测

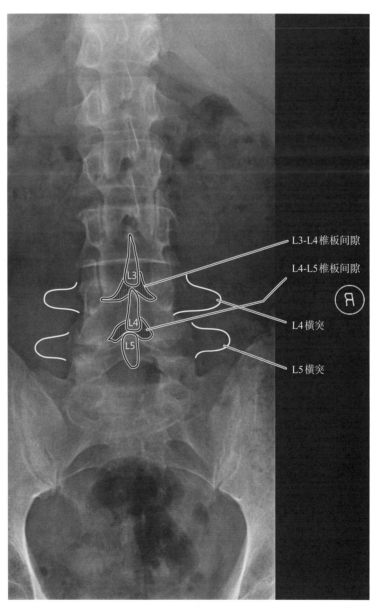

L3-L4椎板间隙

L4-L5椎板间隙

L4横突

L5横突

图9.128 当使用椎板间通路和抗阻力技术进行后路硬膜外阻滞时，医生应一直能看到下腰椎的正位片。注意注射节段的椎板间隙大小

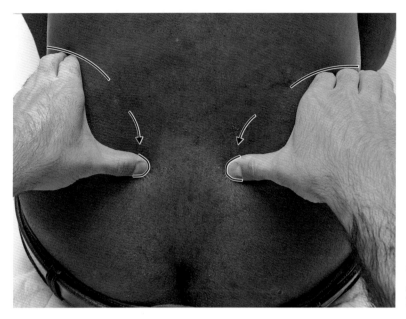

图9.129　在坐位患者身上进行双手触诊及定位。拇指从侧面滑过髂后棘，滑至髂棘与骶骨内侧嵴之间的沟中。示指和中指触及髂翼

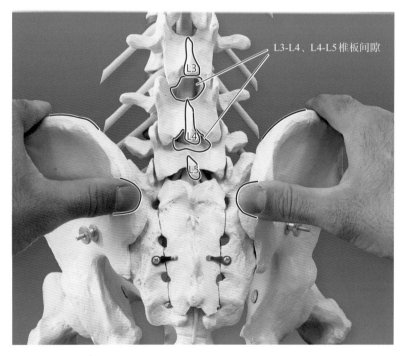

L3-L4、L4-L5椎板间隙

图9.130　在骨骼模型上演示双手触诊和定位

9

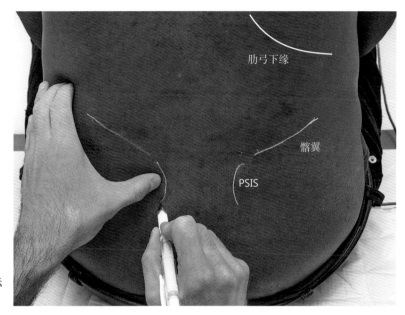

图 9.131 沿髂翼和髂后上棘的标记触诊点

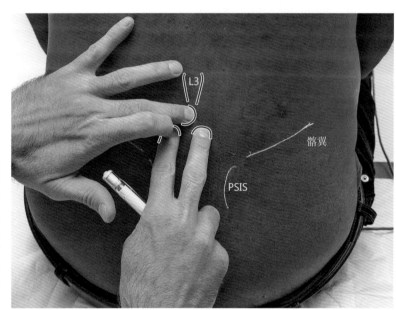

图 9.132 定位L3、L4和L5棘突顶点的位置。双侧髂翼连线对应L4棘突水平。触诊开始于L3水平。一只手的示指和中指的指尖分别置于棘突的左侧和右侧。用另一只手的示指轻轻按压，同时触及棘突的顶点，以保持与棘突的接触。手指从头侧到尾侧的滑过并触诊棘间隙

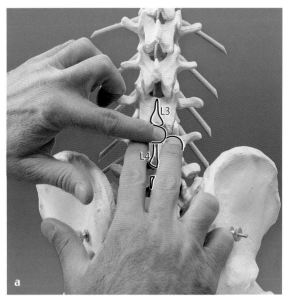

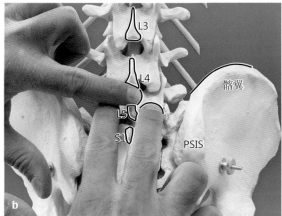

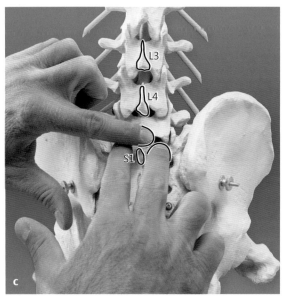

图9.133 在骨骼模型上触诊L3（a）、L4（b）和L5（c）棘突的顶点。触诊时，L4棘突的形状较L5棘突稍长，L5棘突摸起来更圆。用这种触诊技术，只要患者坐着稍微后凸，就可以触诊棘突，即使是肥胖患者

9

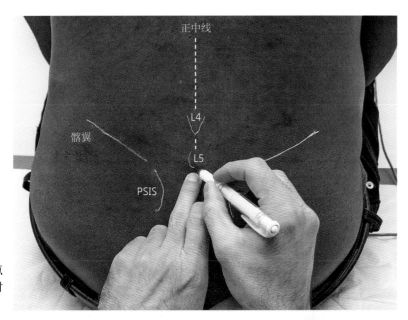

图9.134 标记L4和L5棘突顶点与髂骨的关系。双侧髂翼连线对应L4棘突水平

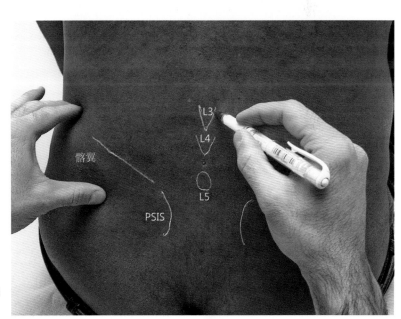

图9.135 标记与髂翼相关的L3棘突顶点

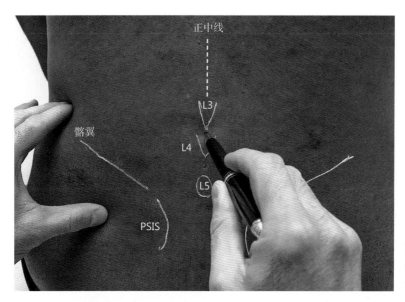

图9.136　用笔芯回缩状态的签字笔戳出位于L3-L4与L4-L5棘突间中线上的进针点

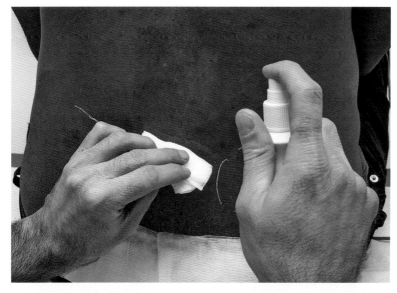

图9.137　覆盖纱布保护衣物。开始消毒（至少3分钟）。在皮肤消毒过程中，可能会去除墨水印记，但在L3-L4和/或L4-L5节段进行后路硬膜外阻滞需要的进针点压痕仍然可见

9

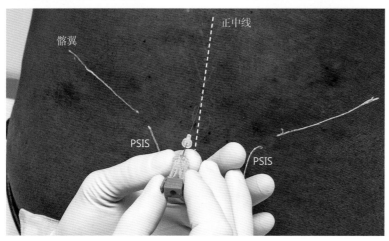

图9.138　穿刺针在L4-L5节段正中线成角度（5°~10°）穿刺。建议使用的穿刺针尽可能细；但为了针尖在压力下触及硬膜外位置时仍能感觉到落空感，以防止大容量的穿刺针刺穿硬脑膜的风险，穿刺针还是要有一定的粗度。这里描述的穿刺针（ITP-KIR 23G/75 mm）有一个锁定帽，以防止内芯意外移动。一个滑动塑料塞用于测量进针深度。针先穿透皮肤，然后是皮下，最后到达棘上韧带

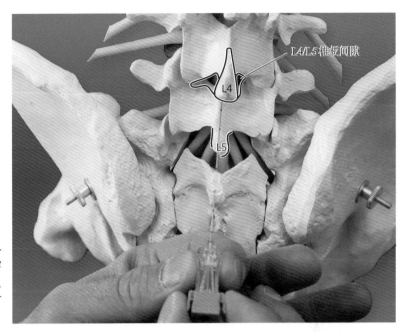

图 9.139　在骨骼模型上演示 L4-L5 后路经椎板间硬膜外阻滞，穿刺针在 L4 和 L5 棘突之间的位置。当脊柱轻微屈曲时，椎间间隙扩大，进入椎管更为容易

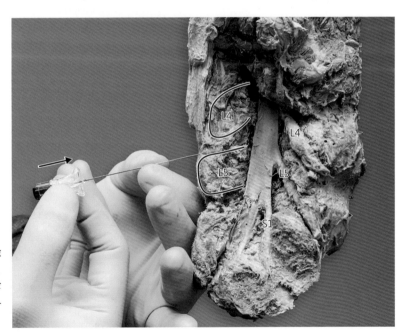

图 9.140　椎板及关节突关节切除后的右外侧后视图的解剖标本，显示 L4-L5 间后路硬膜外阻滞穿刺针（斯宾诺坎针）的位置。针尖位于棘上韧带上方

9

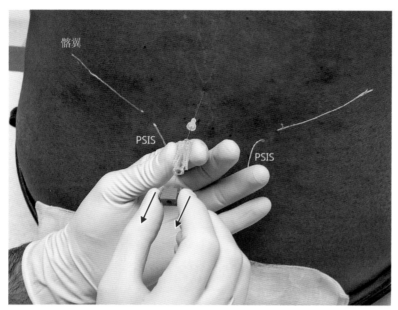

图9.141 从23G穿刺针中取出内芯

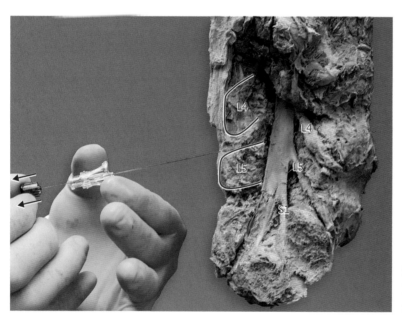

图9.142 在解剖标本上显示，从21G斯宾诺加穿刺针上取下内芯。左手牢牢握住穿刺针的塑料套头。针尖仍然在棘上韧带上方

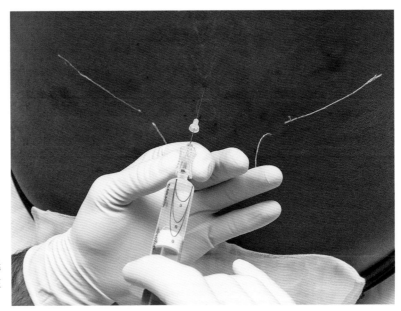

图9.143 装上抽满生理盐水的低阻力注射器。左手的手指握住注射器，左手的手背与患者接触

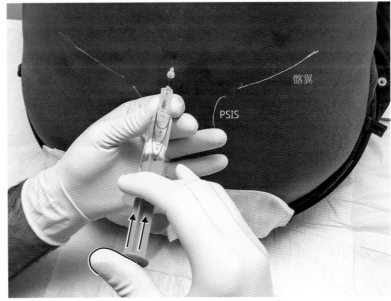

图9.144 手持注射系统，在加压充满生理盐水的注射器下缓慢插入穿刺针。穿刺针现在穿过棘间韧带。在这个坚强的韧带结构中，可以感受到注射器注射的阻力。当穿刺针的针尖穿过黄韧带时，这种阻力就会突然消失，感觉就像在毫无阻力的空腔中注射。由于黄韧带与硬膜外腔之间的阻力差异很大，穿刺针无需更深穿入，以免穿入硬脊膜，因此要稳住动作。左手广泛地顶在患者的背部，握住穿刺针的套头，防止突然穿破硬脊膜，进而穿入脑脊液腔

9

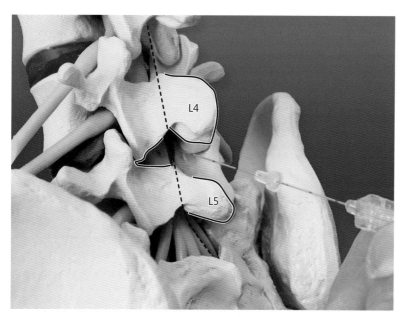

图9.145 骨骼模型所示，右后外侧位图，在L4和L5之间的后路硬膜外阻滞的最后穿刺针位置。穿刺针的尖端可以在棘突椎板线（虚线）的水平上找到

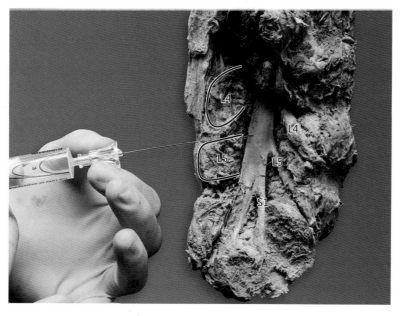

图9.146 解剖标本上显示（右后外侧位，右侧椎板和L4至S1之间的软组织已被切除），后路硬膜外阻滞所需的穿刺针位置。穿刺针在穿过皮肤、棘间韧带、棘突之间的脂肪组织和黄韧带后深部阻力的才会消失。注意：在棘突之间的脂肪组织中已经感受到了阻力的丧失。不要过早地对活塞施加压力

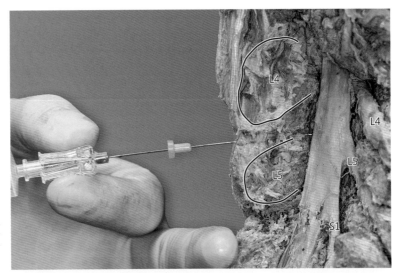

图 9.147 解剖标本上显示后路硬膜外阻滞所需的穿刺针位置。针尖位于硬膜外腔，硬脊膜后面

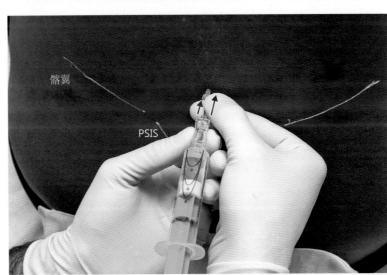

图 9.148 将塑料塞推到皮肤表面。这样，在注射完成后，可以确定硬膜外腔的注射深度

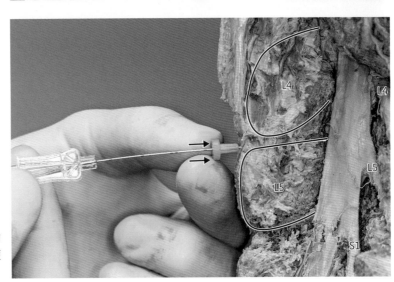

图 9.149 解剖标本上显示推进的塑料塞。针尖仍然在硬膜外腔硬脊膜后面

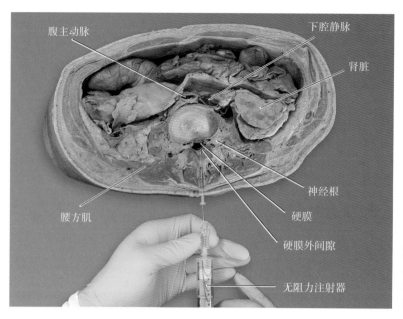

腹主动脉

下腔静脉

肾脏

神经根

硬膜

腰方肌

硬膜外间隙

无阻力注射器

图9.150　腰椎解剖标本横切面：后路硬膜外阻滞所需的穿刺针位置。可以看清楚硬脊膜和马尾神经。针尖位于后方的硬膜外腔

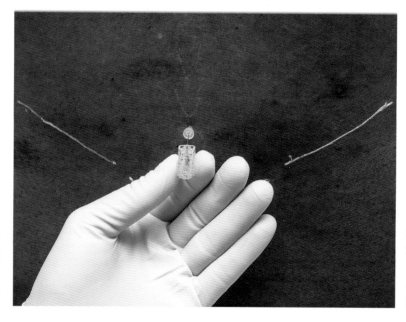

图9.151　为了检查针尖是否不慎刺入脑脊液腔，需要取下生理盐水注射器以观察是否有脑脊液滴出（用空注射器抽吸或请患者小心咳嗽），如果抽吸或滴出脑脊液，则不能注射药物

9

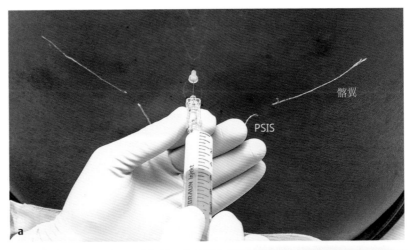

图9.152 将含盐水注射器换成含局麻药＋可的松＋盐水的注射器。再次回抽（a），缓慢注射（b）溶液至后方的硬膜外腔。正确的针位可以使注射无阻力进行

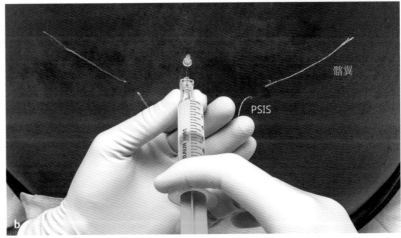

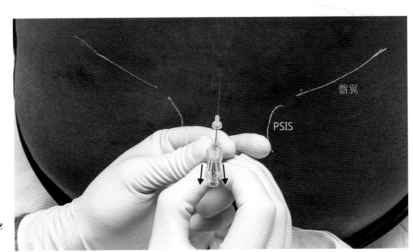

图9.153 取下注射器后拔出穿刺针

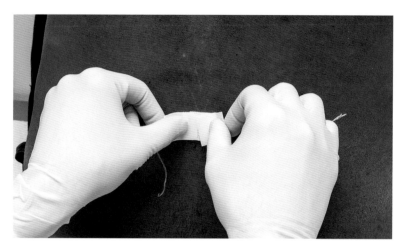

图9.154　用非致敏性敷料粘贴针眼。敷料应在1小时后去除

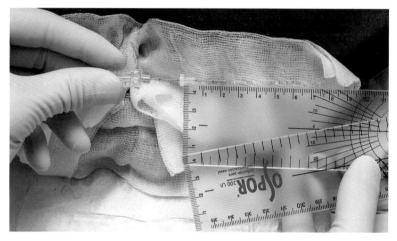

图9.155　退针后测量穿刺针插入的长度（针的塑料塞头）。该方法用于确定累及节段皮肤与硬膜外间隙的距离。最好在患者的病历中记下长度。对于同一节段未来的注射，可以用塑料塞子预先进行注射深度设定

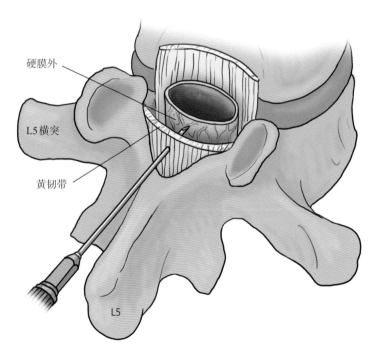

硬膜外

L5横突

黄韧带

L5

图9.156　后路硬膜外阻滞示意图。穿刺针尖端位于L5棘突上方，硬脊膜后方的硬膜外腔。L4的椎板和棘突已被切除

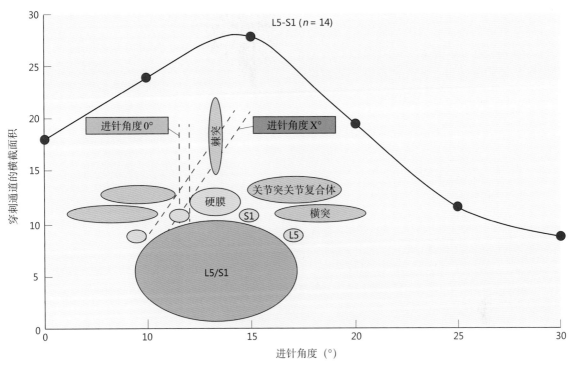

图 9.157 退行性改变的解剖标本的L5-S1节段穿刺通道横截面积概述。穿刺通道的最大横截面积为15°（29.61 mm²）

9.4.7 硬膜外神经周围阻滞（外-周）
原则

采用椎板间斜入路和双针技术向硬膜外腔前外侧注入少量类固醇和局麻药。

适应证

侧方型腰椎管狭窄患者由于椎间盘突出和/或骨性压迫引起的单根腰神经根刺激。该技术还可以在术后瘢痕（椎间盘切除术后综合征）引起的神经根刺激的情况下实现靶向神经根周围阻滞。

操作

患者坐着注射。在L5棘突下1 cm和侧方1 cm处，以10°~20°的角度内倾插一根引导针，直到到达黄韧带，或者在某些情况下，就在这个点之前。将一根12 cm 29G的穿刺针插入引导针，直到感觉针尖触及骨质为止。如果过早触及骨质（椎板），则必须根据情况，沿冠状面或矢状面调整注射角度。Theodoridis等

（2009）报道了L5-S1节段硬膜外神经周围阻滞的理想进针角度。在L5棘突下方向对侧15°的进针角度下，可获得最宽的注射通道（图9.157），即使不使用影像引导技术，也可对出口L5神经根和行走S1神经根提供最大的精确度。

在后路阻滞技术中，最好有腰椎正侧片，以评估椎间隙的大小。但当使用细的29G穿刺针时，大约20%的患者报告有轻微的放射痛，这种疼痛保持在可耐受的范围内。总共注射1 mL局麻药（罗哌卡因2 mg/mL，必要时添加5 mg曲安奈德作为超适应证使用）。在Teske等人（2011）进行的一项研究中，对L5~S1前外侧硬膜外间隙进行了解剖测量（图9.158a，b）和术中容积测量。他们的发现注射量少（0.9~1.1 mL）则不足以浸润L5和S1神经根。这种注射可以在CT引导下进行，以达到培训（学习曲线）和研究的目的。

9

硬膜外神经周围阻滞的疗效

　　硬膜外腔前外侧注入的药液可到达侧隐窝部位神经根，在L4~L5和L5~S1节段此处的神经根已从硬膜囊发出。此外，局麻药通过椎间孔达到脊神经节。少量稀释的局麻药通常可以减轻背部和腿部疼痛，但不会影响运动功能。只有不到5%的病例会出现暂时性瘫痪或跛行。必须事先将这点告知患者，并采取预防措施。

注

　　硬膜外神经周围阻滞的目的并不是像准备手术那样完全镇痛和麻痹硬膜外腔的脊神经。相反，其目的是减轻疼痛，并在引起疼痛的腰椎运动节段，使其受激惹的神经结构被阻滞。

硬膜外神经周围阻滞的步骤
见图9.158~图9.191。

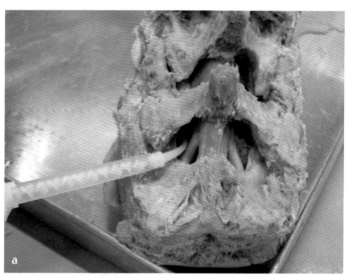

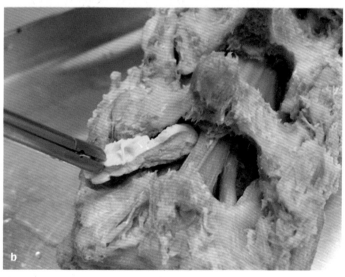

图9.158　应用硅胶牙科印模材料填充硬膜外腔的前外侧，进行解剖学的体积测量。a. L5/S1节段的硬膜外腔前外侧测量体积；b. 移出硬化的硅胶材料测量硬膜外腔体积

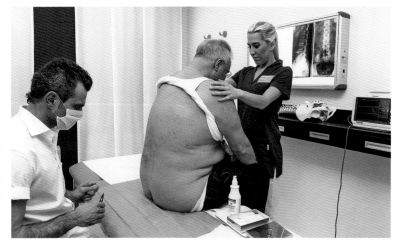

图9.159 患者、医师和助手的位置：患者坐在高的检查床上，脚放在凳子上。这确保腰椎处于最大后凸，从而获得最宽的经椎板入路。助手与患者交流进行监测并保持身体接触

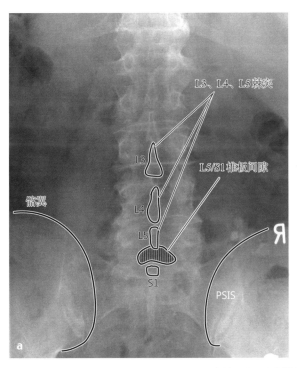

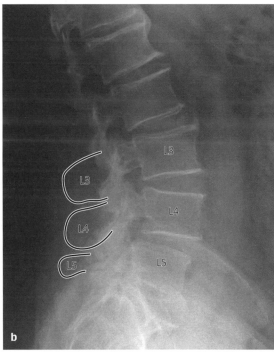

图9.160 （a、b）采用斜椎板入路及双针技术行硬膜外神经周围阻滞时，将下腰椎（a）的正位片在医师的视线内故意反向放置（右＝右）。在腰椎侧位片（b）中，棘突的大小可以在矢状面清楚地辨认出来。寻找正确的产生腰腿疼的椎板间隙，例如L5和（或）S1神经根受压部位在L5椎弓和骶骨上缘（a）之间。在脊柱侧凸、骨质疏松和各种类型的畸形存在时，也很容易看到椎板间隙。当触摸清楚解剖标志点时，适当长度的穿刺针（至少12 cm）可以轻易通过它

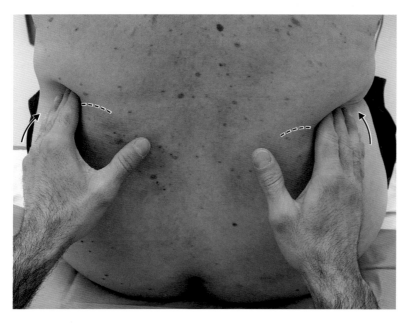

图 9.161　患者的触诊和定位：医生坐在矮凳上触诊患者。髂翼与医生的眼睛水平。触诊的区域应该没有衣服。皮肤不得有感染或其他疾病的迹象

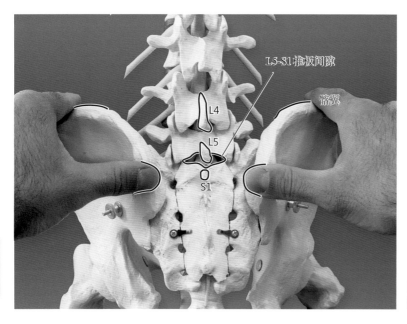

图 9.162　在骨模型上演示：双手触诊双侧髂后上棘和髂翼

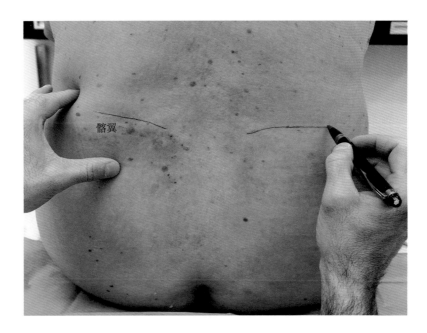

图9.163 标记髂翼触诊部位

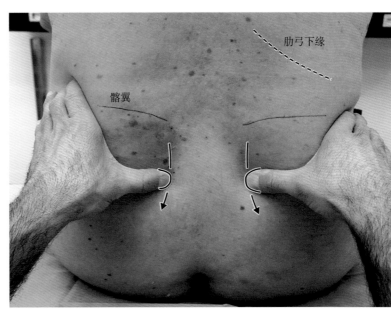

图9.164 拇指从侧面滑过髂后棘，滑至髂棘与骶骨内侧嵴之间的沟中。示指和中指触诊髂翼。触诊的髂上棘及髂后上棘定位点没有肌肉覆盖，仅被相对柔软的皮下的脂肪组织所覆盖；即使软组织层较厚，也能触及深部突出的骨骼

9

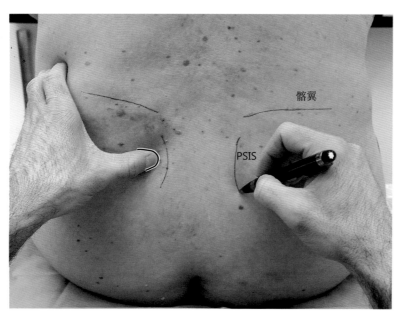

图9.165 标记双侧髂后上棘（PSIS）

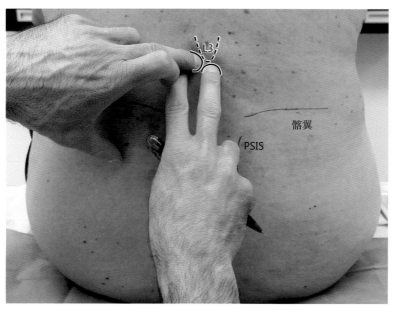

图9.166 定位L3、L4和L5棘突顶点的位置。双侧髂翼连线对应L4棘突水平。触诊开始于L3水平。一只手的示指和中指的指尖分别置于棘突的左侧和右侧。用另一只手的示指轻轻按压，同时触及棘突的顶点，以保持与棘突的接触。手指从头侧到尾侧的滑过并触诊棘突间隙。用另一只手的中指同时轻压触诊棘突的尖端，以保持与棘突的接触

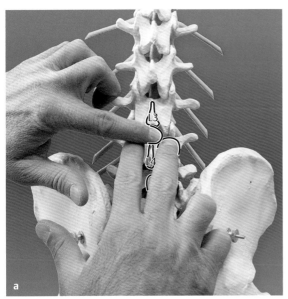

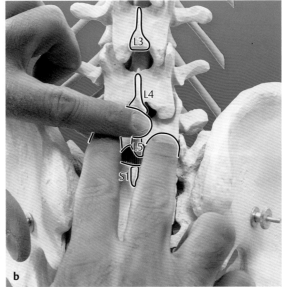

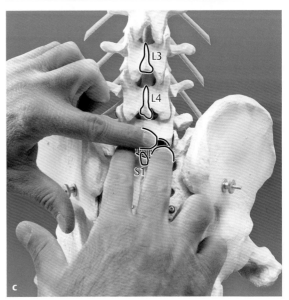

图9.167　在骨骼模型上触诊L3（a）、L4（b）和L5（c）棘突的顶点。触诊时，L4棘突的形状较L5棘突稍长，L5棘突摸起来更圆。用这种触诊技术，只要患者坐着稍微后凸，就可以触诊棘突，即使是肥胖患者

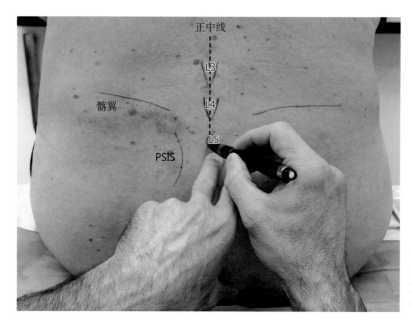

图 9.168　标记L3、L4和L5棘突顶点与髂翼的关系。注射部位位于L5棘突正下方

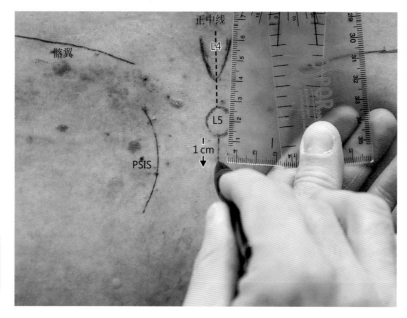

图 9.169　定位进针点的第一步是标记L5棘突顶点下方1 cm处

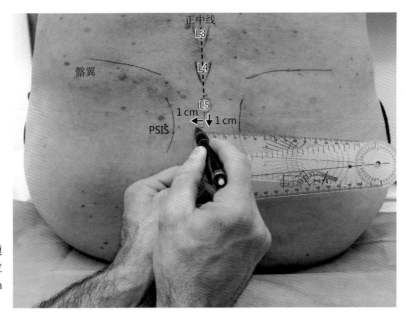

图 9.170 右侧 L5~S1 节段硬膜外神经周围阻滞的进针点，其位于刚才标记点对侧水平旁开 1 cm（此处左侧）处

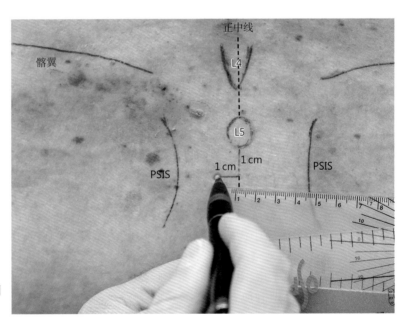

图 9.171 标记受累神经根对侧 1 cm 的进针点

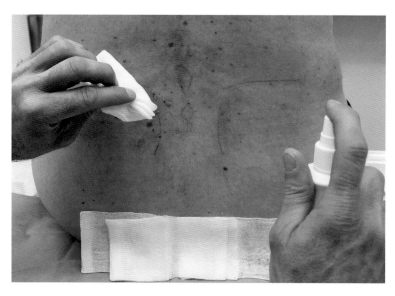

图 9.172　用纱布保护患者的衣服。皮肤至少消毒 3 分钟

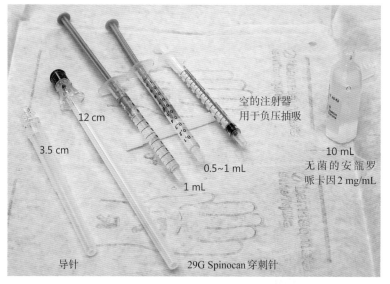

空的注射器
用于负压抽吸

12 cm

3.5 cm

0.5~1 mL

1 mL

10 mL
无菌的安瓿罗哌卡因 2 mg/mL

导针

29G Spinocan 穿刺针

图 9.173　开始无菌操作（无菌手套、口罩）。无菌操作步骤；戴无菌手套打开包装。穿刺套件（导针，29G 套管）放在一个无菌的表面，同时需要一个 1 mL 空的注射器，一个抽吸了 0.5 mL 局麻药（罗哌卡因 2 mg/mL）的 1 mL 注射器用于神经根前驱麻醉，以及一个抽吸了 1 mL 局麻药（罗哌卡因 2 mg/mL）的 1 mL 注射器用于注入硬膜外间隙（可添加可的松悬混液，超适应证使用）

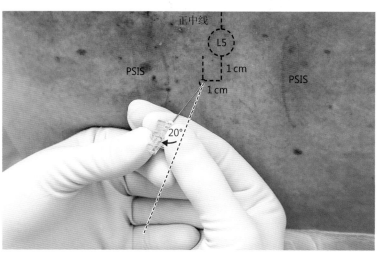

正中线

L5

PSIS

1 cm

PSIS

1 cm

20°

图 9.174　将导针插入标记点（L5 棘突下 1 cm、对侧旁开 1 cm），并内倾 15°~20° 插入，直到到达黄韧带。导针很短，可以全部插入正常患者，特别是肥胖患者。对于体形偏瘦的患者，应该只插入一半，以避免穿入硬膜囊。如果脑脊液从导针中滴出，则稍微往后拔出导针，然后继续阻滞治疗。必须予以适当的注射后措施，如卧床休息和输液

9

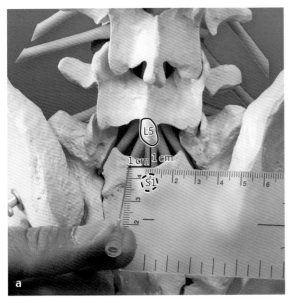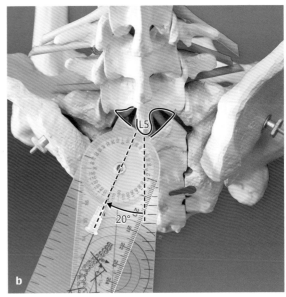

图 9.175　(a) 骨骼模型，后视图。虚拟导针进针的位置在 L5 棘突顶点下 1 cm，然后对侧旁开 1 cm 处。(b) 骨骼模型，上 / 后视图。进针方向内倾 15°~20°

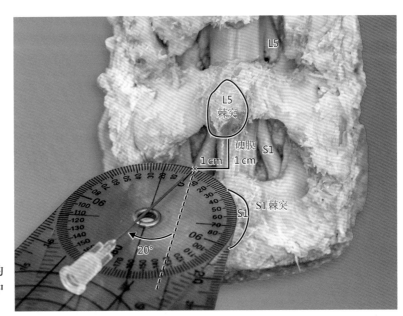

图 9.176　解剖标本上显示导针的位置。针尖位于硬脊膜囊后方中线处

9

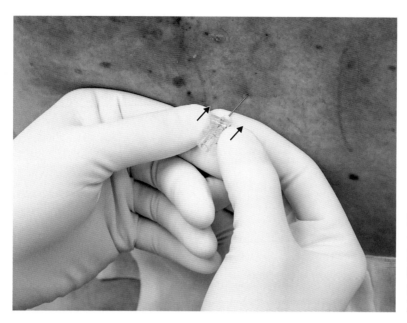

图9.177 过早触及骨质时（椎弓），往上/下方向改变进针方向，用双手把持导针插入，寻找椎板间隙。这只适用于体型偏瘦的患者。肥胖患者插入时未必触及骨质

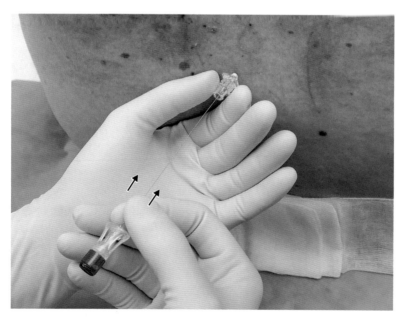

图9.178 把29G穿刺针插入导针。即使戴着无菌手套，也不要触摸穿刺针的前部，因为部分穿刺针会穿入椎管

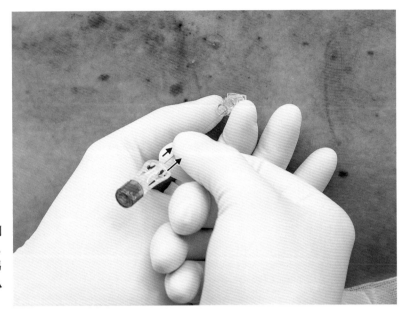

图9.179 进一步插入29G穿刺针。当在深部组织中感到阻力时，针的末端会弯曲，这时需要用另一只手稳定针的末端。因此，从这时开始，穿刺针需要双手插入

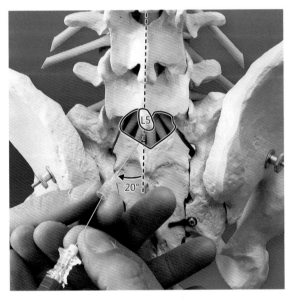

图9.180 在骨骼模型上显示：双针穿刺系统的最终位置。穿刺角度内倾15°~20°。导针在棘间韧带水平穿过中线

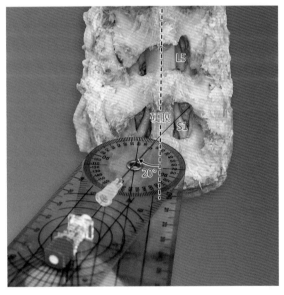

图9.181 在骨骼模型上显示：双针穿刺系统的最终位置。L5~S1水平外侧的硬膜外间隙的空间相对较大，在15°~20°方向处硬膜外缘与内侧骨缘之间面积最大（参见图9.157）

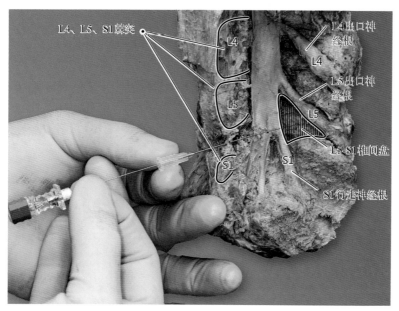

图 9.182　腰椎标本的左后视图，椎板及关节突关节已切除。针的位置指向 L5-S1 椎间盘。29G 穿刺针位于 L5、S1 神经根和骶骨上缘形成的三角内

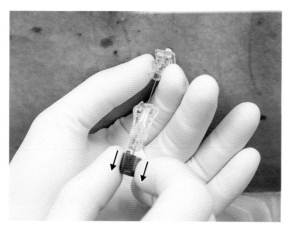

图 9.183　双针穿刺系统在患者身上的最终位置，从 29G 穿刺针中取出内芯

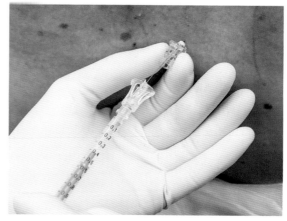

图 9.184　前外侧硬膜外间隙，第 1 阶段：插入 12 cm 29G 穿刺针，直到触及骨质或椎间盘。用空胰岛素注射器回抽。尽管脑脊液在触及骨质处不太可能被吸出；但如果吸出，则必须再次插入穿刺针调整其在硬膜外间隙位置。注射 0.5 mL 局麻药前驱麻醉神经根

9

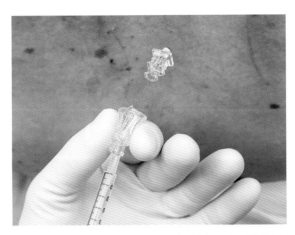

图9.185 前外侧硬膜外间隙，第2阶段：取下前驱麻醉注射器，再次用空胰岛素注射器回抽。在29G穿刺针尾帽部位内置的凸透镜可以快速发现脑脊液的回流。在脑脊液流入流动管之前，光的反射使脑脊液出现一条银色的条纹。当脑脊液通过后，条带将变为透明

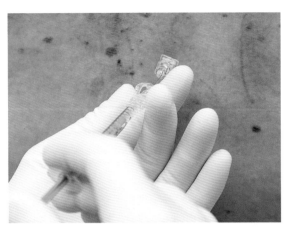

图9.186 取下抽吸注射器，接上注满1 mL局麻药的胰岛素注射器。无阻力地缓慢注射

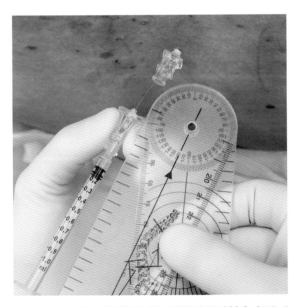

图9.187 在取出穿刺针之前，测量并记录针在水平面上的角度。这通常是15°~20°；但当关节突关节彼此非常靠近时，例如腰椎管狭窄的情况下，可能小于10°。拿着量角器的手现在并非无菌。在注射部位附近的进一步操作不能再用这只手进行

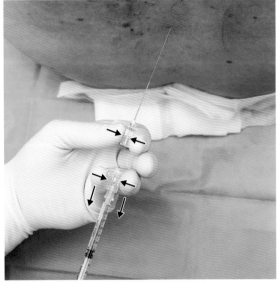

图9.188 取出穿刺注射系统。在持续的回吸下（用未消毒的手），两针同时往回拔出（戴无菌手套的手）。当两针回拔时，导针尾帽和29G穿刺针尾帽之间的距离保持不变。可能穿透硬膜囊的第一个迹象是在回拔针时吸出脑脊液（见图9.185）。在所有病例中，这一比例预计不到10%，并应在医疗记录有使用缩写CSF记录。对几千名患者的随访发现，当使用了29G穿刺针时，这种情况不是并发症，也没有临床意义。不过，应该告知患者，由于患者特殊的解剖结构，必须把细针从硬膜囊中穿过去，这样才能在最佳位置接触到受累的神经

9

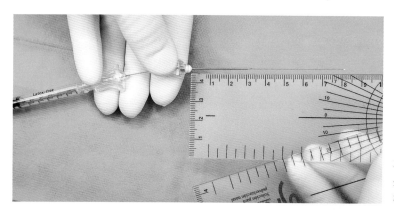

图9.189 退针后测量进针的长度。本方法用于测定皮肤到前外侧硬膜外间隙（这里在病程录里记录的是8.2 cm）的骨质或椎间盘的距离

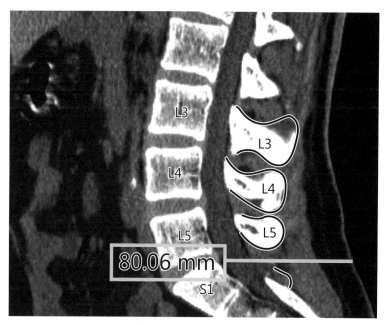

图9.190 用CT扫描测量L5~S1节段硬膜外神经周围阻滞处的进针深度（皮肤与前外侧硬膜外间隙的距离）。在大多数情况下，在腰椎进行硬膜外神经周围阻滞需要特殊的12 cm长的Spinocan穿刺针

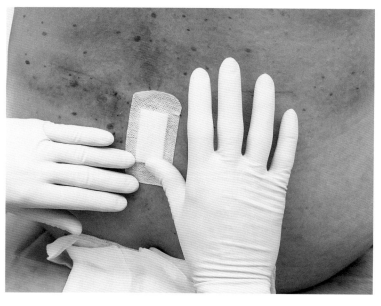

图9.191 粘贴非致敏性敷料，1小时后去除

硬膜外神经周围阻滞小结
见图9.192~图9.198。

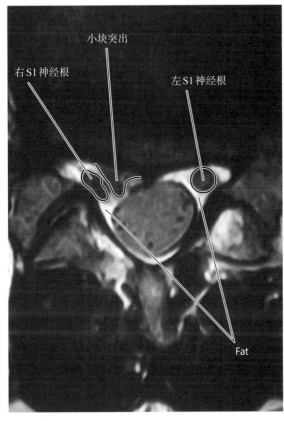

图 9.192　一小块椎间盘脱垂压迫右侧S1神经根。与对侧相比，右侧S1神经根显得扁平。椎管宽度正常，脂肪填充硬膜外间隙（亮色）。通过减轻神经根水肿和缩小脱垂的椎间盘，非手术治疗，如硬膜外神经周围阻滞，会取得较好的疗效

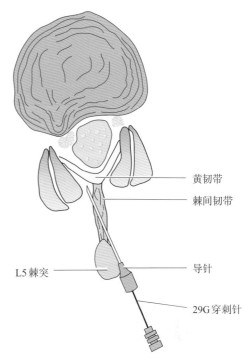

图 9.193　导针已穿过中线部位的棘间韧带。29G穿刺针以20°插入

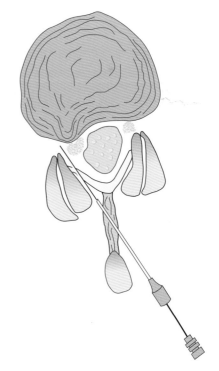

图 9.194　将长的29G穿刺针插入关节突关节内侧与硬膜囊外侧之间的穿刺通道，直到触及硬膜间隙外侧的骨质或椎间盘

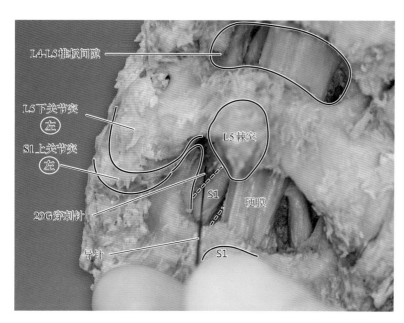

L4-L5椎板间隙

L5下关节突
左

S1上关节突
左

29G穿刺针

导针

L5棘突

S1

硬膜

S1

图9.195　解剖标本上显示，导针位于L5棘突下1 cm，对侧旁开1 cm，与L5棘突成约20°，指向L5/S1前外侧硬膜外间隙

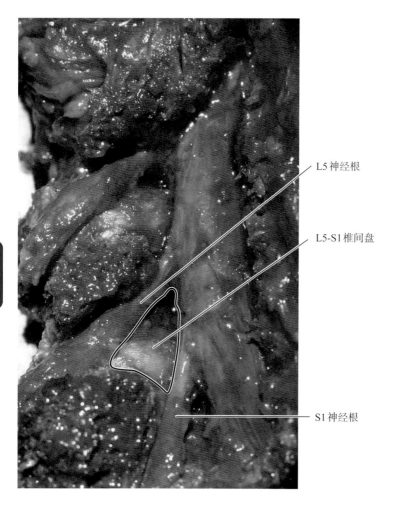

L5神经根

L5-S1椎间盘

S1神经根

图9.196　腰椎标本，左后视图，切除椎板和关节突关节。L5神经根、S1神经根和骶骨上缘形成一个三角形。椎间盘位于三角的下半部，L5椎体后缘位于三角的上半部。L5神经根穿过L5椎弓根与骶骨之间的L5-S1椎间孔。S1神经根从L5-S1椎间盘后外侧通过。L5神经根在同节段的椎间盘水平位于椎间孔外侧。L5神经根、S1神经根和骶骨底上缘形成的三角形是L5、S1根性痛的发病部位。局麻药和激素可同时浸润L5神经根和S1神经根。该空间的容积约为1 mL（参见图9.158a、b）

9

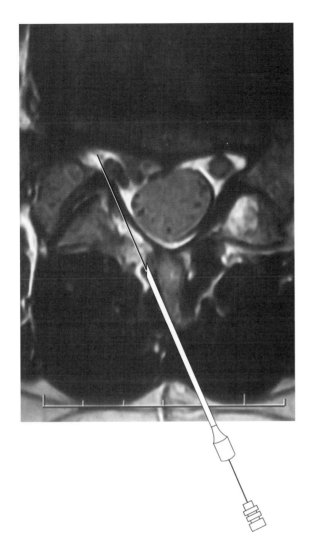

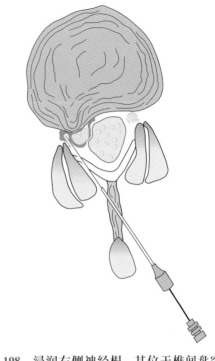

图9.198　浸润右侧神经根，其位于椎间盘突出处，受炎症刺激

图9.197　MRI扫描显示穿刺针的最终位置

硬膜外神经周围阻滞的特殊情况见图9.199~图9.207。

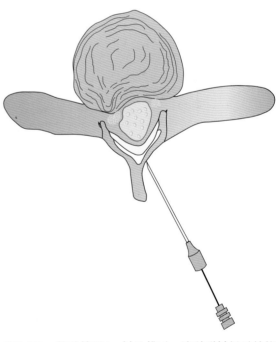

图9.199　特殊情况1：触及椎弓。这种碰触很早就能感觉到，有时甚至导针就能触碰。通过向上/向下改变进针角度，即抬高或降低穿刺针的末端，就能分辨出椎弓的边缘，然后将针进一步插入。当水平面的角度太大时，难以避免需要再次进针

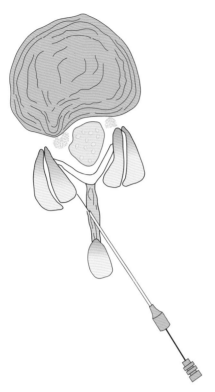

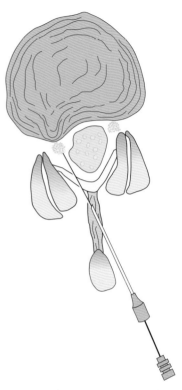

图9.200　特殊情况2：当29G穿刺针通过导针时，直接触及骨质（关节突关节内侧）

图9.202　特殊情况3：在插入29G穿刺针时，患者感觉到闪电般的疼痛向腿部放射。在插入导针时，应告知患者会出现这种可能性；至少对他们解释说，可能会感觉到腿部不适。虽然不是很痛，但还是要提前告知。当触及神经根时，已经到达目标组织，患者会出现典型的腿部放射痛。从神经根前面还是后面注射是没有区别的

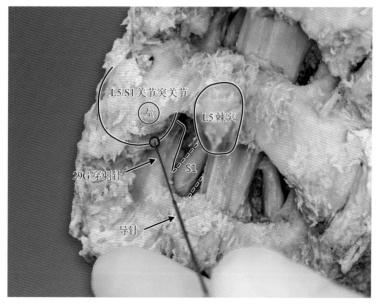

图9.201　特殊情况2，在解剖标本上显示：29G穿刺针通过导针后，过早地触及关节突关节内侧骨质。可通过以下措施到达硬膜外间隙：①将29G穿刺针回拔至导针内；②减小内倾角度；③再将29G穿刺针深插。如果再次触及相同的骨质，则重复步骤1~3。当关节突关节广泛增生时，内倾角度减小到15°以下，有时要小于10°

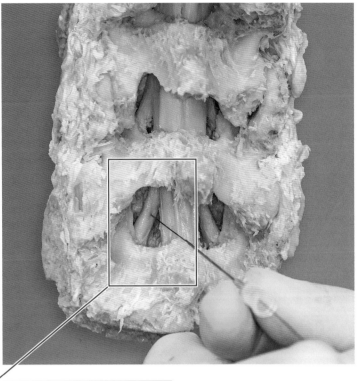

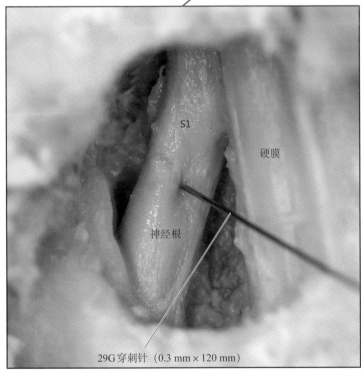

S1

硬膜

神经根

29G 穿刺针（0.3 mm × 120 mm）

图9.203 特殊情况3，解剖标本显示：触及神经根（无骨质触碰）。穿刺针略微退出，因为每进一步操作穿刺针和注射液体会引起患者更多的疼痛。然而，在注药前必须回抽，因为针头可能位于神经鞘内。当穿刺针插入稍微远一点，没有新的疼痛时，并固定针头位置防止穿出脑脊液，可以注射。如果不是上述情况，必须调整穿刺针的位置

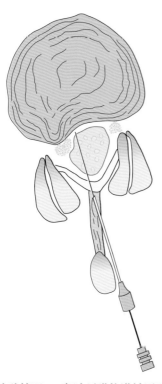

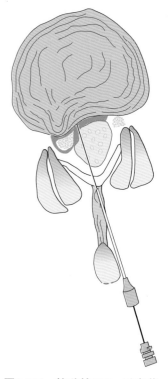

图 9.204　特殊情况 4：穿过硬膜的进针通路。以前外侧硬膜外间隙为目标时，当进针角度小（当进针角度正常时，触及关节突关节骨质）以及硬膜囊较宽，可能出现穿刺针穿过硬膜囊。在较高的节段进行硬膜外神经周围阻滞时，通常会走穿过硬膜的进针通路

图 9.206　特殊情况 5：局麻药、激素穿过硬膜囊后在前外侧硬膜外间隙的弥散

9

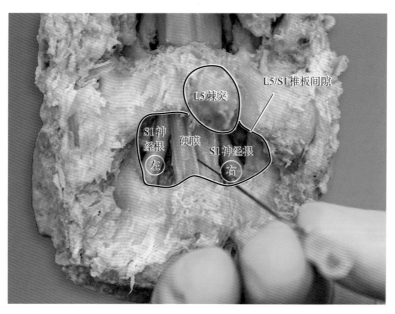

图 9.205　特殊情况 4，在解剖标本上显示：29G 穿刺针的穿过硬膜的进针通路

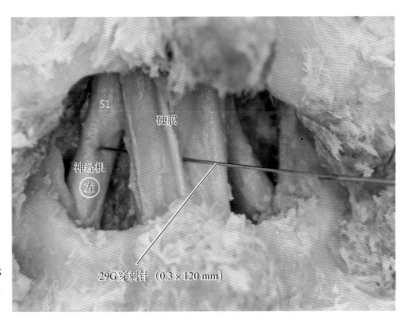

图9.207　特殊情况5，在解剖标本上显示：穿过硬膜的进针通路，针尖位于S1神经根外侧

硬膜外神经周围阻滞的放射学监测
见图9.208~图9.212。

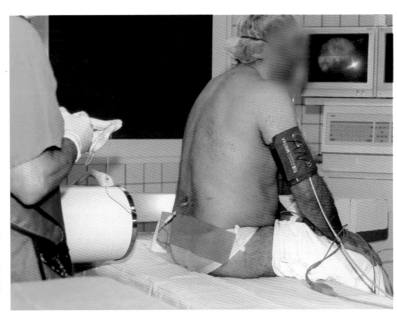

图9.208　患者坐着在透视引导下行硬膜外神经周围阻滞。医生根据触诊的解剖标志点放置穿刺针系统，然后透视正侧位片。在透视过程中，连接一根软管注入造影剂（脊髓造影用碘帕醇）

9

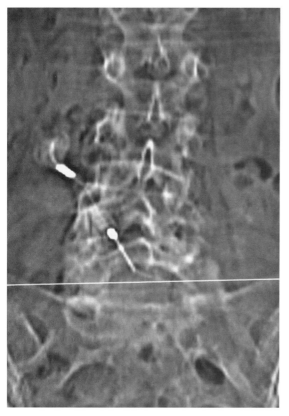

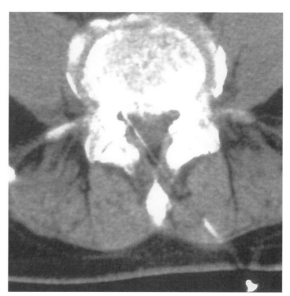

图9.210　CT引导下硬膜外神经周围阻滞。在CT引导下，穿刺系统进针并校正角度。针尖位于前外侧硬膜外间隙。边回抽脑脊液边抽出穿刺针，这张硬膜通路的影像也被添加到记录中

图9.209　在确定针尖位置，注射造影剂硬膜外弥散后，激素浸润硬膜外间隙（无影像监控）

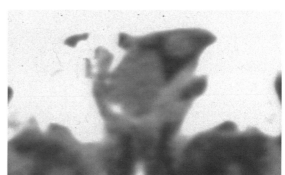

图9.211　造影剂浸润神经根的CT影像

9

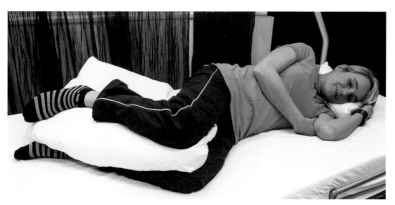

图9.212　硬膜外神经周围阻滞后患者侧卧位。在注射当天或必要时在第二天，进行治疗或活动后，患者休息时应患侧卧位。这确保了三角区内注射的药物尽可能保持在该处，以便药物在该处发挥作用

（郑超君　金翔 译，陈宇　黄宇峰　陈华江 审校）

10 常见和特殊并发症及治疗措施
General and Specific Complications and Treatment Measures

10.1 迷走神经性晕厥

迷走神经性晕厥和直立位虚脱的主要表现是血压下降、耳鸣、脸色苍白、恶心。在某些情况下，也会出现短暂的意识模糊或意识丧失。这些症状大多不会对人体造成严重影响，并且能够迅速恢复。焦虑和有时的紧张状态也有可能造成迷走神经性晕厥。

10.1.1 治疗

将患者置于平卧位，并采取常规治疗措施，让患者平静下来，症状通常会得以改善。迷走神经性晕厥通常发生在初期的一系列局部麻醉治疗时（Hanefeld et al 2005）。然而，更多更为严重的并发症及其处理措施详见下文。

10.2 局麻药和糖皮质激素误入血管

一般而言，没有与蛋白质相结合的游离局麻药剂进入血浆后，会与所有电兴奋膜相互作用，阻断膜上高特异性钠通道。如局部麻醉剂的浓度过高，所有具有兴奋性的细胞都可能受到影响。

除了某些药物的局部组织毒性（神经、肌肉）或丙胺卡因给药后的高铁血红蛋白血症外，局部麻醉剂的主要副作用是影响中心静脉和心血管系统（表10.1）。当出现意外静脉注射、药物过量或意外药物快速吸收后，局麻剂超过特定限值时，就会出现与血浆游离药物浓度升高相关的症状。

临床症状的进展情况主要取决于以下因素：
- 药物吸收速度

表10.1 局麻药物的毒性

毒性类型	影　响
全身毒性	影响中枢神经系统 影响心血管系统
局部组织毒性	神经毒性 肌肉毒性
血液毒性	生产高铁血红蛋白（普鲁卡因）
过敏反应	单酯型局麻药＞＞＞氨基酰胺型

- 血浆浓度
- 局麻药类型

注射至大脑供血动脉（椎动脉、颈动脉）会导致中枢神经系统（CNS）血药浓度的突然极度升高，并立即出现临床症状。局部麻醉剂注射至外周动脉或静脉注射，吸收速度相对较慢。

10.2.1 中枢神经系统

初发症状表现为中枢神经系统过度兴奋；随后出现中枢神经系统抑制（表10.2）。症状可能逐渐加重，也可能迅速恶化。

通气不足会出现呼吸性酸中毒（CO_2潴留），有时也会出现与缺氧有关的代谢性酸中毒，导致pH值降低。在这种情况下，局麻药剂从血浆蛋白中释放出来，血浆中游离、活性局麻药剂的量增加。高碳酸脑循环可引起CNS中麻醉药剂剂量增加，并且由于酸中毒细胞中的活性离子的聚集，使得麻醉剂在大脑中蓄积。这会加速临床症状的恶性循环。在使用高强度（受体亲和力！）以及长效局部麻醉剂时，如布比卡因和罗哌卡因，这类风险通常最高。

10

表10.2 局麻药的CNS毒性（阶段、症状、神经生理学变化）

分 期	症 状	神经生理学
1. 前驱期	口周麻木、刺痛、味觉障碍（锡纸感味道） 听觉过敏 焦虑、恐慌	仅对中枢神经系统有部分直接影响
2. 惊厥前期	震颤、协调障碍 耳鸣，视力下降 眼球震颤 嗜睡	阻断大脑皮质的抑制神经元
3. 惊厥期	全身性强直阵挛性痉挛伴呼吸暂停和意识丧失	诱发部位：①松果体；②海马
4. CNS抑制期	昏迷 呼吸暂停 循环衰竭 心动过缓 低血压	阻断兴奋性神经元与中枢 脑电图呈平坦波形 （间接通路受累）

治疗

治疗上应遵循心血管复苏指南，并配备必要的设备和专业技术支持。如果CNS症状得到迅速而有效的处理，一般预后良好。

10.2.2 心脏循环系统

心脏循环系统似乎更能够耐受局部麻醉剂的全身作用。相比心脏循环系统，中枢神经系统症状通常在更低的血浆药物浓度便出现症状。然而，并不是所有局部麻醉剂都是这样。与中效局部麻醉药（利多卡因、甲哌卡因、丙胺卡因）相比，使用长效药物（尤其是布比卡因）时两者的差异很小。由中枢神经系统引起的间接心脏循环反应（如心动过缓、心律不齐和交感症状）须与直接反应（负性传导、收缩无力和窦房结起搏抑制）相鉴别。通过证实新型的局部麻醉剂，如罗哌卡因或S布比卡因，在这方面更好。非心源性心肺复苏事件仅在布比卡因的应用中报道过，图10.1显示的是这些症状与时间和剂量有关。

治疗

治疗上主要是进行对症处理，如吸氧、补液、必要时人工呼吸、使用加压素。必要时，根据欧洲复苏委员会（European Resuscitation Council，ERC）的标准进行复苏治疗。

10.3 局麻药和糖皮质激素注入硬膜内

当局麻药意外注入硬膜下或蛛网膜下腔时，局麻药可进入颅内并与中枢神经结构结合，结合的程度取决于局麻药的使用剂量。由此引起的典型症状也被称为"全脊髓麻醉"（一般由脊麻时局部麻醉剂鞘内注射过量或硬膜外麻醉时误将局部麻醉剂鞘内注射引起）。

"全脊髓麻醉"的症状：

* 昏迷
* 瞳孔散大，反射消失
* 中枢性呼吸暂停
* 动脉低血压（血管舒缩功能衰竭）甚至心脏骤停

邻近脊髓的麻醉治疗风险更高，尤其是在进行椎旁、肋间、星状神经节、腹腔和胸腹交

10

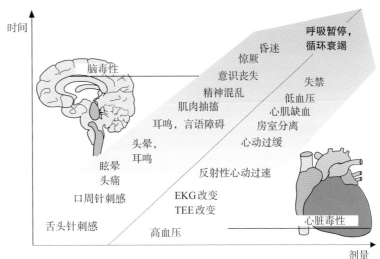

图 10.1　局部麻醉后的系统毒性症状

感神经节阻滞时。全脊髓麻醉甚至可在眼科和耳鼻喉科阻滞治疗时出现。

10.3.1 治疗
治疗上主要是对症处理。治疗全程必须配备相应的急救设备。

鞘内意外注入局麻药的治疗：

- 停止局麻药物的注射
- 开放气道，吸氧，人工呼吸，气管插管
- 心血管系统复苏
- 建立静脉通道
- 快速、大量补液（如平衡电解质溶液）＋羟乙基淀粉（如6%羟乙基淀粉[HES] 130/0.4）
- 儿茶酚胺治疗（例如，去甲肾上腺素或肾上腺素 0.5~1 mg 静脉注射）

根据 ERC 指南立即进行复苏，并有效预防误吸、低通气和/或缺氧等并发症，中枢系统阻滞将会好转，预后良好（取决于所使用的局部麻醉剂的剂量和类型）。

> **注**
>
> 目前并没有发现鞘内注射糖皮质激素有任何能快速危及生命的副作用。

10.4 过敏反应——过敏性休克

过敏反应是与经典介质5-羟色胺、过敏性慢反应物质（slow-reacting substance of anaphylaxis，SRS-A）、缓激肽、花生四烯酸代谢产物、血小板活化因子和组胺释放有关的免疫反应。这些反应具有潜在致命风险，需要进行迅速和合理的治疗。

临床反应可以出现在暴露于过敏原的30分钟内；有时也可能立即出现。反应的严重程度往往与潜伏期成反比。严重的反应可导致心血管系统衰竭，并且没有任何先兆。

临床上将过敏反应的严重程度分为5个等级（表10.3）。这些等级并不是基于原始反应的病理机制。症状范围从轻微的皮肤潮红、轻度到重度呼吸和心血管症状，或平滑肌痉挛（中空内脏器官），到立即突然的呼吸和心脏骤停。症状可能从任何严重等级开始，然后缓解、持续或加重。

10.4.1 治疗
初步治疗（见表10.3）包括立即停止过敏原的注射。显然，在注射局部麻醉剂之后这是不可能做到的。

即使症状较轻，也应立即建立静脉通道，并使用粗针头静滴平衡电解质溶液，保持静脉

10

表10.3 过敏反应：严重程度和治疗

等级	阶段	症状	治疗
0	局部（与抗原接触的位置）	皮肤反应，仅限于局部	停止抗原接触；必要时使用H1/H2阻滞剂
I	轻度全身反应	弥散性皮肤反应（潮红、荨麻疹、瘙痒）、黏膜反应（鼻、结膜炎）、全身反应（烦躁、头痛、轻度发热反应）	静脉预防性注射H1/H2阻滞剂
II	明显全身反应	显著但无生命危险的心血管系统紊乱（心动过速、低血压），呼吸系统疾病（轻度呼吸困难、支气管痉挛），胃肠道疾病（恶心、尿急和腹泻）	吸氧6 L/min 糖皮质激素（泼尼松龙250 mg） 平衡电解质溶液（必要时） （HES 0.5~2 L） 部分病例需肾上腺（0.05~0.2 mg；稀释） 通知急救人员
III	致命的全身反应	休克（严重低血压、苍白）、危及生命的平滑肌痉挛（支气管、子宫、肠、膀胱等）、意识模糊或丧失	肾上腺素（0.1~0.5 mg） 充足补液（HES，必要时小容量复苏） 插管，必要时行环甲切除术 通知急救人员
IV	重要器官衰竭	心脏停搏和（或）呼吸骤停	遵循ERC指南进行心肺复苏，肾上腺素（3 mg于10 mL生理盐水稀释气管内给药，或0.5~1 mg快速输液）

缩写：HES，羟乙基淀粉；ERC，欧洲复苏委员会。

通畅。应预防性的吸氧治疗（对于更为严重的过敏反应，必须进行吸氧）。建议静滴组胺受体阻滞剂（例如，二甲基嘧啶4 mg和西咪替丁200 mg）。然而，药物的药效可能在最初的30分钟内并不明显。糖皮质激素的用法同上（例如，强的松龙250 mg）。

如果血压显著下降，则应加快补液速度，例如，高压静滴HES 130/0.4，6%，500~2 000 mL。

所有2级以上的过敏反应都有指征静脉注射肾上腺素（0.05~0.2 mg；每安瓿高达1 mg，稀释比例为1:10）。该药物有快速的血管升压作用（α效应）、支气管扩张作用（β效应）和特异性抗过敏作用。当发生呼吸衰竭（3级）或呼吸和心脏骤停时，必须立即插管，必要时根据ERC标准复苏治疗。

一些患者咽-喉部黏膜组织可能出现非常严重的肿胀，此时需要行环甲切开术建立人工气道。喉部气道梗阻是过敏性疾病最常见的死亡原因。因此，必须对"咽喉肿胀"症状给予高度重视（Tryba et al 1994；Madler et al 1998；Hoffmann et al 2001）。

就急救策略而言，如果有复苏团队，最好在早期就先行通知。从1级反应开始，患者就应转诊至医院急诊室。由于症状的不可预测性并可能出现快速进展，建议保持高度警惕。然而，对于人员、设备的配备和安全等级方面各专业之间并没有达成共识。

注

理论上讲，在注射局部麻醉剂后，过敏性反应的出现可能无法完全避免。

通常包括所谓的附加剂过敏，最常见于酯型局部麻醉剂。然而，酰胺类局麻药也能引起不同严重程度的过敏反应。应特别注意的是，要谨慎使用可穿刺抽取的软瓶封装的局部麻醉剂,因为这些麻醉剂常与稳定剂羟苯甲酸甲酯(一种具有高过敏性的附加剂)混合。这自然会抵消掉酰胺类局麻药的非致敏优势。正是因为这个原因,无附加剂封装的安瓿才是首选。

> **注**
>
> 幸运的是,局部麻醉药的过敏反应现在已很少见了。

10.5 硬膜穿刺综合征

硬膜穿刺综合征(postdural puncture syndrome,PDPS)具有以下症状:

- 头痛患者直立15分钟内出现头痛或头痛程度增加,伴有以下一种或多种相关症状:颈部僵硬、耳鸣、听力改变、畏光、恶心
- 先前(未)预期的硬脑膜穿刺
- 硬脑膜穿刺后5天内出现头痛
- 患者躺下数分钟后头痛改善

80%以上的病例在5天内症状自然缓解。受到以下因素的影响,症状出现的频率和程度将增加:

- 所用穿刺针的规格尺寸
- 针型(Quincke式针头 > pencil-point式针头)
- 穿刺技术(穿刺的次数)
- 性别(女性:男性 = 2:1)
- 患者年龄(最常见于18~30岁)
- 体重(体重轻的患者)
- 既往PDPS

从病理生理学的角度来看,PDPS可能是由于持续性硬脑膜受损导致脑脊液长时间流失所致。这将导致颅内脑脊液压力降低。头痛源于脑内的静脉扩张和大脑向尾端方向移位对脑膜造成的机械刺激。

一般通过主观评估便可做出诊断。相关的检查(头颅CT、MRI)只在特殊情况下(疑似感染、出血、囊肿)才有必要。

临床硬脑膜穿刺治疗时需要采取预防措施(主要是采用"非损伤性"针头,小号穿刺针,如29G硬膜外穿刺套管针,在取针前再次插入针芯,使用损伤性针头时针锋方向与硬脑膜纵向纤维平行)。预防性卧床休息并没有效果。

10.5.1 治疗

当出现症状时,患者应遵医嘱卧床休息。对于轻微的短期症状,也建议采用以下治疗方法:

- 咖啡因(口服;每天 3 × 200~4 × 300 mg)
- 茶碱(口服;每天 3 × 350 mg)
对于持续时间较长的剧烈疼痛,建议:
- 静滴咖啡因(500 mg,缓慢滴入)
- 硬膜外自体血充填(20 mL,与穿刺相同水平,治疗后俯卧2小时;一次注射成功率85%,二次注射成功率98%)

增加输液量、腹腔加压或硬膜外盐水注射等治疗方法仍有争议。

10.6 细菌感染

在脊柱附近注射糖皮质激素的感染风险明显高于关节穿刺。必须严格按照指南进行操作,并且必须遵守无菌操作规程。Bernau(1994)研究表明,感染的风险为1/35 000。

当患者已存在细菌感染或存在全身感染时,禁止使用脊柱注射疗法。因此,如果需要长时间地进行反复注射治疗时,应在开始治疗之前以及治疗期间定期通过实验室检查监测炎症参数(C反应蛋白、白细胞)。

皮肤发红、体温升高和注射部位压痛等临床症状可以作为细菌感染并发症的证据。临床检查包括评估神经状态、运动和感觉,以确定是否有脑膜受累。推荐使用最大剂量并尽快开始抗生素治疗;为了迅速达到恒定的有效浓度应静脉给药。此外,要时刻掌握患者病情,明确是否需要进行外科治疗。尽快对累及的椎体节段进行MRI扫描,以便做出硬膜外脓肿的早期诊断(图10.2)。研究证实,注射后感染常常是金葡菌感染。在得到药敏试验结果之

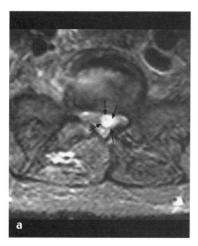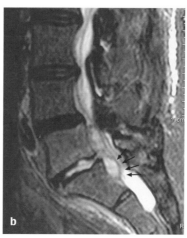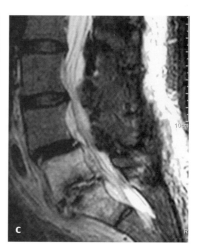

图10.2　MRI发现L5-S1节段左侧硬膜外脓肿。注射治疗（在CT引导下外科医生进行了5次L5-S1双侧小关节浸润）后的横切面（a）和矢状面（b箭头所示）。随后进行紧急手术行脓肿引流。2个月后，在同一节段发生脊柱炎/椎间盘炎（c）

前，应首选对葡萄球菌有效的抗生素。可以选择能够进入脑脊液的异噁唑类青霉素，如苯唑西林或氟氯唑西林，以及第二代和第三代头孢菌素。当出现相关症状时，必须进行血液培养，以查明细菌并明确抗菌谱。在获取微生物检验样本，进行微生物检测的同时即开始抗生素治疗。获得抗菌谱后，可根据需要更换抗生素。

> **注**
>
> 　　要时刻掌握患者病情，明确是否需要进行外科治疗。证实硬膜外脓肿存在时，通常需要外科手术行脓肿切开并引流。目的是防止感染扩散到椎管内。

　　在遵循无菌操作的情况下，单次注射出现硬膜外脓肿是非常罕见的。

10.7　出血

　　如果在治疗过程中发现出血，则应停止注射药物。至少观察一天以后，选取其他的注射点进行新的注射。在重新开始注射之前，应对出血发生的注射部位进行详细彻底的临床评估。如果有血肿形成，在排除出血倾向之前不

应继续进行注射治疗。

　　当脊柱周围组织发生出血时，应进行超声或磁共振成像检查。这些检查能够明确血肿大小和血肿的精确位置（图10.3）。同时必须进行神经系统的临床检查。在极少情况下，当出血导致神经根压迫或出现巨大血肿时，需要进行手术切除。

10.8　颈椎神经镇痛（CSPA）的副作用和特殊并发症

　　体位性低血压、眩晕以及药物不耐受是不同类型注射治疗普遍面临的风险，一般对症治疗即可。最新研究表明，CSPA发生心血管相关并发症极有可能与良性血管迷走神经性晕厥相关（Hanefeld et al 2006）。治疗后的临床观察期间，血液动力学参数（血压、脉搏、血氧饱和度、呼吸频率）的变化无统计学意义，且没有心律不齐事件的发生。

　　CSPA治疗后的数分钟内，患者注射侧的上臂通常会感受到皮温升高，而同侧躯干却很少出现类似感觉。这是治疗后常见的伴随症状，但它并不是并发症。这种感觉可以持续数小时，这主要取决于所使用的局麻药效持续时间。

10

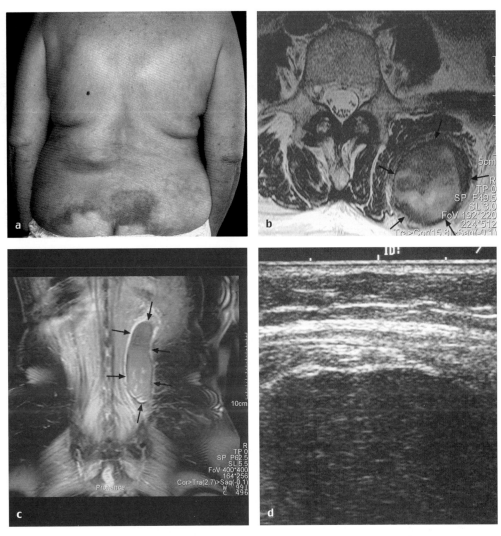

图10.3　LSPA注射后椎旁左侧血肿的临床图片（a）。在入院询问病史时，患者并没有提到正在服用阿司匹林（ASS300）。MRI显示血肿的大小：横切面（b）和冠状面（c箭头）。超声引导下进行血肿清除（d）。剧烈疼痛症状随即得到缓解

10.8.1　星状神经节阻滞

星状神经节阻滞是CSPA治疗可能出现的一种严重副作用，但一般不危及生命。颈部交感神经节双侧均有颈上、颈中和颈下3个神经节，颈下神经节即星状神经节，它位于C7横突基底部和第1肋骨颈之间，毗邻C7的椎前筋膜。当局麻药浓度过高，弥散到星状神经节时，会导致短暂的单侧星状神经节阻滞效应，产生霍纳综合征相关表现，即瞳孔缩小、上睑下垂和眼睑内陷，这种副作用常见于C6-C7和C7-T1节段的CSPA。由于广泛分布到心脏、

颈动脉、咽部和甲状腺的颈部交感神经一般受双侧星状神经节支配，因此，CSPA治疗前应制定完善的计划，避免双侧神经节同时发生阻滞导致严重后果。

门诊CSPA治疗前，必须充分告知患者该副作用，要求患者治疗当天应避免开车等危险行为，并且做好充分准备以防不测。

10.8.2　气胸

脏层胸膜损伤可导致气胸，它是CSPA治疗相对严重的一种并发症，发生率为1%~1.5%

（Kattapuram et al 1992；Krämer and Nentwig，1999）。大多数情况下，套管针刺穿肺尖不会导致气胸，因为胸膜破口较小会自行封闭。但是如果穿孔部位恰好存在肺气肿或肺大疱，大量气体就会进入胸腔，导致气胸（见图10.4）。

胸膜损伤的临床症状包括吸气和呼气时的刺痛感、呼吸窘迫和咳嗽。由注射损伤引起的气胸相对于创伤性气胸发展更慢，因此，临床症状在注射损伤几天后才可能表现出来。患者主要体征包括：

- 哮鸣音
- 患侧呼吸音减弱
- 患侧呼吸活动度减弱

没有发绀症状并不能排除气胸。CSPA治疗后患者出现呼吸道症状，应进行医疗观察，直至症状改善。注射过程中监测血氧饱和度，有助于早期识别伴有气体交换障碍的气胸（Helm et al 1997）。

治疗

在治疗过程中，当患者可疑气胸时，必须立即进行胸部X线检查。少量气胸需住院观察进行保守治疗，胸腔内积气一般可在几天内自行吸收。大量气胸需进行胸腔闭式引流，即在锁骨中线和第2肋交界处放置胸腔引流管（图10.5），引流管的尖端应位于胸膜的圆顶处（Glinz，1979）。

10.8.3 神经根根袖注射

如果术者操作正确，技术娴熟，神经根根袖注射治疗，比如硬膜内注射，同样安全有效。但是有文献报道，由于采用改良神经根根袖注射技术（比如Leriche阻滞、Fontaine阻滞和Herget阻滞；图10.6），且局麻药扩散到神经鞘内，患者术后出现短暂的四肢瘫痪（Karasek and Bogduk，2004）。此外，从解剖结构看，操作正确（采用Reischauer后路CSPA注射技术）时，神经根根袖注射治疗是不可能损伤椎动脉的。

10.9 颈部硬膜外注射的副作用和并发症

由于给药部位的特殊性，感染是比较严重的并发症。除了严格遵守无菌操作外，注意皮肤情况（如有无局部炎症或皮脂腺感染）同样

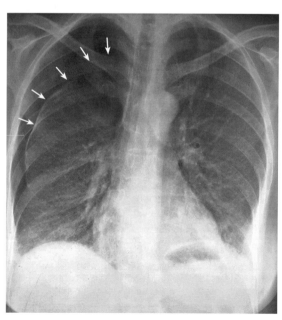

图10.4 C7/T1节段的CSPA治疗中由于针头位置不正确，导致右侧气胸

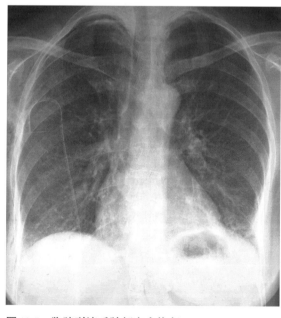

图10.5 胸腔引流后肺部完全恢复

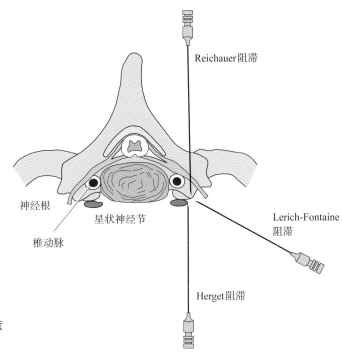

图10.6　星状神经节的位置及注射入路示意
图：前侧，前外侧，后侧

重要。采取有效预防措施后，硬膜外脓肿的发生是非常罕见的（Huang et al 2004）。

10.9.1　硬膜外穿刺

硬膜外穿刺后可能会发生头疼，它的治疗手段与腰穿后头痛的治疗相似，包括去枕平卧、止疼和口服补液等，特殊情况需进行静脉补液（请参见上文"硬膜穿刺综合征"章节）。皮质激素注射治疗前，先行硬膜外造影确定针头位置，如果造影剂进入蛛网膜下腔，则不能注射药物，可有效避免损伤。鞘内注射治疗后的处理与腰穿后类似，比如卧床休息24小时和补液，尚无针对性治疗手段。

10.10　胸椎神经注射技术的副作用和并发症

胸椎神经镇痛和肋横突关节的浸润注射治疗引起的最重要的并发症是医源性肺损伤，并伴有气胸。治疗原则与颈部注射引起的气胸一样。当操作正确（双指保护法）时，这种并发症很少见。

10.11　腰椎神经镇痛的副作用和并发症

腰椎神经镇痛（lumbar spinal nerve analgesia，LSPA）治疗后即刻出现的一种典型表现是患者背部和同侧下肢皮温升高，与疼痛减弱的区域一致，但不能将其视为并发症。同时，由于局麻药麻痹感觉神经纤维导致患肢会出现暂时的麻木感。我们的研究表明，大约8%的局部注射治疗会影响运动神经纤维功能导致运动障碍，这是由于药物通过椎间孔渗入硬膜外腔到达邻近的神经根，部分患者会主诉行走和站立困难，患者常描述为"走路打飘"。因此，必须告知患者这一副作用，防止跌倒。治疗之前，应确定患者有家属陪护，防止意外发生，尤其是门诊治疗患者。

单次注射不大于10 mL的稀释局麻药不会出现心脏骤停等严重的心血管不良反应。在过去15年，我们进行了超过13万次椎旁注射治疗操作，未发现一例此类并发症。由此可见，治疗时无需常规建立静脉通路和心电图监测（Theodoridis，2012）。对于脊柱注射治疗，术中监测血氧饱和度就足够了（Theodoridis et al 2009）。

4.3%的患者会发生暂时性血管迷走神经性反应，有体位性低血压病史的年轻患者尤其需要注意。患有心血管疾病（比如高血压、冠心病和心律失常等）的老年患者进行LSPA也不会有额外的风险（Hanefeld et al 2005，2006）。

10.11.1 脊髓麻醉

在极少数情况下，神经根根袖注射可能导致双腿完全或不完全麻痹，并伴有运动障碍。遇到这种情况，患者应取头高脚低位，建立静脉通道迅速补液，密切观察患者，直到脊髓麻醉消失。特殊情况下，有必要对患者进行心电血氧监护（请参见上文"鞘内注射局麻药和糖皮质激素"）。这种并发症的发生率约为0.3%（Krämer，1997）。由于硬脊膜受损，可能导致低颅压头痛，此时，应建议患者绝对去枕平卧24小时，卧床休息数日，并口服补液（请参阅上文"硬膜穿刺综合征"）。

10.11.2 肾脏穿刺伤

当注射位置错误时，另一个并发症则是肾脏损害。对于可疑肾损伤患者，应进行超声检查和尿常规检测。肾脏穿刺活检后调查研究发现，穿刺操作会增加动静脉瘘发生的风险（Lozano et al 1978）。如果怀疑肾盂损伤，需进一步的泌尿外科专科检查和治疗，防止持续性尿渗漏。

单纯的肾实质针刺伤一般不需要进一步治疗。相反，肾包膜血肿却可能需要手术切除，该并发症在我们的诊所仅发生过1例，很可能是由于针头位置不正确导致的。血肿切除术后无继发性损伤发生。

此外，我们的诊所有1例患者出现椎旁脓肿，它是注射治疗的一种严重并发症，我们进行了手术切开引流，术后该患者也未发生进一步的继发性损伤。

10.12 腰硬膜外注射的副作用和并发症

10.12.1 硬脊膜穿刺

硬膜外注射除了和LSPA（腰椎神经镇痛）的一些相同的副作用和并发症外，如果操作错误，还可能将药物注射到蛛网膜下腔内导致一系列不良反应，但一般并不会出现严重的并发症。因为在治疗某些疾病导致的神经系统症状时，鞘内注射皮质类激素也是常见的治疗手段。

硬脊膜穿刺后头疼，通常发生在穿刺针通过椎板间隙作硬膜外注射时误入硬脊膜。因此，采用硬膜外穿刺双针技术（推荐使用29G套管），仅<1%的病例发生穿刺后头痛。而且一般只会出现中等程度的疼痛，不需要卧床休息，但仍建议患者平躺，对症止疼治疗，并在接下来的24小时内摄入足够的液体。

Willburger等回顾性分析了7 963次接受各种类型的注射治疗（包括：颈椎和腰椎局部注射；脊柱小关节注射；腰椎硬膜外注射；骶部硬膜外注射；骶髂关节注射）的患者资料，结果表明，注射治疗的并发症发生率较低，仅25例患者（0.3%）出现不良反应。其中10例硬膜外注射和3例LSPA注射治疗后发生头痛，5例神经根根袖注射治疗后出现循环系统失调，表现为头晕，恶心和血压下降；1例硬膜外注射治疗后摔倒；1例LSPA后出现T6水平的感觉障碍；5例注射甲哌卡因后发生局部过敏反应。所有并发症都得到了有效的治疗，未出现严重后果（Willburger et al 2005）。

总结

脊柱注射治疗虽然有一些副作用和并发症，但当操作正确时，它仍是在疼痛治疗中最安全、最有效的手段之一。它无需常规建立静脉通路或使用心电监测。但是，治疗室应配备气管插管设备、急救药物以及除颤仪，所有从业人员都应接受急救培训，以应对突发情况。

（王建喜　路嘉佳　译，陈宇　吴晓东　审校）

11 多模式脊柱治疗

Multimodal Spinal Therapy

针对腰背痛以及颈痛的治疗方法很多：从最简单的热疗和止痛剂的使用到开放手术治疗。多模式脊柱治疗位于所有治疗法的中心。它主要处理神经根压迫，结合局部注射、物理治疗、疼痛治疗和行为训练进行治疗。症状的严重程度决定了该多模式项目是在日间门诊还是在住院部进行。当没有迫切需要立即手术的指征时，应遵循多模式强化治疗方案。该项目旨在迅速和永久地改善症状，防止慢性化，以及由于无效的保守治疗而需要在以后进行可能的手术。

11.1 门诊患者的脊柱微创治疗

包括脊髓注射在内的多模式脊柱治疗，原则上可在门诊或日间病房进行。除了少数如颈椎硬膜外注射需要24小时监护的干预措施外，所有由医生实施的特殊干预措施都可以在门诊实施。门诊治疗的限制因素，同时也是住院治疗的适应证，如下所示。

在出现严重症状和数值评定量表（Numeric Rating Scale，NRS）疼痛分级 >5 的情况下，住院患者接受脊柱微创治疗（inpatient minimally invasive spinal therapy，IMIST）的适应证如下：

* 椎间盘脱出
* 椎管失代偿性狭窄
* 术后：瘢痕、不稳（椎间盘切除术后及融合术后综合征）
* 脊椎滑脱（退变性和峡部裂）
* 骨质疏松性骨折
* 滑膜囊肿

入院前表现为剧烈疼痛、明显的被动体位以及瘫痪的患者，是介于非手术和手术治疗的灰色区域。这些都是外科手术的适应证。因为无法行走，他们通常是乘救护车到医院的。对于存在巨大脱垂的病例，因为存在进一步瘫痪的风险，住院观察也是必要的。因此，门诊治疗神经根受压综合征的适应证是"排除诊断"。

门诊第一天的治疗包括常规的详细检查和确定诊断。一旦进一步的放射诊断已经完成，或在某些情况下实验室检查结果已经完成，并且患者已经获得了足够的信息，那么在第一天就应该以脊神经镇痛或硬膜外注射的形式给予足够的疼痛治疗。对于严重疼痛的急性病例，接下来的几天每天进行颈脊神经镇痛（CSPA）或腰脊神经镇痛（LSPA）治疗。随后分别进行物理治疗、热疗、格里森牵引、腰椎的半坐卧位或侧卧位以及电疗。

颈臂（颈椎臂丛）综合征和腰椎坐骨神经综合征有很强的慢性趋势。鉴于此，我们从一开始就采用了疼痛应对策略。在连续的训练中进行渐进式肌肉放松。根据症状的发展，侵入型干预会减少至间隔 2~3 天。

硬膜外神经周围注射和其他类型的硬膜外注射在整个治疗周期中最多使用三次，每次注射之间需要留有几天间隔。随着时间的推移，根据最突出的原发性或继发性疼痛，可以实施扳机点和小关节浸润、骶髂关节浸润、针灸或其他可能的干预措施。在某些情况下，从一开始就进行伴随药物的治疗是必要的（见第4章，"多模式药物伴随治疗"；表11.1，表11.2）。

患者还应该在第三周后的某个时间复诊，例如，根据颈部或腰部神经根的刺激程度，再过 3~6 周复诊。医生利用复诊机会评估患者的骨科和神经系统状态，并对诊断进行核实。必要时可进行局部浸润，并逐渐延长浸润时间间隔以使神经根脱敏。

11

表11.1　腰神经根综合征注射的门诊疼痛治疗概念

第1周	第1天（星期一）	第2天（星期二）	第3天（星期三）	第4天（星期四）	第5天（星期五）	第6天（星期六）	第7天（星期天）
	Adm	LSPA	Epi	FAC	LSPA	LSPA	Fow
	Ro	Fow	SL	Fow	Fow	Fow	TT
	Laboratory	ET	TT	ET	TT	TT	
	Info	PT	PT	PT	PT		
	LSPA	Int.PCS	PMR	PMR	PMR		
	Fow						
第2周	第8天（星期一）	第9天（星期二）	第10天（星期三）	第11天（星期四）	第12天（星期五）	第13天（星期六）	第14天（星期天）
	Epi	ACU	LSPA	SIJ	ACU	SIJ	Fow
	SL	Fow	Fow	Fow	Fow	Fow	TT
	TT	PT	ET	TT	PT	TT	
	PT	PMR	PT	PT	PMR		
			PMR	PMR			
第3周	第15天（星期一）	第16天（星期二）	第17天（星期三）	第18天（星期四）	第19天（星期五）	第20天（星期六）	第21天（星期天）
	ACU	PT	LSPA	PT	ACU	Fow	Fow
	Fow	PMR	Fow	PMR	Fow		
			ET				

注：ACU，针灸；Adm，入院；BS，腰背痛学校；CSPA，颈椎神经镇痛；Epi，硬膜外注射；ET，电疗；FAC，小关节浸润；Fow，半坐卧位；Glis，格里森牵引；Info，患者信息；Int.PCS，疼痛应对策略介绍；Laboratory，实验室检查结果；LSPA，腰椎神经镇痛；PMR，渐进式肌肉放松；PT，物理治疗；Ro，X线摄影；SIJ，骶髂关节浸润；SL，侧卧；TT，热疗。

多模式项目的其余部分由患者自行完成，尤其适用于以缓解疼痛的姿势开始的运动，以及温和的脊柱运动。

11.2　住院患者的脊柱微创治疗

针对症状顽固，疗效不佳的脊柱病患，应在脊柱微创治疗前4~8天进行强化治疗。对于严重的急性瘫痪需要立即手术的，则不适用该

原则。大多数病例涉及由椎间盘突出、椎管狭窄或术后瘢痕形成的神经根受压综合征。就侵袭性而言，脊柱微创治疗介于骨科门诊专科治疗和开放手术治疗之间（Theodoridis and Krämer 2003）（表11.3）。

在大多数情况下，症状在长期内会改善，因此开放手术不再认为是一种治疗选择。症状的改善是通过每天给脊神经和硬膜外神经浸润注射止痛剂，同时实施特殊的物理治疗，并在患者出

11

表11.2 颈神经根综合征注射的门诊疼痛治疗概念

第1周	第1天 （星期一）	第2天 （星期二）	第3天 （星期三）	第4天 （星期四）	第5天 （星期五）	第6天 （星期六）	第7天 （星期天）
	Adm	CSPA	FAC	ACU	CSPA	FAC	ACU
	Ro	Glis	Glis	Glis	Glis	Glis	Glis
	Laboratory	ET	TT	ET	TT	ET	TT
	Info	PT	PT	PT	PT		
	CSPA	Int.PCS	PMR	PMR	PMR		
	Glis						
第2周	第8天 （星期一）	第9天 （星期二）	第10天 （星期三）	第11天 （星期四）	第12天 （星期五）	第13天 （星期六）	第14天 （星期天）
	ACU	CSPA	Glis	CSPA	ACU	TP	Glis
	Glis	Glis	TT	Glis	Glis	Glis	TT
	ET	TT	PT	TT	ET	TT	
	PT	PT	PMR	PT	PT	PT	
		PMR		PMR	PMR		
第3周	第15天 （星期一）	第16天 （星期二）	第17天 （星期三）	第18天 （星期四）	第19天 （星期五）	第20天 （星期六）	第21天 （星期天）
	ACU	PT	CSPA	PT	ACU	TT	Glis
	Glis	PMR	Glis	PMR	Glis		
	ET		TT		ET		
	PT		PT		PT		

注：ACU，针灸；Adm，入院；CSPA，颈椎神经镇痛；ET，电疗；FAC，小关节浸润；Glis，格里森牵引；Info，患者信息；Int.PCS，疼痛应对策略介绍；Laboratory，实验室检查结果；PMR，渐进式肌肉放松；PT，物理治疗；Ro，X线摄影；TP，扳机点浸润；TT，热疗。

表11.3 神经根压迫综合征的治疗

门诊	住院	住院
全科医生	微创脊柱治疗	开放手术
专科医生		

院后继续进行。在大多数情况下，在治疗的第1天症状就可以得到有效的缓解，患者可以在3或4天后出院接受门诊治疗。然而，在某些情况下，患者需要住院治疗更长时间才能出院。

脊柱微创治疗的概念是多模式的，包括药物治疗、物理治疗和心理治疗。在过去的25年里，这一概念得到了印证，在德国波鸿圣约瑟夫医院骨科大学诊所里，有2万多名患者接受了这种治疗。它是在经验和科学研究的基础上不断改进的。多模式项目最重要的部分——脊柱注射疗法、运动疗法和行为训练（腰背痛学校腰背痛行为学习训练）是经过循证医学验

表11.4　背部/腿部疼痛病例保守和微创治疗的
证据（Krämer 1997；Drug Commission of the
German Medical Association 2000）

治疗方法	研究数	证据
硬膜外注射	9	↑ ↑
LSPA	2	↑
椎间盘激光	2	↓
经皮髓核切开	2	↓
化学髓核溶解	4	
物理疗法	< 6	
腰背痛学校腰背痛的行为学习训练	18	↑
NSAIDs	25	↑ ↑
肌痉挛放松剂	15	↑

缩写：LSPA，腰椎神经镇痛；NSAIDs，非甾体类抗炎药。

证并由德国医学协会的药品委员会特别推荐的
（表11.4）。

11.2.1　医疗干预措施

医疗干预措施需在受过专门训练的骨科医
生/创伤外科医生和疼痛治疗师指导下进行。
这些干预措施包括脊柱的注射如腰椎神经注射
或日常干预的注射，比如硬膜外和神经周围浸
润注射。

在微创干预（注射）后，患者可选择某些
特殊的缓解疼痛的体位卧床休息或进行格里森
牵引。这可由医生根据患者的需要进行个体化
指导。进一步的日常医疗干预，如周围环形浸
润封闭、按摩、针灸将取决于检查结果，在其
他时间进行。

患者对疼痛的自我评估和临床神经学方面
的评估需要定期进行，止痛药会在患者住院期
间调整。在特殊情况下，药物的调整由疼痛、
心理和内科医生三方共同参与的跨学科会诊决
定。患者出院后止痛药的使用则与患者的家庭
医生沟通并进行评估。

11.2.2　物理治疗

辅助物理治疗包括：
- 运动和肌肉力量训练
- 腰背痛的行为学习训练
- 温热疗法
- 电疗法

物理治疗的干预被纳入日常生活。

此外，在无痛范围内运动（exercise in a pain-
free range of motion，EPFRM）的理念基础上，
引进了个性化运动方案，并在患者出院后继续
进行。

11.2.3　心理治疗

心理学家的课主要在下午晚些时候举行。
它们包括如何应对疼痛的训练和以肌肉放松为
目标的运动，如雅各布森肌肉放松法。

心理学家还向患者介绍自助项目，为他们
提供一种出院后处理残留症状的方法。

11.2.4　特殊干预

在特殊情况下，运用常规脊柱微创治疗的同
时会使用一些特殊的诊断和治疗措施。这些包括：
- 影像引导下的脊髓浸润（CT或MRI）
- 椎间盘造影术和椎间盘内治疗
- 椎板间、经椎间孔或骶骨硬膜外镜治疗
- 使用患者血液制成的白介素受体拮抗剂
  （IRAP）进行自体硬膜外神经外膜浸润
- 颈椎硬膜外注射
- 椎板间或硬膜外置管
- 石膏试验以确定融合是否确实
- 神经根造影
- 个体物理治疗
- 肌肉电刺激装置的使用说明
- 个人心理治疗

其他疾病如不稳定的高血压、糖尿病、胃
肠道症状和神经系统疾病则向其他专业的医生
咨询治疗。

11.2.5　住院患者脊柱微创治疗的适应证

脊柱微创治疗的主要适应证是在门诊无法

得到充分治疗的严重的颈、腰椎神经根受压综合征。这在椎间盘突出、椎管狭窄和椎间盘切除后综合征中尤其常见。通常是多种原因并存。进一步的适应证如下（见上文"门诊脊柱微创治疗"）：

- 脊椎滑脱（峡部裂或退变性）
- 骨质疏松性骨折
- 滑液囊肿

脊柱疾病是否需要住院治疗主要依据其严重程度，即严重的疼痛和神经系统缺陷。然而，专科医生的门诊治疗无效后，再收入院进一步治疗。当疼痛在数值评定量表中被评为5级以上（0＝无疼痛，10＝可以想象的最严重的疼痛），或者在进出轿车车门或等弯腰负重情况下疼痛持续增加，说明门诊治疗无效。脊神经根的刺激在疼痛治疗后减轻，但在患者回家时，疼痛复发，这延长了康复治疗的时间。

对于需要手术治疗的疼痛通常会进行严格的神经学评估，伴有严重的疼痛，并且必须立即收治入院。进行脊柱微创治疗的重要指征如下：

- 由于坐骨神经痛、斜颈造成严重的体位异常
- 较大的椎间盘脱垂并伴有截瘫的危险或马尾症状
- 运动和/或感觉障碍，介于手术和非手术指征间的灰色地带

影像学结果（X线、CT或MRI）应与临床症状相关。患者必须已接受专科门诊治疗，但长期未能改善症状。当出现马尾症状或急性肌肉的功能丧失时，已错过脊柱微创治疗的最佳时机，在这种情况下，需要开放手术干预。最后，脊柱微创治疗的患者必须愿意住院接受脊柱疼痛的注射治疗。

脊柱微创治疗禁忌证：

- 轻至中度症状
- 感染、开放性伤口
- 神经性癫痫
- 严重的神经传导障碍
- 失代偿性心力衰竭

- 凝血功能障碍（抗凝药物治疗）
- 对局麻药过敏

在急症护理医院，当由于上述任何一种原因而不能进行每天的脊柱浸润时，不建议使用保守的脊柱微创治疗。

11.2.6 微创治疗开始前所需的诊断评估
脊柱治疗

在开始脊柱微创治疗之前，必须确认诊断结果。应通过详细的病史、临床神经学评估、实验室检查和对受影响的脊柱节段进行影像学检查来排查预警症状。

腰背部/腿部症状的预警信号（红旗）（Arzneimittelkommission der Deutschen Arzteschaft 2000）：

- 马尾神经综合征，足下垂
- 实验室检查结果不规范
- 体重减轻
- 进一步的神经症状
- 骨质破坏
- 癌症病史
- 艾滋病（及其他系统性感染）

当出现马尾症状和重要肌肉功能的急性障碍（如足下垂）时，必须立即咨询神经科医生和外科医生。即使只出现了较轻的瘫痪，也要在第一时间咨询神经科医生，行肌电图评估，获得肌电图的募集电位的基线并监测募集电位的变化。

除了躯体功能的诊断外，还需要心理评估，特别是涉及评估是否存在慢性疼痛进展的情况（黄旗）。这些慢性腰背痛发展的危险因素并不意味着不能进行脊柱微创治疗，而是表明有必要进行特殊的物理治疗和心理治疗。

慢性腰背痛/腿痛发展的危险因素（黄旗）（Kramer 1997；Arzneimittelkommission der Deutschen Arzteschaft 2000）：

- 对工作不满
- 低水平的就业技能
- 无法应付一般的社会心理需求
- 情绪障碍（抑郁、焦虑）

- 消极的心态
- 对疾病模型认识不足
- 操作因素（继发性疾病增益）
- 重度吸烟
- 身体状况差
- 不明原因的疼痛加重

11.3 多模式项目

11.3.1 初始医疗干预

脊柱注射是多模式项目的中心内容。脊神经根刺激和伴随的严重疼痛应每天注射治疗。主要采取颈或腰椎注射镇痛的形式，但也可以每周硬膜外注射一次或两次。这些注射应该由治疗师或他/她的副手在一个特殊的封闭治疗环境或手术室进行，如果可能的话，应尽量在早上进行。因为大多数患者害怕打针。如果主要的干预措施在早上完成，那么多模式项目的其他部分可以在患者没有心理压力的情况下继续进行。

在开始脊柱注射前，治疗师应评估患者目前的状况，并询问前一天的情况。如果出现神经功能障碍，则必须在开始进一步治疗前评估神经功能。在第一次医疗干预期间，应讨论多模式项目进一步的措施和可能的选择，并设定出院日期。从神经学评估获得的数据要添加到医疗记录中。在我们的诊所，我们尝试和测试了特殊设计的治疗卡。这些卡片清楚地总结了已经进行的诊断和多模式干预项目。患者随身携带卡片，作为多模式项目的一部分进行的每一项干预措施每天都在卡片上注明。治疗卡在治疗结束时添加到患者的医疗记录中。

通常白天在病房工作的护士或医疗助理应尽可能参加第一次医疗干预。这样进一步措施的指示不仅以书面形式提出，而且可由助理直接执行。

这些包括：
- 预约咨询
- 影像检查
- 实验室检查

- 向病房医生传递信息
  护士或助手也会在白天为患者提供帮助。

11.3.2 二次医疗干预

作为脊柱微创治疗的一部分，除了每天的CSPA或LSPA，二次浸润计划在当天晚些时候进行。如果患者主要是来自脊神经前支的严重的根性症状，第二次浸润可以采取进一步的脊神经镇痛的形式。通常第二次浸润处理椎体运动节段以外的继发性症状，如骶髂关节内注射、扳机点浸润、关节突关节囊内浸润等。当患者对这种疗法反应良好时，针灸可以作为另一种治疗选择。另外如有指征，可以给患者进行手法治疗以观察疗效。

二次医疗干预应该由第二名医生进行，以便患者能够获得第二种意见，并在必要时可以提出问题。

11.3.3 患者放置姿势

在脊柱浸润麻醉后，将患者放置于一个使神经根充分松弛的体位是住院患者的另一项重要的治疗组成部分。在单独治疗期间，患者被置于一个能够缓解疼痛的体位；当出现颈椎综合征时，患者将接受格里森体位下的颈椎牵引。当椎间盘组织向后移位但纤维环完整时，牵引为组织回到椎间盘中心提供了良好的治疗机会。格里森牵引在颈椎中可靠地实现了这一点，而屈曲立方垫则在腰椎中实现了这一点。

医生需根据临床神经学检查结果对这些矫形辅助器具进行个体化调整。在可能的情况下，格里森牵引力应向疼痛缓解的方向牵引。手法治疗技术被用来确定合适的方向。Fowler体位可能会增加腰椎的症状，在这种情况下，患者应采取髋膝关节屈曲的侧卧位（图11.1，图11.2）。

11.3.4 止痛药

住院患者在出现严重疼痛时可在监督下使用强力镇痛药（WHO三级）。然而，这种脊柱微创治疗的目的是让患者在长期运动计划的配合下，尽量减少对止痛药的依赖。医生每天需重新评估药物。当患者需要长期镇痛药时，合适的止痛方案由跨学科疼痛会议决定（见4.11"多模式药物联合治疗"）。

11.3.5 物理治疗

在为住院患者提供物理治疗、热疗和电疗时，它们可以融合到日常生活中，辅助医疗干预。随着症状的改善，物理治疗应从基于缓解疼痛的运动逐步过渡到医学训练治疗的部分，患者同时开始个体化的运动锻炼项目。

无痛范围内运动的概念是基于运动可以减轻疼痛，前提是运动并不增加疼痛，这意味着

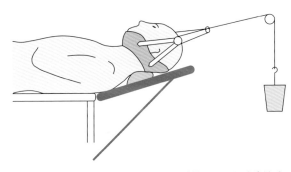

图11.1　格里森后凸牵引适用于颈椎，用于颈臂综合征的疼痛治疗

运动必须在身体不受疼痛影响的范围内开展。因此，所谓的动态直线运动，如游泳、慢跑和骑自行车，是无痛范围内运动项目的重点。在住院部，患者通常从骑固定单车开始。这通常不会引起额外的症状，即使是患有严重脊柱疼痛综合征的患者。

前瞻性随机研究表明，在处理脊柱症状时，运动比卧床休息更好（Hildebrand and Pfingsten 1998 Dietrich 2003）。适当的运动和体育活动可以促进椎管内的静脉流动。运动和卧床之间的定期交替还可以改善营养物质向椎间盘组织的流动。

11.3.6 心理治疗

心理学家通过提供一种特殊类型的训练来减少持续性疼痛，从而提高患者的疼痛应对技能。这个项目包括关于如何处理疼痛和以肌肉放松为目标的锻炼。日常训练在下午进行。

训练肌肉放松最常用的方法是由Jacobson（1938）开发的，被广泛称为"渐进式肌肉放松"。这种方法教会患者如何有意识地控制单个肌肉群的紧张和放松。这些练习可以在住院期间进行一周的课程教学，并在门诊中继续进行。

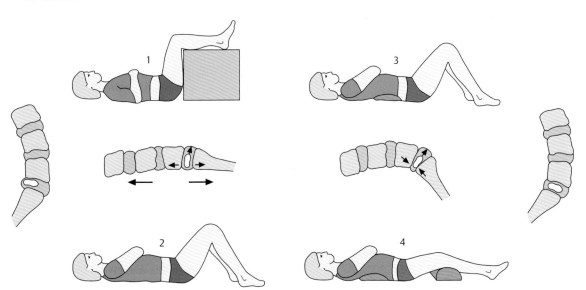

图11.2　用于腰椎综合征的半坐卧位姿势：定位和锻炼的初期在髋和膝屈曲90°的无痛体位进行，随着症状的减轻，逐渐改变体位，使锻炼逐渐过渡到生理前凸位进行（2~4）

11.3.7　5~10天的住院患者脊柱微创治疗方案

住院期间治疗颈椎或腰椎神经根受压综合征的标准方法包括脊神经镇痛或硬膜外注射等日常微创医疗技术。这是在诊断经初步评估、实验室结果和影像学结果确认后开始的。如果这些信息在入院时就已经存在，那么门诊初步检查后，就可以在第一天开始进行微创干预。

接下来几天的标准日常计划包括在脊柱注射后患者的体位，将患者置于半坐卧位（Fowler）或格里森牵引位，这取决于注射的方式。脊神经注射后建议采用半坐卧位，而硬膜外注射后采用髋膝关节屈曲的侧卧位。

该项目进一步补充了个体化物理治疗（如热疗、电疗），和集体物理治疗如腰背痛行为训练中的姿势训练和行为训练。在条件允许时，下午或晚上再进行一次医疗干预，包括扳

机点注射、小关节囊注射、骶髂关节注射或针灸治疗。当根性症状主要起源于脊神经的腹侧支时，可以在第二次干预中加入颈椎神经镇痛或腰椎神经镇痛。

心理学家的工作首先是教育患者如何应对疼痛，其次是传授患者渐进式的肌肉放松练习方法（表11.5，表11.6）。

脊柱综合征引起的疼痛通常很严重。因此，周末和公共假日也要进行治疗，记住这句格言："椎间盘疼痛从来没有休息日。"为住院患者进行微创干预措施的疼痛治疗可以由值班医生来完成。

除了标准的颈椎和腰神经根受压的治疗项目，治疗也可以采用相关的一些特殊的治疗的手段，例如白介素受体拮抗的硬膜外注射治疗（详见第4章，"对因治疗：白细胞介素-1受体拮抗剂/骨科细胞因子治疗/EOT技

表11.5　腰椎神经根综合征注射的微创脊柱治疗概念

第1天（星期一）	第2天（星期二）	第3天（星期三）	第4天（星期四）	第5天（星期五）	第6天（星期六）	第7天（星期天）	第8天（星期一）	第9天（星期二）	第10天（星期三）
Adm	TT	ET	TT	ET	TT	TT	ET	TT	ET
Ro	Epi	LSPA	Epi	LSPA	LSPA	LSPA	Epi	LSPA	TT
Laboratory	SL	Fow	SL	Fow	Fow	Fow	SL	Fow	LSPA
Info	ET	TT	ET	TT	ET	MIPFR	ET	TT	Fow
LSPA	BS	BS	BS	BS	MIPFR	Fow	BS	BS	Info
Fow	GrPT	GrPT	GrPT	GrPT	Fow		GrPT	GrPT	Disch.
	MIPFR	LSPA	MIPFR	MIPFR	Disch?		MIPFR	MIPFR	
	LSPA	Fow	FAC	SIJ			FAC	SIJ	
	Fow	MIPFR	Fow	Fow			Fow	Fow	
	Int.PCS	PMR	PMR	PMR			PMR	PMR	
		ACU		ACU			ACU		

注：ACU，针灸；Adm，入院；BS，腰背痛行为训练；Disch，出院；Epi，硬膜外注射；ET，电疗；FAC，小关节浸润；Fow，半坐卧位；GrPT，团体理疗；Info，患者信息；Int.PCS，疼痛应对策略介绍；Laboratory，实验室检查结果；LSPA，腰椎神经镇痛；MIPFR，无疼痛运动范围内的运动；PMR，渐进式肌肉放松；Ro，X线摄影；SIJ，骶髂关节浸润；SL，侧卧；TT，热疗。

表11.6　颈臂和颈脑综合征注射的脊柱微创治疗概念

第1天 （星期一）	第2天 （星期二）	第3天 （星期三）	第4天 （星期四）	第5天 （星期五）	第6天 （星期六）	第7天 （星期天）	第8天 （星期一）	第9天 （星期二）	第10天 （星期三）
Adm	ET	TT	ET	ET	TT	TT	ET	TT	ET
Ro	CSPA	CEI	CSPA	CSPA	CSPA	CSPA	CEI	CSPA	TT
Laboratory	Glis	Glis	Glis	Glis	Glis	Glis	Glis	Glis	CSPA
Info	TT	ET	TT	TT	ET	ET	TT	ET	Glis
CSPA	BS	BS	BS	BS	MIPFR	MIPFR	BS	BS	Info
Fow	PT	PT	PT	PT	Glis	Glis	PT	PT	Disch
	CSPA	MIPFR	MIPFR	MIPFR	Disch?		MIPFR	MIPFR	
	Glis	Glis	FAC	TP			Glis	FAC	
	MIPFR	PMR	Glis	Glis			PMR	Glis	
	Int.PCS		PMR	PMR			ACU	PMR	
	ACU		ACU						

注：ACU，针灸；Adm，入院；BS，腰背痛行为训练；CEI，颈椎硬膜外注射；CSPA，颈椎神经镇痛；Disch，出院；ET，电疗；FAC，小关节浸润；Fow，半坐卧位；Glis，格里森牵引；Info，患者信息；Int.PCS，疼痛应对策略介绍；Laboratory，实验室检查结果；MIPFR，无疼痛运动范围内的运动；PMR，渐进式肌肉放松；PT，理疗；Ro，X线摄影；TP，扳机点浸润；TT，热疗。

术"），导管治疗，椎间盘疾病的诊断和盘内治疗。特殊情况下会进行个体物理治疗和病情咨询。

11.3.8　骨质疏松性骨折

脊柱微创治疗也有助于活动性骨质疏松性椎体骨折患者的早期恢复。在诊断出骨质疏松性骨折后，通过治疗患者可以早期恢复活动。其中包括，骨折椎体旁的浸润麻醉、适当的止痛治疗（通常用阿片类药物）和及时使用外固定支具，使患者恢复早期活动，还可以在护理人员的帮助下使用卫生间，在餐桌上进餐。即使存在活动性骨质疏松症，脊柱微创治疗也可在10天内完成。

11.3.9　进一步门诊治疗

当患者完成了5~10天的强化住院治疗后，他们虽然并不会摆脱所有症状。然而，他们的疼痛已经有了很大的改善，并不需要再考虑是否进行手术，专科医生或全科医生可以在门诊进行进一步的治疗。当注射治疗完成后，硬膜外注射时使用的类固醇晶体悬浮液会在体内逐渐溶解并缓慢释放，因此出院后症状会进一步改善。感觉异常、反射减弱和运动障碍通常在主要疼痛消失后仍然存在。如果患者进行适当的锻炼，这些症状通常会在接下来的几周或几个月内得到改善并完全消失。

脊柱微创治疗通常不需要患者多次住院治疗，原因有二：首先，椎间盘源性和神经根受压综合征可出现自发性缓解。脊柱微创治疗可通过消除疼痛峰值来加速这一过程。其次，在住院期间，患者会接触已被证明可以使他们病情稳定和改善的锻炼和运动项目（Dietrich 2003）。然而，在某些情况下，重复的脊柱微创治疗是必要的：

- 当出现新的椎间盘突出或脱出，并压迫神

经根时

- 当椎间盘切除后综合征或椎管狭窄出现新的失代偿状态时

当需要反复住院治疗时，必须根据新的检查结果，重新评估是否存在手术指征。

11.3.10　手术适应证

在某些情况下，脊柱微创治疗不能改善椎间盘源性、骨性或瘢痕组织导致的神经根受压综合征，无法使患者的生活质量得到充分提高。因此，在这些病例中，手术减压或融合术成为必要的选择，即使没有诸如马尾症状及瘫痪等绝对的手术指征，无法忍受的疼痛也会影响身体机能。同时，必须排除社会及心理的危险因素（详见第271页右下角"黄旗"处）。

当患者对脊柱浸润封闭没有反应时，在脊柱微创治疗的最初几天，严重的症状会持续存在。当诸如椎间盘脱垂引起严重疼痛并且症状没有得到改善时，则需要进行开放的显微外科椎间盘摘除术。为了避免影响手术疗效（伤口愈合障碍、未愈合的脑脊液漏），这些有手术指征的病例不应给再尝试进一步的硬膜外类固醇浸润。一般在2~3天内决定是否进行手术。

在一些腰椎管狭窄的病例中，患者的失代偿状态无法通过脊柱微创治疗和辅助运动措施得到缓解。当患者持续疼痛，行走受限时，可以考虑开放减压术。在这些病例中，可以将引起压迫的椎板和黄韧带结构等结构切除。操作通过显微镜在2 cm的皮肤切口中实现。过去的广泛椎板切除术也是常见的，有时需要行椎体间融合术。但这种手术方式并非退行性椎管狭窄症中唯一的治疗方式（Theodoridis et al 2005b）。然而，当患者因腰椎管狭窄致脊柱微创疼痛治疗失败后，复诊时，首先要考虑的是是否具有显微镜下微创减压的手术指征，单纯的硬膜外麻醉和物理、运动等疗法可能对此类患者疗效欠佳。

椎间盘切除术后综合征是门诊和住院治疗真正的问题案例。即使脊柱微创治疗成功，症状仍可能复发。当由瘢痕组织引起的无法控制

的根性疼痛是主要症状时，可以考虑采用脂肪移植手术进行开放性神经松解术。所谓石膏模型试验是在住院治疗期间用于发现由脊柱不稳定引起的腰背部疼痛。石膏模型应用于躯干和受影响的腿，以评估模拟的脊柱融合是否可以改善患者的症状。

必须告知患者，神经松解和融合手术只能改善症状，而不能消除症状。以前做过多次手术的患者可能会拒绝进一步的开放性手术，这是可以理解的。在这种情况下，唯一可能的治疗方法是门诊的疼痛治疗，以及间隔时间较长的住院疼痛治疗。

11.3.11　结果

通过临床随机对照研究获得的治疗结果，可用于指导脊柱微创的个体化治疗和整个治疗方案设计。应用糖皮质激素硬膜外注射治疗根性症状的有效性已在许多临床研究中得到证实（Jacobson 1938；Klenerman et al 1984；Cuckler et al 1985；Griffin et al 1988；Agency for Health Care Policy and Research 1994；Bogduk 1995；Koes et al 1995，1999；Watts and Silagy 1995；Carette et al 1997；Krämer et al 1997；Hanefeld et al 2005；Siebertz 2005）。

根据单中心随机对照研究和联合荟萃分析中发现的阳性结果（van Tulder et al 1997；McCulloch and Young 1998），硬膜外注射的镇痛效果是比较明确的。这种说法也在很大程度上符合临床经验（Arzneimittelkommission der Deutschen Arzteschaft 2000）。

颈臂痛和颈头痛的标准治疗方法是CSPA（Moore 1965；Bogduk 1981；Grifka 1992，1996；Fortuna and Fortuna 1993；Bush and Hillier 1996；McQuay and Moore 1998）。Rubenthaler 等（2000）在一项前瞻性随机双盲研究中证明了CSPA的有效性。

迄今为止，已有两项前瞻性随机研究调查了LSPA的有效性（Kraemer et al 1997；Krämer et al 1997）。最近的一些研究（Ng et al 2005）已经在一项随机双盲研究中证实了在腰椎神经

根周围注射的有效性。在3个月的随访中，布比卡因和甲泼尼龙的注射效果显著。然而，他们并没有发现这两种活性物质在统计上有显著性差异。

已有研究对整个颈椎和腰椎脊柱微创治疗项目进行了评估（Krämer et al 1997；Schmidt 2000；Wiese et al 2001；Lepper 2002；Dietrich 2003；Siebertz 2005）。Lepper（2002）回顾性研究了曾因压迫颈神经根而接受脊柱微创治疗的患者。最后这组患者中只有一位需要手术。在腰神经根受压的病例中，脊柱微创治疗非常成功，92%的病例不再需要手术治疗（Kramer et al 1997）。Siebertz（2005）调查了患者在治疗期间和项目结束时的满意度水平。结果显示，91.3%的患者对多模式治疗方案反馈是正面的，特别是微创干预和二次注射。Dietrich（2003）在住院治疗1年后的随访评估中发现，与未参加运动项目的对照组相比，参加运动项目（EPFRM）可使症状得到永久性改善。

综上所述，当颈、腰椎神经根受压综合征出现时，在确定手术指征前，应首先尝试门诊治疗或脊柱微创治疗。

11.4 多模式疼痛管理

注射治疗在急性神经根受压综合征的治疗中发挥着重要作用，而多模式疼痛管理方案在慢性腰背痛的治疗中也越来越重要。

基于生物-心理-社会疼痛模型，多模式疼痛管理被用于诊断和治疗各种可能影响疼痛过程的相关疾病。

在德国，多模式疼痛管理作为一种预防、诊断和治疗慢性疼痛的治疗概念，费用由法定的医疗保险提供者报销。这种治疗在住院和门诊多模式疼痛管理中都可以运用。

多模式疼痛管理包括协调慢性疼痛患者的治疗步骤、时间安排和方法。

跨学科治疗由一组治疗师提供，其中包括来自一个或多个学科的医师、心理学家和/或心理治疗师，以及其他专家，如物理治疗师、作业治疗师、运动治疗师、音乐治疗师和艺术治疗师。这一概念要求至少提供三种不同的积极治疗程序，重点是心理治疗和物理治疗。负责多模式疼痛管理的治疗师必须在"特殊疼痛治疗"中有精细分科。考虑到强化和个性化治疗和训练，治疗在不超过8人的小组中进行。该治疗至少持续7天，并且必须提供至少21个积极治疗课程。

身体和心理治疗过程，以及物理治疗和心理训练，都是按照规定的治疗计划和预先确定的治疗方案提供的。治疗目标在治疗开始前就已确定。至少每周一次的定期的小组会议，用于监测治疗，并确保所有治疗师对每个患者的治疗进展都同样知情。治疗效果记录在进展日志中。为了确保高质量的治疗，治疗周期中的治疗师团队应尽可能保持一致。被动干预，如治疗矿泥和按摩只有在特别指示中用于个别案例。

多模式疼痛管理的目的是要恢复患者在生理、心理和社会层面上的功能（功能恢复）。对于特定的个体，这可能意味着恢复工作能力，更好地认识慢性疼痛，合理使用止痛药，以及增强自信心。

在住院治疗前，根据患者的病史和症状，进行多维度疼痛评估，测量患者疼痛相关的功能损害。如果可能，初次接触患者应进行多学科初步评估，然后进行团队诊断和个体化治疗规划。

为了治疗的成功和结果的持久，患者积极参与治疗是非常重要的。

根据德国基于诊断相关组（diagnosis related groups，DRG）统一费率的医院支付系统，必须满足至少以下三个标准：

- 生活质量/社会参与/工作能力明显或即将受到损害
- 以前的门诊治疗、单纯药物治疗或手术无效
- 药物依赖或滥用
- 严重的伴随心理疾病
- 严重的伴发躯体疾病

11

德国国家疾病管理指南关于腰痛的 A 级建议 标 准［Nationale Versorgungsleitlinie（NVL）nicht spezifischer Kreuzschmerz］建议如下：如果强度较低的循证治疗对慢性腰痛患者无效，那么应采用多模式疼痛管理。如果症状和日常生活受限已经超过12周，尽管有指南推荐的治疗，应考虑多模式疼痛管理的指征。对于亚急性腰痛和慢性腰痛的危险因素（黄旗）患者，尽管有指南性治疗，但超过6周的疼痛和/或日常生活受限意味着仍需进行多模式疼痛管理。对于以下患者，多模式疼痛管理是禁忌或难以实施的：

- 认知障碍
- 语言能力不足
- 身体柔韧性不足
- 严重的精神疾病（精神分裂症、强迫症）
- 成瘾（滥用止痛药除外）
- 继发性疾病收益（如残疾津贴、经济补偿）

以日间诊所的形式进行住院治疗的好处是，患者可以呆在熟悉的环境中，并能立即应用他们所学到的知识进行行为纠正。强烈建议患者参加自助小组，或参加进一步的体育活动，作为康复计划的一部分，或参加健康保险提供者提供的预防课程，以维持疗效。

（林秋水 译，陈宇 田野 吴晓东 审校）

11

12 概　要
Summary

注射技术的图解概要（见图12.1~图12.12）。

12.1 颈椎

12.1.1 颈椎神经根阻滞术

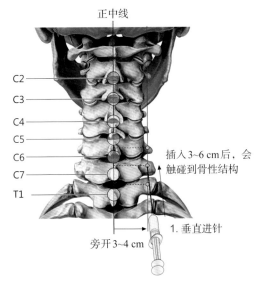

正中线

C2
C3
C4
C5
C6
C7
T1

插入3~6 cm后，会触碰到骨性结构

1. 垂直进针

旁开3~4 cm

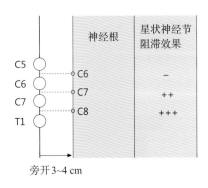

神经根		星状神经节阻滞效果
C5 ○—○ C6		−
C6 ○—○ C7		++
C7 ○—○ C8		+++
T1 ○		

旁开3~4 cm

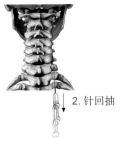

2. 针回抽

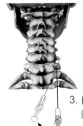

3. 向头外侧调整进针方向直到触到骨缘。继续进针深入骨外缘大约1 cm处

图12.1　颈椎神经根阻滞术

12

12.1.2 颈椎硬膜外注射治疗

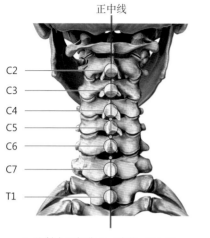

正中线

C2
C3
C4
C5
C6
C7
T1

C4
C5
C6
C7
T1

1. 注射点正好位于正中线（C4-C5，
   C5-C6 或 C6-C7）

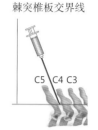

C4

2. C4-C5 节段的硬膜外造影术（术
   中透视监测下、侧位片）当针
   穿刺至椎板平面时，行造影以
   明确针尖位于硬膜外腔

棘突椎板交界线

C5 C4 C3

3. 骨骼图示，侧位

图 12.2 颈椎硬膜外注射治疗

12.1.3 颈椎小关节浸润

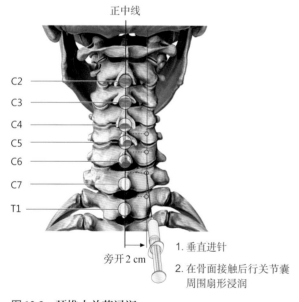

正中线

C2
C3
C4
C5
C6
C7
T1

旁开 2 cm

1. 垂直进针

2. 在骨面接触后行关节囊
   周围扇形浸润

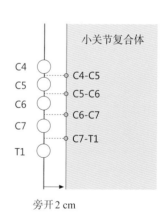

小关节复合体

C4 ── C4-C5
C5 ── C5-C6
C6 ── C6-C7
C7 ── C7-T1
T1

旁开 2 cm

图 12.3 颈椎小关节浸润

12

12.2 胸椎

12.2.1 胸椎神经根阻滞术

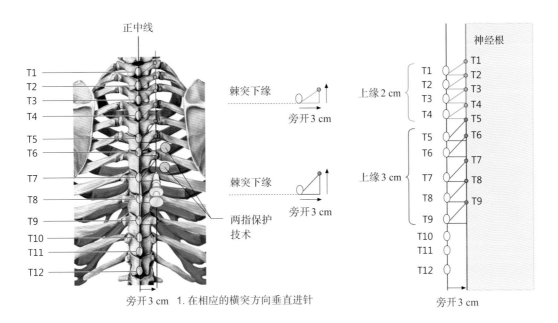

正中线

| T1 | T2 | T3 | T4 | T5 | T6 | T7 | T8 | T9 | T10 | T11 | T12 |

棘突下缘

旁开 3 cm

棘突下缘

旁开 3 cm

两指保护技术

神经根

上缘 2 cm

上缘 3 cm

旁开 3 cm　1. 在相应的横突方向垂直进针

旁开 3 cm

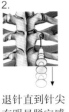

2.

退针直到针尖
有明显脱空感

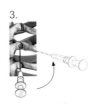

3.

注射针向内倾
斜 30°~40°

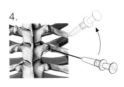

4.

注射针尾倾 20°

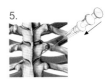

5.

继续进针 1~2 cm，
直到针尖碰到骨
性结构

图 12.4　胸椎神经根阻滞术

12

12.2.2 胸椎小关节浸润

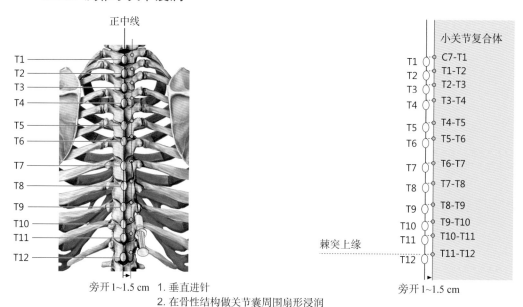

旁开 1~1.5 cm　1. 垂直进针
　　　　　　　 2. 在骨性结构做关节囊周围扇形浸润

旁开 1~1.5 cm

图 12.5　胸椎小关节浸润 TxFI

12.2.3 肋横突阻滞

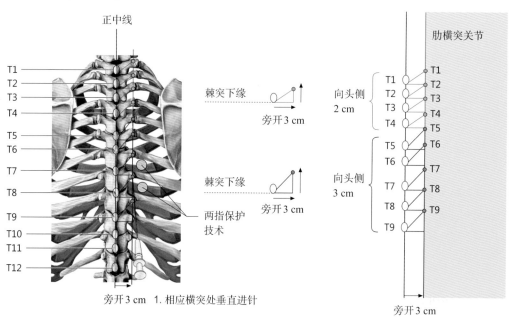

旁开 3 cm　1. 相应横突处垂直进针

旁开 3 cm

2.

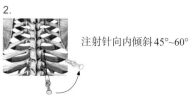

注射针向内倾斜 45°~60°

3.

触碰骨性结构后在关节囊周围浸润

图 12.6　肋横突阻滞

12.3 腰/骶椎

12.3.1 腰椎神经根阻滞术

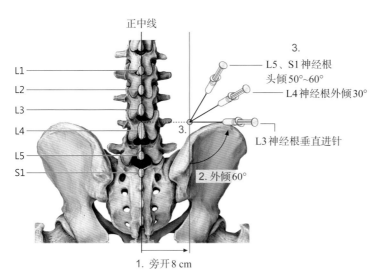

图 12.7　腰椎神经根阻滞术

12.3.2 腰椎小关节浸润

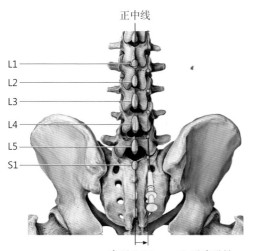

旁开 2~2.5 cm　1. 垂直进针
　　　　　　　2. 触碰骨性结构后扇形关节囊周围浸润

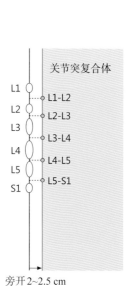

图 12.8　腰椎小关节浸润

12.3.3 骶髂关节韧带阻滞

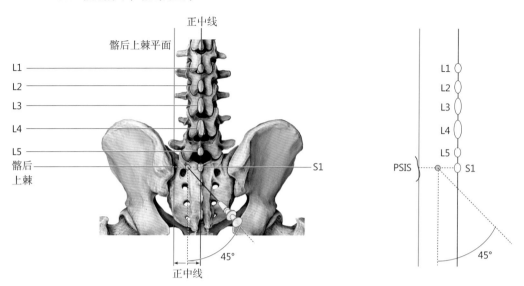

图12.9 骶髂关节韧带阻滞

12.3.4 骶管硬膜外注射

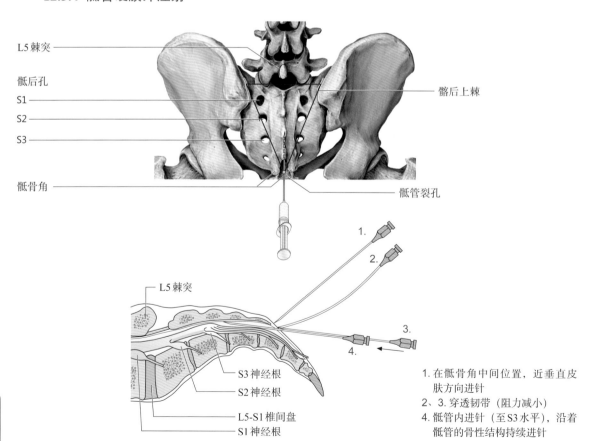

1. 在骶骨角中间位置，近垂直皮肤方向进针
2、3. 穿透韧带（阻力减小）
4. 骶管内进针（至S3水平），沿着骶管的骨性结构持续进针

图12.10 骶管硬膜外注射

12.3.5 后方硬膜外注射

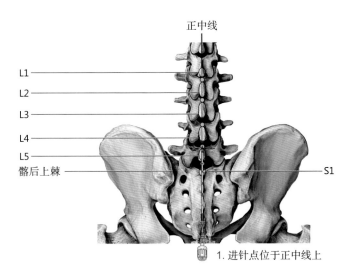

正中线

L1
L2
L3
L4
L5
髂后上棘

S1

1. 进针点位于正中线上

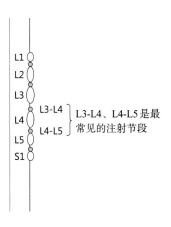

L1
L2
L3
L3-L4
L4
L4-L5
L5
S1

L3-L4、L4-L5 是最常见的注射节段

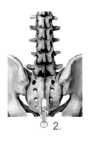

2.

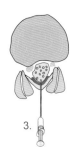

3.

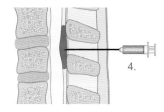

4.

2~4. 显示了阻力落空技术

图 12.11　后方硬膜外注射

12.3.6　硬膜外周围注射

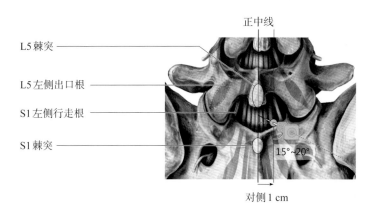
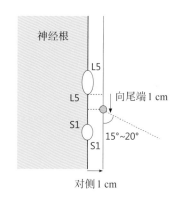

正中线

L5棘突

L5左侧出口根

S1左侧行走根

S1棘突

15°~20°

对侧1 cm

神经根

L5

L5

S1

S1

向尾端1 cm

15°~20°

对侧1 cm

1. L5/S1椎板间隙，图示中去除了硬膜。进针点及方向是L5棘突尾侧1 cm旁开1 cm入针，并向对侧倾斜15°~20°。注射针突破棘间韧带，到达黄韧带

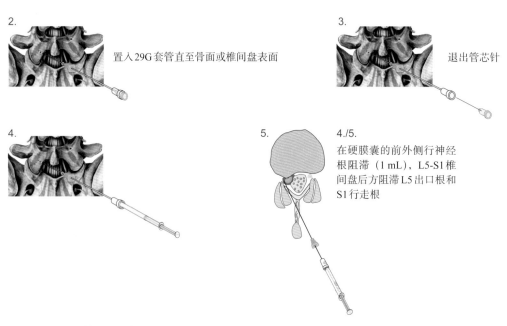

2. 置入29G套管直至骨面或椎间盘表面

3. 退出管芯针

4.

5.

4./5.
在硬膜囊的前外侧行神经根阻滞（1 mL），L5-S1椎间盘后方阻滞L5出口根和S1行走根

图12.12　硬膜外周围注射

12

12.4 结论

12.4.1 颈椎疾病的注射治疗

用于颈椎神经阻滞的一系列注射治疗，辅以一或两次颈椎硬膜外注射，是颈椎疾病注射治疗的焦点。

由于颈椎注射点临近脊髓和硬膜，因此颈椎注射治疗的风险要高于其他部位。因此建议操作过程在透视下完成，如颈椎硬膜外注射。由于颈椎减压手术往往伴有受累颈椎节段的融合或椎间盘置换，尽管颈椎注射治疗有许多可能的并发症，其依然是复杂减压手术重要的辅助治疗方法，甚至比腰椎注射治疗更有效。

> **注**
>
> 只要没有绝对的手术指征，在颈椎手术前都应该尝试注射疗法。

12.4.2 胸椎疾病的注射治疗

胸椎的注射治疗仅针对胸椎运动节段的后结构。由于胸椎间盘突出（非常罕见）不能通过穿刺给药，胸椎间盘突出症患者当出现临床症状和脊髓压迫时，必须进行手术。

在胸椎运动节段的后部分，脊柱形态和功能的退行性改变可导致椎间关节、肋横突关节、脊神经等的痛觉感受器受到刺激。此时，可采用相应的胸椎小关节阻滞、肋横突关节阻滞和胸椎脊神经阻滞来进行治疗。这些阻滞治疗有以下特点：

- 由于上述胸椎综合征并不常见，神经阻滞在这一区域的应用非常罕见
- 即使有经验的医生对此类注射方法操作也不多
- 气胸的风险很高
- 对神经减压没有作用
- 胸椎局部根性综合征有一个良性的、自限性的病程
- 透视下注射不会增加安全性

由于上述原因，不推荐常规行胸椎注射治疗。只有在个别持续性胸椎综合征时，常给患者带来巨大痛苦的情况下，注射治疗才被使用，术中应由经验丰富的专家进行胸椎关节和神经根阻滞。

> **注**
>
> 胸椎疾病的注射治疗是罕见的，并存在很多并发症。

12.4.3 腰椎疾病的注射治疗

腰椎运动节段的"痛点"由硬膜外间隙的前外侧、椎间孔关节区、关节突关节的关节囊组成。所有这些部位，用一根8~12 cm的针才能到达：即所谓的长针。因为腰椎没有脊髓、又没有重要的邻近器官，所以这个区域不像脊柱的其他部位容易受到穿刺损伤。使用小剂量的抗炎药可以额外地降低了风险，常用的是可的松及稀释的局麻药。然而，最重要的是，要尽最大的努力帮助患者预防感染，这是主要的并发症。

注射治疗主要针对因炎症而肿胀受损的神经根。当使用硬膜外注射时，穿刺针经椎管到达神经根位置；当使用脊神经镇痛时，由于神经根穿出椎间孔，阻滞点要靠外。硬膜外注射是最有效和最安全的一种注射方式，可以用最细的针直接注射到压迫点，使用的局麻药和抗炎药也是最小剂量的。然而，这项技术具有挑战性，应该首先在解剖标本上进行练习。建议使用透视或CT引导以明确进针位置与方向。但是，如果从一开始就使用图像引导，医生就不会形成三维构想能力，这种三维构想能力在使用长针中至关重要。使用图像引导下注射还会导致其他问题，患者暴露在大量的辐射中，而且治疗成本也是一个问题。

> **注**
>
> 在腰椎神经根受压的情况下，如果没有绝对的手术适应证，在尝试开放或经皮减压手术前，均应首先尝试深部注射治疗。

（沈晓龙 译，陈宇 吴晓东 审校）

参考文献

Adler RH, Zlot S, Hürny C, Minder C. Engel's "Psychogenic Pain and the Pain-Prone Patient:" a retrospective, controlled clinical study. Psychosom Med. 1989; 51(1): 87–101

Agency for Health Care Policy and Research (AHCPR). Acute low back problems in adults. Clinical Practice Guideline 14. AHCPR Publication No. 95–0642; 1994

Andrade SE, Martinez C, Walker AM. Comparative safety evaluation of non-narcotic analgesics. J Clin Epidemiol. 1998; 51(12):1357–1365

Antin JH, Weinstein HJ, Guinan EC, et al. Recombinant human interleukin-1 receptor antagonist in the treatment of steroid-resistant graft-versushost disease. Blood. 1994; 84(4):1342–1348

AOK-Bundesverband. Krankheitsartenstatistik (Versicherte der AOK). Bonn. Available at: http://www.gbe-bund.de/gbe10/abrechnung.prc_abr_test_logon?p_uid=gast&p_aid=0&p_knoten=FID&p_sprache=D&p_suchstring=1741

Arend WP, Joslin FG, Thompson RC, Hannum CH. An IL-1 inhibitor from human monocytes. Production and characterization of biologic properties. J Immunol. 1989; 143(6):1851–1858

Arend WP, Welgus HG, Thompson RC, Eisenberg SP. Biological properties of recombinant human monocyte-derived interleukin 1 receptor antagonist. J Clin Invest. 1990; 85(5):1694–1697

Arend WP, Malyak M, Bigler CF, Smith MF, Jr, Janson RW. The biological role of naturally-occurring cytokine inhibitors. Br J Rheumatol. 1991a; 30 Suppl 2:49–52

Arend WP, Smith MF, Jr, Janson RW, Joslin FG. IL-1 receptor antagonist and IL-1 beta production in human monocytes are regulated differently. J Immunol. 1991b; 147(5):1530–1536

Arzneimittelkommission der Deutschen Ärzteschaft. Therapieempfehlungen bei Kreuzschmerzen. 2. Aufl. 2000

Bade S. Arzneistoffe in der orthopädischen Schmerztherapie. In: Orthopädische Schmerztherapie. Stuttgart: Enke; 1999:56–76

Badley CE. The articular facet in relation to low back pain and sciatica. J Bone Joint Surg. 1941; 23:481

Bakhle YS, Botting RM. Cyclooxygenase-2 and its regulation in inflammation. Mediators Inflamm. 1996; 5(5):305–323

Baron R. Neuropathische Schmerzen. Der lange Weg vom Mechanismus zur mechanismenorientierten Therapie. Anaesthesist. 2000; 49(5):373–386

Barth J, Fett H, Möllemann H, et al. Exogene und endogene Glucocorticoidspiegel nach epiduraler Injektion. Orthop Praxis. 1990; 11:729

Becker C, Heidersdorf S, Zirke de Rodriguez S, et al. Epidural perineural injection for lumbar radicular pain with interleukin-1-receptor antagonist (IL-1Ra) conditioned serum: a prospective, randomized, double blinded clinical study. Paper presented at: Combined Meeting of Leading Scientific Spine Societies; 2004; Porto, Portugal

Becker C, Heidersdorf S, Drewlo S, de Rodriguez SZ, Krämer J, Willburger RE. Efficacy of epidural perineural injections with autologous conditioned serum for lumbar radicular compression: an investigator-initiated, prospective, double-blind, reference-controlled study. Spine. 2007; 32(17):1803–1808

Berger-Schmitt R, Kohlmann T, Raspe H. Rückenschmerzen in Ost- und Westdeutschland. Gesundheitswesen. 1996; 58(10):519–524

Bernau A. Nervenwurzel- und peridurale Blockaden an der Lendenwirbelsäule. Prakt Orthop. 1994; 24:33–41

Bischoff HP. Manuelle Therapie für Physiotherapeuten. Balingen: Spitta Verlag; 1997

Bogduk N. Local anesthetic blocks of the second cervical ganglion: a technique with application in occipital headache. Cephalalgia. 1981; 1(1):41–50

Bogduk N, Windsor M, Inglis A. The innervation of the cervical intervertebral discs. Spine. 1988; 13(1):2–8

Bogduk N. Epidural steroids. Spine. 1995; 20(7):845–848

Bogduk N. Clinical Anatomy of the Lumbar Spine and Sacrum. Edinburgh: Churchill Livingstone; 1997

Bresnihan B, Alvaro-Gracia JM, Cobby M, et al. Treatment of rheumatoid arthritis with recombinant human interleukin-1 receptor antagonist. Arthritis Rheum. 1998;

41(12):2196–2204

Bundesgesundheitsblatt. 2011

Bush K, Hillier S. Outcome of cervical radiculopathy treated with periradicular/epidural corticosteroid injections: a prospective study with independent clinical review. Eur Spine J. 1996; 5(5):319–325

Bush K, Hillier S. A controlled study of caudal epidural injections of triamcinolone plus procaine for the management of intractable sciatica. Spine. 1991; 16(5):572–575

Campion GV, Lebsack ME, Lookabaugh J, Gordon G, Catalano M. Dose-range and dose-frequency study of recombinant human interleukin-1 receptor antagonist in patients with rheumatoid arthritis. The IL-1Ra Arthritis Study Group. Arthritis Rheum. 1996; 39(7):1092–1101

Canbay A, Jochum C, Bechmann LP, et al. Acute liver failure in a metropolitan area in Germany: a retrospective study (2002 - 2008). Z Gastroenterol 2009;47(9):807–813

Carette S, Leclaire R, Marcoux S, et al. Epidural corticosteroid injections for sciatica due to herniated nucleus pulposus. N Engl J Med. 1997; 336(23):1634–1640

Carrera F. Lumbar facet injection in LBP and sciatica. Radiology. 1980; 137:661–664

Carter DB, Deibel MR, Jr, Dunn CJ, et al. Purification, cloning, expression and biological characterization of an interleukin-1 receptor antagonist protein. Nature. 1990; 344(6267):633–638

Charalambous CP, Tryfonidis M, Sadiq S, Hirst P, Paul A. Septic arthritis following intra-articular steroid injection of the knee–a survey of current practice regarding antiseptic technique used during intra-articular steroid injection of the knee. Clin Rheumatol. 2003; 22(6):386–390

Collet JP, Montalescot G, Blanchet B, et al. Impact of prior use or recent withdrawal of oral antiplatelet agents on acute coronary syndromes. Circulation. 2004; 110(16):2361–2367

Coomes EN. A comparison between epidural anaesthesia and bed rest in sciatica. BMJ. 1961; 1(5218):20–24

Cuckler JM, Bernini PA, Wiesel SW, Booth RE, Jr, Rothman RH, Pickens GT. The use of epidural steroids in the treatment of lumbar radicular pain. A prospective, randomized, double-blind study. J Bone Joint Surg Am. 1985; 67(1):63–66

Czolbe AB. Rückenschule in der Schule. In: Nentwig CG et al., Hrsg. Die Rückenschule. Aufbau und Gestaltung eines Verhaltenstrainings für Wirbelsäulenpatienten. Stuttgart: Enke; 1997:177–183

Debreceni G, Meggyesi R, Mestyán G. Efficacy of spray disinfection with a 2-propanol and benzalkonium chloride containing solution before epidural catheter insertion– a prospective, randomized, clinical trial. Br J Anaesth. 2007; 98(1):131–135

Deyo RA, Cherkin D, Conrad D, Volinn E. Cost, controversy, crisis: low back pain and the health of the public. Annu Rev Public Health. 1991; 12:141–156

Dietrich P. Das BISFR-Programm – eine prospektiv randomisierte Studie bei Patienten mit Rückenschmerzen

[medical dissertation]. Bochum; 2003

Dinarello CA. Interleukin-1 and interleukin-1 antagonism. Blood. 1991; 77(8):1627–1652

Dolan SA, Felizardo G, Barnes S, et al. APIC position paper: safe injection, infusion, and medication vial practices in health care. Am J Infect Control. 2010; 38(3):167–172

Donner B, Tryba M, Strumpf M, Dertwinkel R. Gefahren und Komplikationen bei rückenmarknahen Katheterverfahren. Schmerz. 1995; 9(5):219–234

Dower SK, Ozato K, Segal DM. The interaction of monoclonal antibodies with MHC class I antigens on mouse spleen cells. I. Analysis of the mechanism of binding. J Immunol. 1984; 132(2):751–758

Eggle UT, Hoffmann SO, eds. Der Schmerzkranke: Grundlagen, Pathogenese, Klinik und Therapie chronischer Schmerzsyndrome aus biopsychosozialer Sicht. Stuttgart: Schattauer; 1993

Ellert U, Wirz J, Ziese T. Beiträge zur Gesundheitsberichterstattung des Bundes. Telefonischer Gesundheitssurvey des Robert-Koch-Instituts (2.Welle). Vol. 6. Berlin: Robert-Koch-Institut; 2006

Eriksen J, Jensen MK, Sjøgren P, Ekholm O, Rasmussen NK. Epidemiology of chronic non-malignant pain in Denmark. Pain. 2003; 106(3):221–228

Even GJ. Immediate-early genes – how immediate and why early? In: Tolle TR, Schadrack J, Zieglgänsberger W, eds. Immediate Early Genes in the Central Nervous System. Berlin: Springer; 1995

Orthogen Lab Services. FAQs Orthokin Deutschland Rev.01. 2009:8–10

Ferrari E, Benhamou M, Cerboni P, Marcel B. Coronary syndromes following aspirin withdrawal: a special risk for late stent thrombosis. J Am Coll Cardiol. 2005; 45(3):456–459

Fortuna A, Fortuna Ade O. Saline versus water for epidural injection. Anesth Analg. 1993; 77(4):864–865

Freye E. Opioide in der Medizin. Berlin: Springer; 2004

Frick S, Cerny A. Necrotizing fasciitis due to Streptococcus pneumoniae after intramuscular injection of nonsteroidal anti-inflammatory drugs: report of 2 cases and review. Clin Infect Dis. 2001; 33(5):740–744

Frymoyer JW. Predicting disability from low back pain. Clin Orthop Relat Res. 1992(279):101–109

Garcia-Caballero J, Herruzo-Cabrera H, Vera-Cortes ML, et al. The growth of micro-organisms in intravenous fluids. J Hosp Infect. 1985; 6(2):154–157

Geiss HK. Hygienemassnahmen in der Orthopädie: "deutsch" oder "amerikanisch"? Orthopade. 2002; 31(11):1045–1047

Gerbershagen U. Organisierte Schmerzbehandlung. Eine Standortbestimmung. Internist (Berl). 1986; 27(7):459–469

Ghormley RK. Low back pain with spe reference to the art. Facets with presentation of an operative procedure. JAMA CI. 1993; 101:733

Gilbert JR, Taylor DW, Hildebrand A, Evans C. Clinical

trial of common treatments for low back pain in family practice. Br Med J (Clin Res Ed). 1985; 291(6498):791–794

Gläser H, Henke A, Henter H, et al. Zur Kostenbelastung im Gesundheitswesen durch Sportunfälle. Dtsch Z Sportmed. 1995; 45:317–321

Gläser H, Henke T. Heck H. Sportverletzungen in Deutschland. In: Sportunfälle im Vereinssport. Berlin: Springer; 2014

Glinz W. Thoraxverletzungen. 2. Aufl. Berlin: Springer; 1979

Gogarten W, van Aken H, Büttner J, et al. Rückenmarksnahe Regionalanästhesien und Thromboembolieprophylaxe/ Antithrombotische Medikation. 2. überarbeitete Empfehlung der Deutschen Gesellschaft für Anästhesiologie und Intensivmedizin. Anästh Intensivmed. 2007; 48:109–124

Grabow L. Analgetische Potenz der Akupunktur. Eur J Pain. 1992; 13:119–123

Griffin MR, Ray WA, Schaffner W. Nonsteroidal anti-inflammatory drug use and death from peptic ulcer in elderly persons. Ann Intern Med. 1988; 109(5):359–363

Grifka J. Lokale Injektionstherapie beim Zervikalsyndrom. Med-orthop Techn. 1992; 112:210–214

Grifka J, Schleuß TH. Prospektiv randomisierte Studie zur Effektivität der Akupunktur beim Lumbalsyndrom. Orthop Prax 31;1995:134–138

Grifka J. Injektionstherapie bei Zervikalsyndromen. Orthopade. 1996; 25:524–532

Grifka J, Broll-Zeitvogel E, Anders S. Injektionstherapie bei Lumbalsyndromen. Orthopade. 1999; 28:922–931

Hanefeld C, Miebach T, Bulut D, et al. Auswirkungen der lumbalen Spinalnervenanalgesie (LSPA) auf das Herz-Kreislauf-System. Z Orthop Ihre Grenzgeb. 2005; 143(1):86–90

Hanefeld C, Uhlgardt P, Miebach T, et al. Akute Herzkreislaufreaktionen bei der CSPA. Z Orthop Ihre Grenzgeb. 2006;144(1):27–32

Hedenmalm K, Spigset O. Agranulocytosis and other blood dyscrasias associated with dipyrone (metamizole). Eur J Clin Pharmacol. 2002; 58(4):265–274

Heeg P, Bernau A. Vergleichende Untersuchungen zur Prüfung der Wirksamkeit verschiedener Hautdesinfektionsverfahren. Hyg Med. 1984; 9:468–470

Heine H. Anatomische Struktur der Akupunkturpunkte. Dtsch Z Akupunktur 1987;31:26–30

Helm M, Hauke J, Esser M, Lampl L, Bock KH. Diagnosis of blunt thoracic trauma in emergency care. Use of continuous pulse oximetry monitoring [in German]. Chirurg. 1997; 68(6):606–612

Hildebrandt J. Schmerzen am Bewegungsapparat, Rückenschmerz. In: Zenz M, Jurna J, Hrsg. Lehrbuch der Schmerztherapie. Stuttgart: Wiss. Verlagsgesellschaft; 1993

Hildebrandt J, Pfingsten M. Rückenschmerz – Diagnostik, Therapie und Prognose. Z Arztl Fortbild Qualitatssich 1998;92:13–22

Hoffmann K, Sirtl C, Jesch F. Anästhesiologisches Notizbuch. Wiesbaden: Wissenschaftliche Verlagsabteilung Abbott GmbH; 2001

Holt HM, Andersen SS, Andersen O, Gahrn-Hansen B, Siboni K. Infections following epidural catheterization. J Hosp Infect. 1995; 30(4):253–260

Horlocker TT, Wedel DJ, Schroeder DR, et al. Preoperative antiplatelet therapy does not increase the risk of spinal hematoma associated with regional anesthesia. Anesth Analg. 1995; 80(2):303–309

Horlocker TT, Bajwa ZH, Ashraf Z, et al. Risk assessment of hemorrhagic complications associated with nonsteroidal antiinflammatory medications in ambulatory pain clinic patients undergoing epidural steroid injection. Anesth Analg. 2002; 95(6):1691–1697

Hovelacque A. Le nerf sinu-vertebral. Ann Anat Pathol (Paris). 1925; 2:435

Huang RC, Shapiro GS, Lim M, Sandhu HS, Lutz GE, Herzog RJ. Cervical epidural abscess after epidural steroid injection. Spine. 2004; 29(1):E7–E9

Hugbo PG, Imhanlahimi WA. Growth of bacteria in intravenous fluids under stimulated actual-use conditions. Am J Hosp Pharm. 1983; 40(6):998–1001

Hunt SP, Mc Naughton LA, Jenkins R, Wisden W. Immediate-early gene activation as a window on mechanism in the nervous system. In: Tolle TR, Schadrack J, Zieglgänsberger W. Immediate Early Genes in the Central Nervous System. Berlin: Springer; 1995

Recommended by the IASP Subcommittee on Taxonomy. Pain terms: a list with definitions and notes on usage. Pain. 1979; 6(3):249–252

Ibáñez L, Vidal X, Ballarín E, Laporte JR. Agranulocytosis associated with dipyrone (metamizol). Eur J Clin Pharmacol. 2005; 60(11):821–829

International Association for the Study of Pain (IASP). 1986

Jacobson E. Progressive Relaxation. Chicago, IL: University Press; 1938

Jerosch J, Heisel J, eds. Endoprothesenschule. Rehabilitations- und Betreuungskonzepte für die ärztliche Praxis. Köln: Deutscher Ärzte-Verlag; 1996

Karasek M, Bogduk N. Temporary neurologic deficit after cervical transforaminal injection of local anesthetic. Pain Med. 2004; 5(2):202–205

Kattapuram SV, Khurana JS, Rosenthal DI. Percutaneous needle biopsy of the spine. Spine. 1992; 17(5):561–564

Kaufmann DW, Kelly JP, Levy M, et al. The drug etiology of agranulocytosis and aplastic anemia. A first report of their relation to drug use with special reference to analgesics. JAMA. 1986; 256:1749–1757

Kaufmann DW, Kelly JP, Levy M, Shapiro S. The Drug Etiology of Agranulocytosis and Aplastic Anemia. New York, NY: Oxford University Press; 1991

Kehr R, Jung A. Die Chirurgie der A. vertebralis. In: Gutmann G, Hrsg. Die Halswirbelsäule. Stuttgart: Fischer; 1985

Kindler CH, Seeberger MD, Staender SE. Epidural abscess complicating epidural anesthesia and analgesia. An analysis of the literature. Acta Anaesthesiol Scand. 1998; 42(6):614–620

Klein J. Immunologie. Wiley-Vch Gesellsch Mbh; 1991

Klenerman L, Greenwood R, Davenport HT, White DC, Peskett S. Lumbar epidural injections in the treatment of sciatica. Br J Rheumatol. 1984; 23(1):35–38

Koes BW, Scholten RJPM, Mens JMA, Bouter LM. Efficacy of epidural steroid injections for low-back pain and sciatica: a systematic review of randomized clinical trials. Pain. 1995; 63(3):279–288

Koes BW, Scholten RJPM, Mens JMA, et al. Epidural steroid injections for low back pain and sciatica: An Updated systematic review of randomised clinical trials. Pain Digest. 1999; 9:241–247

Kommission für Krankenhaushygiene und Infektionsprävention. Händehygiene. Bundesgesundheitsbl. 2000; 43:230–233

Kommission für Krankenhaushygiene und Infektionsprävention. Anforderungen an die Hygiene bei Punktionen und Injektionen. Bundesgesundheitsbl. 2011; 54:1135–1144

Von Korff M, Ormel J, Keefe FJ, Dworkin SF. Grading the severity of chronic pain. Pain. 1992; 50(2):133–149

Krämer J. Besonderheiten der orthopädischen Schmerztherapie bei Erkrankungen der Wirbelsäule. Schmerz. 1996; 10(5):269–275

Krämer J. Bandscheibenbedingte Erkrankungen. 4. Aufl. Stuttgart: Thieme;1997

Krämer J, Bickert U, Haaker R, et al. Die paravertebrale lumbale Spinalnervenanalgesie zur orthopädischen Schmerztherapie. Standards – Leitlinien – neue Techniken – Ergebnisse. Z Orthop Ihre Grenzgeb. 1997; 135:9–14

Kraemer J, Ludwig J, Bickert U, Owczarek V, Traupe M. Lumbar epidural perineural injection: a new technique. Eur Spine J. 1997; 6(5):357–361

Krämer J, Nentwig CG. Orthopädische Schmerztherapie. Stuttgart: Enke; 1999

Krämer J, Köster O. MRT Atlas der Lendenwirbelsäule. Stuttgart: Thieme; 2001

Krämer J, Ludwig J, Theodoridis T. Grundlagen zur konservativen und operativen Therapie der degenerativen Spinalkanalstenose an der Lendenwirbelsäule. In: Pfeil J, Rompe JD, Hrsg. Der enge Spinalkanal. Darmstadt: Steinkopff; 2004:95–110

Krämer R, Theodoridis T, Krämer J. Die lumbale Spinalkanalstenose. Berlin: Springer; 2012

Krämer R, Matussek J, Theodoridis T. Bandscheibenbedingte Erkrankungen. Stuttgart: Thieme; 2014

Kuhlendahl H. Über die Beziehungen zwischen anatomischer und funktioneller Läsion der lumbalen Zwischenwirbelscheiben. Ärztl Wschr 1950; 281

Kuhlendahl H, Richter H. Morphologie und funktionelle Pathologie der Lendenbandscheiben. Langenbecks Archiv für klinische. Chirurgie. 1952; 272:519

Kummer B. Anatomische Grundlagen zum zerviko-zephalen Syndrom. Z Orthop Ihre Grenzgeb. 1984; 122:616

Kuslich S, Ulstrom C. The origin of low back pain and sciatica: a microsurgical investigation. In: Williams R, McCulloch J, Young P, eds. Microsurgery of the Lumbar Spine. Rockville, MD: Aspen; 1990

Kuslich S, Ulstrom CL, Michael CJ. The tissue origin of low pack pain and sciatica. Orthop Clin North Am. 1991; 22:181–187

Lau LS, Littlejohn GO, Miller MH. Clinical evaluation of intra-articular injections for lumbar facet joint pain. Med J Aust. 1985; 143(12–13):563–565

Lehnhardt M, Vu P, Kuhnen C, et al. Fatale Folgen von Injektionen–Eine Analyse zur Häufigkeit, Komplikationsmanagement, Prophylaxe und ökonomischen Aspekten. Zentralbl Chir. 2005; 130(2):162–169

Lennard AC. Interleukin-1 receptor antagonist. Crit Rev Immunol. 1995; 15(1):77–105

Lepper M. Stationär konservative Therapie zervikaler Bandscheibendegeneration. Medizinische Dissertation, Bochum. Zeitschrift für Orthopädie; 2002

Ng L, Chaudhary N, Sell P. The efficacy of corticosteroids in periradicular infiltration for chronic radicular pain: a randomized, double-blind, controlled trial. Spine. 2005; 30(8):857–862

Liao Z, Grimshaw RS, Rosenstreich DL. Identification of a specific interleukin 1 inhibitor in the urine of febrile patients. J Exp Med. 1984; 159(1):126–136

Linton SJ. Occupational psychological factors increase the risk for back pain: a systematic review. J Occup Rehabil. 2001; 11(1):53–66

Lozano JE, Beach PD, Carlton CE, Jr. Iatrogenic renal vascular injury. Urology. 1978; 12(3):347–350

Ludwig J, Radtke T, Schröder S. Epidemiologie orthopädischer Erkrankungen. Z Orthop Ihre Grenzgeb. 1998

McCall IW, Park WM, O'Brien JP. Induced pain referral from posterior lumbar elements in normal subjects. Spine. 1979; 4(5):441–446

McCulloch J, Young P. Essentials of Spinal Microsurgery. New York, NY: Lippincott-Raven; 1998

Macnab I, Dall D. The blood supply of the lumbar spine and its application to the technique of intertransverse lumbar fusion. J Bone Joint Surg Br. 1971; 53(4):628–638

McQuay HJ, Moore RA. Antidepressants and chronic pain. BMJ. 1997; 314(7083):763–764

McQuay H, Moore A, eds. Epidural corticosteroids for sciatica. In: An Evidence-Based Resource for Pain Relief. Bath: The Bath Press Ltd; 1998:216–218

Madler C, Jauch KW, Werdan K. Das NAW Buch – Praktische Notfallmedizin. München: Urban & Schwarzenberg; 1998

Maier-Riehle B, Härter M. The effects of back schools - A meta-analysis. Int J Rehabil Res 2001;24(3):199–206

Maj S, Lis Y. The incidence of metamizole sodium-induced agranulocytosis in Poland. J Int Med Res. 2002; 30(5): 488–495

Malmivaara A, Häkkinen U, Aro T, et al. The treatment of acute low back pain–bed rest, exercises, or ordinary activity? N Engl J Med. 1995; 332(6):351–355

Mayer N, Donner B. Nervenblockaden, Triggerpunktinfiltration, Neuraltherapie. In: Lenz M, Jurna I, Hrsg. Lehrbuch der Schmerztherapie. Stuttgart: Wissensch. Verlagsgesellschaft;

1993

Meichenbaum D. Cognitive-Behavioral Modification. New York, NY: Plenum Press; 1977

Meijer H, Reinecke J, Becker C, Tholen G, Wehling P. The production of antiinflammatory cytokines in whole blood by physico-chemical induction. Inflamm Res. 2003; 52(10):404–407

Melzack R, Wall PD. Pain mechanisms: a new theory. Science. 1965; 150(3699):971–979

Mendel T, Wink CS, Zimny ML. Neural elements in human cervical intervertebral discs. Spine. 1992; 17(2):132–135

Mense S. Nervous outflow from skeletal muscle following chemical noxious stimulation. J Physiol. 1977; 267(1): 75–88

Mense S. Sensitization of group IV muscle receptors to bradykinin by 5-hydroxytryptamine and prostaglandin E2. Brain Res. 1981; 225(1):95–105

Menzel R. Evaluation von Rückenschulprogrammen: Eine Analyse zur Bestimmung der Wirksamkeit psychologischer Maßnahmen in orthopädischen Rückenschulen. Dissertation, Universität Duisburg.Göttingen: Cuvillier; 1996

Merskey H, Bogduk N, eds. Classification of Chronic Pain, Descriptions of Chronic Pain Syndromes and Definitions of Pain Terms. 2nd ed. Task Force on Taxonomy. Seattle, WA: IASP Press; 1994

Messlinger K.Was ist ein Nozizeptor? Schmerz. 1997; 11(5):353–366

Meyer 1987

Moen V, Dahlgren N, Irestedt L. Severe neurological complications after central neuraxial blockades in Sweden 1990–1999. Anesthesiology. 2004; 101(4):950–959

Molsberger A, Böwing G. Akupunktur bei Schmerzen des Bewegungsapparates. Schmerz. 1997; 11:24–29

Mooney V, Robertson J. The facet syndrome. Clin Orthop Relat Res. 1976(115):149–156

Moore DC. Block of the cervical plexus. In: Moore DC, ed. Regional Block. 4th ed. Springfield, IL: Thomas; 1965:112–122

Moran R, O'Connell D, Walsh MG. The diagnostic value of facet joint injections. Spine. 1988; 13(12):1407–1410

Mulligan JH. The innervation of the ligaments attached to the bodies of the vertebrae. J Anat. 1957; 91(4):455–465

Mutter J, Ebner W, Reichelt A, Rüden H, Daschner F. Sinnvolle und nicht sinnvolle Hygienemassnahmen in der Orthopädie. Orthopade. 2002; 31(11):1039–1044

Nentwig CG, Krämer J, Ullrich CH, eds. Die Rückenschule. Aufbau und Gestaltung eines Verhaltenstrainings für Wirbelsäulenpatienten. Stuttgart: Enke; 1997

Niethard F, Pfeil J. Orthopädie Lehrbuch, 4. Aufl. Stuttgart: Thieme; 2003

Nix WA.Was ist gesichert in der Schmerztherapie? Haben Neuroleptika eine analgetische Potenz? Eine Metaanalyse. Schmerz. 1998; 12:30–38

Olmarker K, Rydevik B. Biochemical influence of nucleus pulposus on cauda equina nerve roots. Spine. 1993; 18:1425–1432

Olmarker K, Byröd G, Konno S, et al. Direct communications between epidural space and the microvessels of nerve roots. Spine. 1993; 18:1425–1430

Orthopädie Memorandum. Bruchsal: Storck-Verlag; 1998

Ott E, Nussmeier NA, Duke PC, et al. Multicenter Study of Perioperative Ischemia (McSPI) Research Group, Ischemia Research and Education Foundation (IREF) Investigators. Efficacy and safety of the cyclooxygenase 2 inhibitors parecoxib and valdecoxib in patients undergoing coronary artery bypass surgery. J Thorac Cardiovasc Surg. 2003; 125(6):1481–1492

Pincus T, Burton AK, Vogel S, Field AP. A systematic review of psychological factors as predictors of chronicity/disability in prospective cohorts of low back pain. Spine. 2002; 27(5):E109–E120

Pomeranz B. Neural mechanisms of acupuncture analgesia. In: Lipton S, ed. Persistent Pain. Vol 3. New York, NY: Academic; 1981:241–257

Porter RW. Measurement of the spinal canal by diagnostic ultrasound. In: Jayson M, ed. The Lumbar Spine and Back-Pain. London: Pitman; 1985

Postacchini F, Facchini M, Palieri P. Efficacy of various forms of conservative treatment in low back pain. A comparative study. Neuro-Orthopaedics. 1988; 6:28–35

Raspe HH. Back pain. In: Silman A, Hochberg M, eds. Epidemiology of the Rheumatic Diseases. Oxford: Oxford University Press; 1993:330–365

Reischauer F. Zur Technik der lokalen Novocainbehandlung bei Lumbago-Ischias. Dtsch MedWochenschr. 1953; 78:1373

Ripplinger M. Die zervikale Wurzelblockade nach Reischauer. Dissertation. Düsseldorf; 1977

Rubenthaler F, Boluki D, Wittenberg RH. A prospective double blind study of cervical nerve infiltration with isotonic saline and local anaesthetic [in German]. Schmerz. 2000; 14(2):92–96

Rubin L, Sprecher H, Kabaha A, Weber G, Teitler N, Rishpon S. Meningitis following spinal anesthesia: 6 cases in 5 years. Infect Control Hosp Epidemiol. 2007; 28(10):1187–1190

Rydevik B. Etiology of sciatica. In: Weinstein J, Wiesel S, eds. The Lumbar Spine. Philadelphia, PA: Saunders; 1990

Saal JA, Saal JS. Nonoperative treatment of herniated lumbar intervertebral disc with radiculopathy. An outcome study. Spine. 1989; 14(4):431–437

Schell W. Arztpflichten – Patientenrechte, 4. Aufl. Bonn/Bad-Godesberg: Reha-Verlag; 1993

Schmidt K, Willburger RE, Ossowski A, et al. Langzeitverlauf des konservativ behandelten Postdiskotomiesyndroms. Orthop Praxis. 1998; 34:189–192

Schmidt RF, Thews G. Physiologie des Menschen. Berlin: Springer; 1997

Schmidt S. Ergebnisse der stationär minimalinvasiven Wirbelsäulentherapie. Medizinische Dissertation. Bochum; 2000

Schroeder DR. Statistics: detecting a rare adverse drug reaction using spontaneous reports. Reg Anesth Pain Med. 1998; 23(6) Suppl 2:183–189

Seckinger P, Klein-Nulend J, Alander C, Thompson RC, Dayer JM, Raisz LG. Natural and recombinant human IL-1 receptor antagonists block the effects of IL-1 on bone resorption and prostaglandin production. J Immunol. 1990; 145(12):4181–4184

Siebertz H. Bedeutung des Stellenwertes der unterschiedlichen Therapiemaßnahmen der stationären minimalinvasiven Wirbelsäulentherapie. Medizinische Dissertation. Bochum; 2005

Smith CA, Arnett FC, Jr. Diagnosing rheumatoid arthritis: current criteria. Am Fam Physician. 1991; 44(3):863–870

Smyth MJ, Wright V. Sciatica and the intervertebral disc; an experimental study. J Bone Joint Surg Am. 1958; 40-A(6):1401–1418

Statistisches Bundesamt. Gesundheit-Krankheitskosten 2002, 2004 und 2006. Wiesbaden: Statistisches Bundesamt; 2008

Statistisches Jahrbuch 1996 für die Bundesrepublik Deutschland. Wiesbaden: Statistisches Bundesamt; 1996: Bestell.-Nr.:10 101 110–94 700

Strohmeier M. Injektionen. In: Locher H, Casser HR, Strohmeier M, Grifka J, Hrsg. Spezielle Schmerztherapie der Halte- und Bewegungsorgane. Stuttgart: Thieme; 2011:171–183

Stux G, Stillet N, Pommeranz B. Akupunktur, Lehrbuch und Atlas. Berlin: Springer; 1993

SuGA. Sicherheit und Gesundheit bei der Arbeit und über das Unfallund Berufskrankheitengeschehen in der Bundesrepublik Deutschland im Jahre 2008

Szpalski M, Hayez JP. How many days of bed rest for acute low back pain? Objective assessment of trunk function. Eur Spine J. 1992; 1(1):29–31

Tang NK, Crane C. Suicidality in chronic pain: a review of the prevalence, risk factors and psychological links. Psychol Med. 2006; 36(5):575–586

Tegeder I, Geisslinger G, Lötsch J. Einsatz von Opioiden bei Leber- oder Niereninsuffizienz. Schmerz. 1999; 13(3): 183–195

Teske W, Zirke S, Nottenkämper J, et al. Anatomical and surgical study of volume determination of the anterolateral epidural space nerve root L5/S1 under the aspect of epidural perineural injection in minimal invasive treatment of lumbar nerve root compression. Eur Spine J. 2011; 20(4):537–541

Theodoridis T, Krämer J. Stationäre minimal invasive Wirbelsäulentherapie. In: Breitenfelder J, Haaker R, Hrsg. Der lumbale Bandscheibenvorfall. Darmstadt: Steinkopff; 2003:34–56

Theodoridis T, Schwalen S, Krämer J. Schmerztherapie bei Failed Back-Patienten (Postdiskotomiesyndrom). In: Casser HR, Forst R, Hrsg. Neuroorthopädie. Darmstadt: Steinkopff; 2004:37–41

Theodoridis T, Ludwig J, Krämer J. Injektionstherapie an der Lendenwirbelsäule. In: Jerosch J, Steinleitner W, Hrsg. Minimal invasive Wirbelsäulen-Intervention. Köln: Deutscher Ärzte-Verlag; 2005a:1–18

Theodoridis T, Ludwig J, Krämer J. Offene mikrochirurgische Nervenwurzeldekompression bei lumbalem Bandscheibenvorfall und Spinalkanalstenose. In: Jerosch J, Steinleitner W, Hrsg. Minimal invasive Wirbelsäulen-Intervention. Köln: Deutscher Ärzte-Verlag; 2005b:175–186

Theodoridis T, Krämer J. Injektionstherapie an der Wirbelsäule.2. Aufl. Stuttgart: Thieme; 2007:37–40

Theodoridis T, Mamarvar R, Krämer J, Wiese M, Teske W. Einstichwinkel bei der epidural-perineuralen Injektion an der Lendenwirbelsäule. Z Orthop Unfall. 2009; 147(1):65–68

Theodoridis T, Krämer J, Sirtl C, Baraliakos X. Komplikationen bei Punktion und Injektion. In: Wirth C, Mutschler W, Bischoff HP, et al,Hrsg. Komplikationen in Orthopädie und Unfallchirurgie. Stuttgart: Thieme; 2010:126–136

Theodoridis T. Stellenwert der Injektionstherapie bei degenerativen Erkrankungen der Lendenwirbelsäule. Orthopade. 2012; 41(2):94–99

Tilscher H. Moderne Techniken der manuellen Medizin. Mkurse ärztl Fortbild 1983;33:67

Tilscher H, Eder M. Der Wirbelsäulenpatient. Rehabilitation-Ganzheitsmedizin. 3. Aufl. Berlin: Springer; 1989

Tölle TR, Schadrack J, Zieglgänsberger W. Immediate Early Genes in the Central Nervous System. Berlin: Springer; 1995

Trautmann M, Lepper PM, Schmitz FJ. Three cases of bacterial meningitis after spinal and epidural anesthesia. Eur J Clin Microbiol Infect Dis. 2002; 21(1):43–45

Ahnefeld FW, Barth J, Dick W, et al. Akuttherapie anaphylaktoider Reaktionen. Ergebnisse einer interdisziplinären Consensuskonferenz. Anaesthesist. 1994; 43(4):211–222

van Akkerveeken P. Lateral Stenosis of Lumbar Spine. Utrecht: Libertas; 1989

van der Klauw MM, Goudsmit R, Halie MR, et al. A population-based casecohort study of drug-associated agranulocytosis. Arch Intern Med. 1999; 159(4):369–374

Vane JR, Botting RM. New insights into the mode of action of anti-inflammatory drugs. Inflamm Res. 1995; 44(1):1–10

van Tulder MW, Koes BW, Bouter LM. Conservative treatment of acute and chronic nonspecific low back pain. A systematic review of randomized controlled trials of the most common interventions. Spine. 1997; 22(18):2128–2156

Waldvogel HH. Analgetika, Antinozizeptiva, Adjuvanzien. Berlin: Springer; 2001

Watts RW, Silagy CA. A meta-analysis on the efficacy of epidural corticosteroids in the treatment of sciatica. Anaesth Intensive Care. 1995; 23(5):564–569

Wehling P. Synovial cytokines facilitate the development of spontaneous nerve root activity following compression [in German]. Z Orthop Ihre Grenzgeb. 1991; 129(5):417–422

Wehling P. Zum Stellenwert der analgetisch-medikamentösen Therapie bei Schmerzen des Bewegungsapparates. Orthop Prax. 1993; 3:170

Wehling P, Cleveland SJ, Heininger K, Schulitz KP, Reinecke J, Evans CH. Neurophysiologic changes in lumbar nerve root inflammation in the rat after treatment with cytokine inhibitors. Evidence for a role of interleukin-1. Spine. 1996; 21(8):931–935

Wehling P, Moser C, Frisbie D, et al. Autologous conditioned serum in the treatment of orthopedic diseases: the orthokine therapy. BioDrugs. 2007; 21(5):323–332

Wiese M, Rubenthaler F, Luitjens A, et al. Therapie des Lumbalsyndroms–Ergebnisse aus 13 Jahren. Orthop Praxis. 2001; 37(3):181–183

Wilkinson MJB. Does 48 hours' bed rest influence the outcome of acute low back pain? Br J Gen Pract. 1995; 45(398):481–484

Willburger RE, Wittenberg RH. Prostaglandin release from lumbar disc and facet joint tissue. Spine. 1994; 19(18): 2068–2070

Willburger RE, Knorth H, Haaker R. Nebenwirkungen und Komplikationen der Injektionsbehandlung bei degenerativen Erkrankungen der Wirbelsäule. Z Orthop Ihre Grenzgeb. 2005; 143(2):170–174

Wolber K. Spezielle Injektionsbehandlung an der Brustwirbelsäule.In: Krämer J, Nentwig CG, Hrsg. Orthopädische Schmerztherapie. Stuttgart: Enke/Thieme; 1999

Wrete M. Über die Verbindung der Cervicalnerven mit den sympathischen Grenzsträngen beim Menschen. Z mikranat Forsch 1934;1:425

Yabuki S, Kawagucki Y, Olmarker K, Kirguchi S, Rydevik B. Effect of Lidocaine Infiltration in a Pig Herniated Nucleus Pulposus Model. Burlington: ISSLS; 1996

Young KH, King AI. Mechanism of facet load transmission as a hypothesis for low back pain. Spine. 1983; 8:327

Zieglgänsberger W. Central control of nociception. In: Mountcastle VB, Bloom FE, Geiger SR, eds. Handbook of Physiology – The Nervous System IV. Baltimore, MD: Williams & Wilkins; 1986:581–645

Zieglgänsberger W, Tölle TR. The pharmacology of pain signalling. Curr Opin Neurobiol. 1993; 3(4):611–618

Zimmermann M. Neurological mechanisms of fibromyalgia. In: Müller W, Hrsg. Generalisierte Tendomyopathie (Fibromyalgie). Darmstadt: Steinkopff; 1991:163–174

Zimmermann M. Physiologische Grundlagen des Schmerzes und der Schmerztherapie. In: Zenz M, Jurna J, Hrsg. Lehrbuch der Schmerztherapie. Stuttgart: Wissenschaftliche Verlagsgesellschaft; 1993:3–11

Zinsser H, Tamiya T. An experimental analysis of bacterial allergy. J Exp Med. 1926; 44(6):753–776

索 引

（按首字汉语拼音排序）